高等医学院校"1+X"书证融通系列教材

产 科 学

主编 王 娴 简 萍

中南大学出版社
www.csupress.com.cn
·长沙·

编委会

主　编　王　娴　简　萍

副主编　段　虹　王传美

编　者　(按姓氏笔画排序)

　　　　王　娴(黔西南民族职业技术学院)

　　　　王传美(黔西南民族职业技术学院)

　　　　王自盼(黔西南民族职业技术学院)

　　　　李匀娥(黔西南民族职业技术学院)

　　　　段　虹(黔西南民族职业技术学院)

　　　　简　萍(黔西南民族职业技术学院)

前　言

　　《产科学》是高等职业教育助产专业的核心课程，是按照高等职业院校以专业培养目标为导向，以职业技能培养为根本，力求满足岗位需求、教学需要，为临床一线培养实用型助产人才而编写的。

　　本教材以产科学基本理论、基本知识、基本技能为核心，以思想性、科学性、先进性、启发性、实用性为原则，力求在知识点的叙述及融合上创新。课程编写中以高职学生现有的知识水平为基础，根据学生认知规律的发展，由浅入深地分析知识点，注重前后知识之间的连接。编写中立足岗位实际，把助产工作中必须掌握的知识及技能列为重点。充分参考多个出版社的相关教材，注重课程结构的优化及知识的更新。

　　全书共十四章，每个章节设有学习目标，大部分章节中有案例导入。内容包括产科学基础(女性生殖系统解剖、女性生殖系统生理、妊娠生理)、生理产科(妊娠诊断、产前检查与孕期监护、正常分娩、正常产褥)、病理产科(妊娠期并发症、妊娠期合并症、异常分娩、胎儿异常及新生儿窒息、分娩期并发症、产褥期并发症)及产科常用手术。

　　为了助产专业学生的书证融合，编者收集了近11年护士执业资格考试的真题，把真题编入各章节的最后，每一道真题题干后面均附有考试的年度及试题解析。全书各章节中部分段落后有考点提示，考点提示中注入了各章节的重点知识，也对近11年护士执业资格考试的考点进行了梳理。这样的编排有利于学生在学习过程中及时抓住书本中的重点知识，同时也能及时掌握妇产科护理学的产科部分的历年考点。

　　由于编写时间紧，编者水平有限，内容和编排难免有不妥之处，恳请同行专家和广大师生提出宝贵意见，以便再次修订时纠正和改进。

编　者

2021 年 6 月

目　录

第一章

女性生殖系统解剖

学习目标

1. 掌握内生殖器的解剖结构、组织结构与功能；维持子宫正常位置的四对韧带及功能。
2. 掌握女性骨盆的结构、分界、各假想平面的形态特点及各径线正常值。
3. 熟悉外生殖器的组成及特点，骨盆底的结构与作用，女性内生殖器官与邻近器官的关系。

第一节 外生殖器

女性外生殖器又称外阴，指生殖器官暴露于体表的部分，位于两股内侧之间，前面为耻骨联合，后面为会阴；由阴阜、大阴唇、小阴唇、阴蒂、阴道前庭组成(图1-1)。

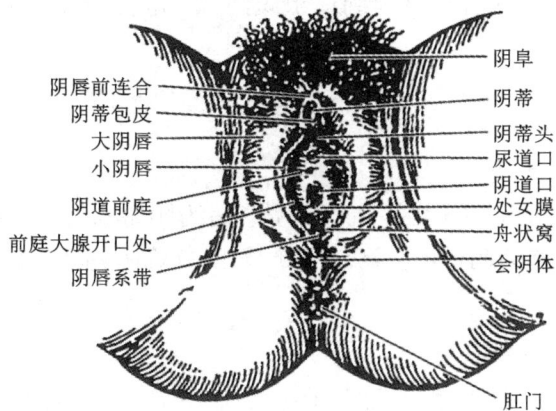

图1-1 女性外生殖器

一、阴阜

为耻骨联合前方的皮肤隆起，皮下脂肪组织丰富。青春期起该部皮肤开始生长阴毛，阴毛分布呈尖端向下的三角形，是女性第二性征之一，其色泽、疏密与种族和个体等有关。

考点提示 ▶ 外阴部受伤时，大阴唇最容易形成血肿。

◇ 二、大阴唇

为两股内侧的一对隆起的纵行皮肤皱襞，自阴阜向后延伸至会阴。大阴唇外侧面为皮肤，多有色素沉着，青春期开始长出阴毛，皮层内含有皮脂腺和汗腺；大阴唇内侧面湿润似黏膜。皮下为疏松结缔组织和脂肪组织，含丰富的血管、淋巴管和神经，局部受伤后易形成血肿。未婚妇女两侧大阴唇自然合拢，遮盖阴道口及尿道外口，有利于防止细菌进入生殖道。经产妇大阴唇由于分娩的影响向两侧分开；绝经后大阴唇萎缩。

考点提示 ▶ 外生殖器中最敏感的部位是阴蒂。

◇ 三、小阴唇

位于大阴唇内侧的一对比较薄的皮肤皱襞，青春期前被大阴唇覆盖，呈粉红色，表面湿润，青春期后因发育而突出于体表，呈鸡冠状、褐色、无阴毛生长，神经末梢丰富，故极为敏感。两侧小阴唇前端融合且包绕阴蒂，后端与大阴唇后端会合，在正中线形成一条横行的阴唇系带。

◇ 四、阴蒂

位于两侧小阴唇顶端下方，部分被阴蒂包皮包绕。分为三部分，前端为阴蒂头，中为阴蒂体，后为两个阴蒂脚。与男性阴茎海绵体组织同源，富含神经末梢，性兴奋时能勃起，极敏感。

◇ 五、阴道前庭

为两侧小阴唇内侧之间的菱形区，前为阴蒂，后为阴唇系带。在阴道口与阴唇系带之间有一浅窝，称舟状窝（又称为阴道前庭窝），经产妇因分娩阴唇系带撕伤，此窝消失。此菱形区内有以下结构：

（一）尿道外口

为尿道的开口，位于阴道前庭前半部，阴蒂头后下方，略呈圆形。其后壁有一对并列的腺体，称尿道旁腺，细菌常潜伏于此。

（二）阴道口及处女膜

阴道口位于尿道口的下方，前庭的后半部，其大小、形状多不规则。阴道口周缘覆有一层较薄的黏膜，称为处女膜，内含结缔组织、血管及神经末梢。处女膜中央有一小孔，孔的大小、形状、厚薄因人而异，经血由此孔排出。处女膜可因性交或剧烈运动而破裂，并受分娩的影响而进一步破损,产后仅留有处女膜痕。

(三)前庭大腺

又称巴多林腺,简称巴氏腺,如黄豆大小,左右各一。位于大阴唇后部,被球海绵体肌覆盖。腺管细长,约1~2 cm,向内侧开口于前庭后方小阴唇与处女膜之间的沟内。性兴奋时分泌黏液起润滑阴道口的作用。正常情况下不能触及,如出现感染导致腺管口闭塞时,可形成前庭大腺囊肿或脓肿。

考点提示▶ 前庭大腺正常情况不能触及,作用是分泌的黏液润滑阴道口。

第二节 内生殖器

女性内生殖器指生殖器官隐藏于体内的部分,包括阴道、子宫、输卵管、卵巢。其中输卵管和卵巢通常称为子宫附件(图1-2、图1-3)。

考点提示▶ 女性内生殖器包括哪些?

一、阴道

阴道是性交的器官,也是月经血排出和胎儿娩出的通道。

(一)位置与形态

阴道为连接子宫与外阴部的一个向前弯曲的管道,上宽下窄,前壁长约7~9 cm,与膀胱、尿道相邻;后壁长约10~12 cm,与直肠相邻。阴道上端包绕子宫颈阴道部,下端开口于阴道前庭后部。阴道环绕宫颈周围的部分称阴道穹窿,按其位置分为前、后、左、右四部分。因阴道后壁长,故阴道后穹窿最深,其顶端与盆腔的最低点直肠子宫陷凹紧密相邻,当盆腔内脏器出血或盆腔积液时,经此处进行穿刺或引流,可协助临床诊断及治疗。

考点提示▶ 阴道的功能有哪些?阴道前后壁长度分别是多少?

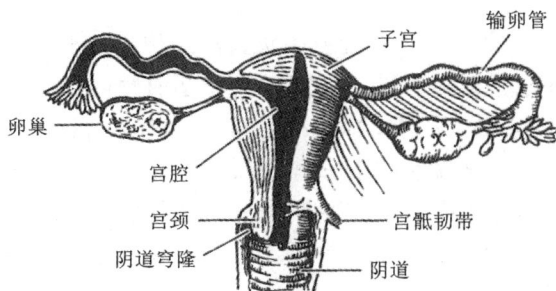

图1-2 女性内生殖器

(二)组织结构

阴道壁由黏膜层、肌层和纤维层构成。阴道壁有许多横纹皱襞及弹力纤维,故伸展性较

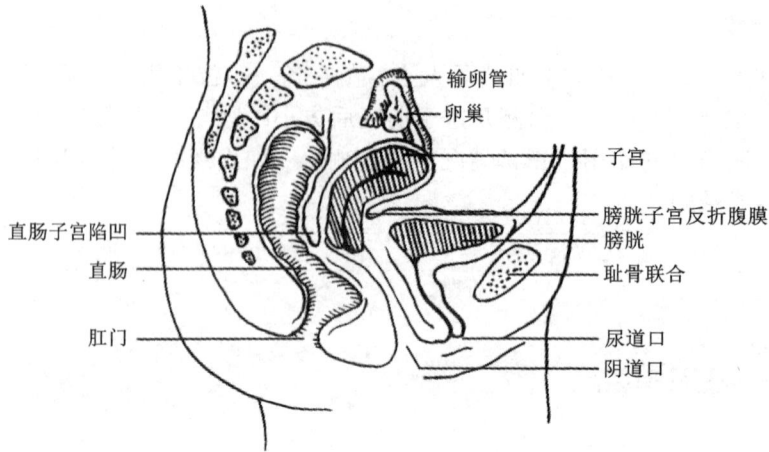

图 1-3　女性内生殖器(矢状面观)

大。阴道黏膜层由复层鳞状上皮覆盖,色淡红,无腺体,上端1/3段受卵巢性激素的影响会发生周期性变化,因此,临床上阴道涂片检测女性卵巢或胎盘功能时可在此段采集标本。幼女及绝经后的妇女阴道黏膜上皮薄,皱襞少,伸展性小,易受创伤及感染。阴道壁富含静脉丛,损伤后易出血或形成血肿。

考点提示　临床上可经阴道后穹窿穿刺以引流直肠子宫陷凹内的积液或积血,对盆腔疾病进行诊断和治疗。

➡ 二、子宫

子宫是孕育胚胎及胎儿的场所,也是产生月经的器官,分娩时子宫收缩促使胎儿及附属物娩出,产后子宫收缩有利于止血。

考点提示　掌握子宫的功能、位置、大小、重量、容量。

(一)形态与位置

子宫为一个肌性空腔脏器,位于骨盆腔中央,宫颈位于坐骨棘水平之上,前方与膀胱、后方与直肠相邻,两侧有输卵管和卵巢。子宫多呈轻度前倾前屈位,似倒置的扁平梨形。成年女性子宫长7~8 cm,宽4~5 cm,厚2~3 cm,重50~70 g,宫腔容量约5 mL。子宫分为子宫体和子宫颈两部分。子宫体较宽,位于子宫上部,子宫体顶部隆起部分称为子宫底,子宫底两侧称为子宫角,与输卵管相通。子宫下部较窄呈圆柱状,称为子宫颈,习称宫颈。子宫体与子宫颈的比例在婴儿期为1:2,成年妇女为2:1,绝经后为1:1(图1-4)。

考点提示　子宫峡部是子宫体与子宫颈之间最狭窄的部分,未孕时长约1 cm。上端为解剖学内口、下端为组织学内口。

子宫腔为上宽下窄的倒置三角形,宫体与宫颈之间最狭窄的部分称为子宫峡部,非孕时长约1 cm,其上端在解剖结构上最狭窄,称为解剖学内口;其下端于此处由子宫腔内膜转为

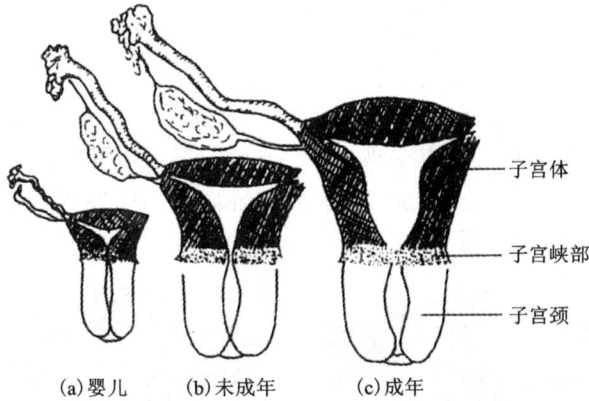

(a)婴儿　　(b)未成年　　(c)成年

图 1-4　婴儿、未成年、成人子宫体与宫颈比例

子宫颈黏膜,故称为组织学内口(图1-5)。妊娠期子宫峡部逐渐伸展变长,妊娠末期可达7
~10 cm,形成子宫下段,成为软产道的一部分,也是剖宫产术常用切口部位。

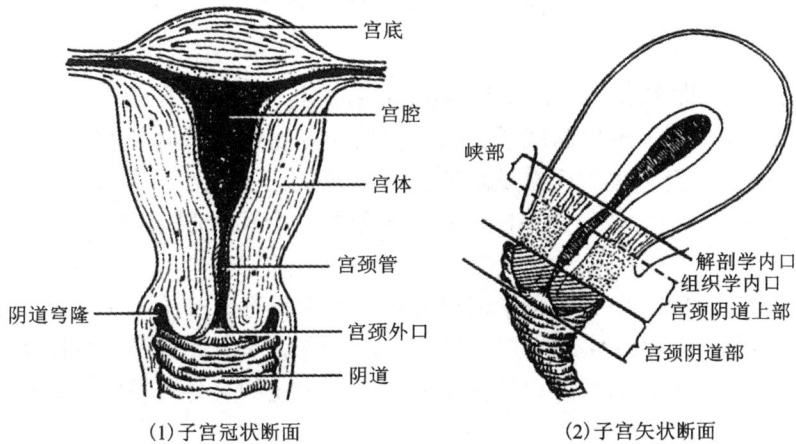

(1)子宫冠状断面　　　　　　(2)子宫矢状断面

图 1-5　子宫各部

　　子宫颈内腔呈梭形,称为子宫颈管,成年女性长2.5~3 cm,其下端称为子宫颈外口,通
向阴道。宫颈以阴道顶端为界,分为宫颈阴道上部(上2/3)和宫颈阴道部(下1/3)。未产妇
的子宫颈外口呈圆形;经产妇因受分娩影响,宫颈外口形成横裂状,分为前唇和后唇。

(二)组织结构

　　子宫体与子宫颈的组织结构不同。

1.子宫体

　　子宫体壁由内至外分别为子宫内膜层、子宫肌层及子宫浆膜层。

　　(1)子宫内膜层:为覆盖宫腔表面的粉红色黏膜组织。内膜表面2/3为致密层和海绵层,
统称功能层,青春期开始受卵巢分泌的性激素影响,发生周期性变化并脱落;靠近子宫肌层
的1/3为基底层,可修复功能层,无周期性变化。

　　子宫壁由内向外为黏膜层、肌层及浆膜层。月经后子宫内膜再生修复是子宫基底层。

（2）子宫肌层：是子宫体壁最厚的一层，非孕时厚约0.8 cm。该层由大量平滑肌组织、少量弹力纤维和胶原纤维构成，肌束交错排列，分为三层：外层纵行、内层环行、中层交叉排列。其中，中层肌纤维在血管周围形成"8"字形围绕血管。子宫平滑肌收缩时肌层中的血管受压，可有效地制止子宫出血（图1-6）。

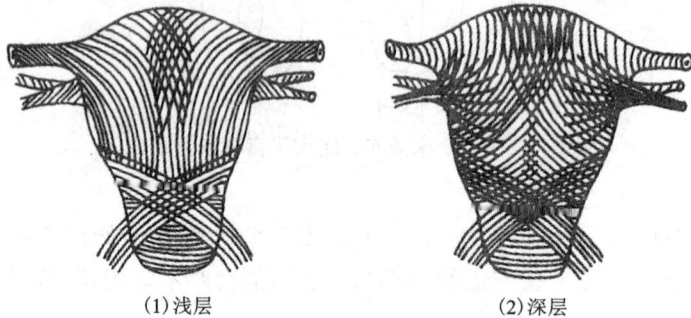

(1)浅层　　　　　　(2)深层

图1-6　子宫肌层肌束排列

（3）子宫浆膜层：即覆盖子宫底部及其前后壁的脏层腹膜。在子宫前壁，近子宫峡部处的腹膜向前反折覆盖膀胱，形成膀胱子宫陷凹，此处腹膜称为膀胱子宫反折腹膜；在子宫后壁，腹膜沿子宫壁向下至子宫颈后方及阴道后穹窿再折向直肠，形成直肠子宫陷凹，亦称道格拉斯陷凹。覆盖子宫前后壁的腹膜向子宫两侧延展汇合形成阔韧带。

2.子宫颈

主要由结缔组织构成，内含少量平滑肌纤维、血管和弹力纤维。子宫颈管黏膜上皮为单层高柱状，富含腺体，分泌碱性黏液并形成黏液栓，堵塞宫颈管。子宫颈阴道部表面由复层鳞状上皮覆盖，表面光滑。宫颈外口柱状上皮与鳞状上皮的交界处是宫颈癌的好发部位。

（三）子宫韧带

子宫韧带共有四对（图1-7）。

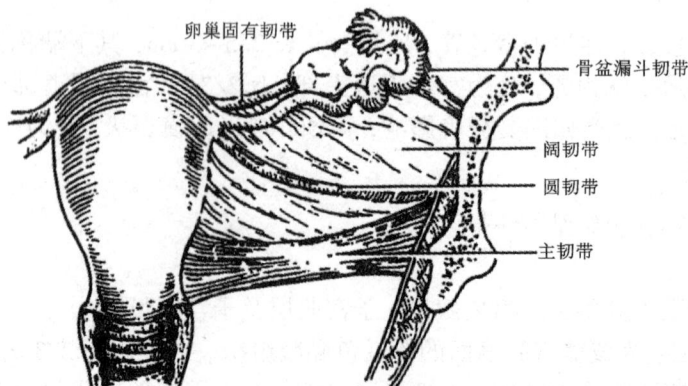

图1-7　子宫各韧带（前面观）

考点提示▶ 维持子宫正常位置的韧带及功能。

1. 圆韧带

呈圆索状，由结缔组织和平滑肌构成，长10~12 cm。起自两侧子宫角前面、输卵管近端的稍下方，向前外侧走行达两侧骨盆侧壁后穿过腹股沟管，止于大阴唇前端，其作用是维持子宫前倾位置。

2. 阔韧带

为一对翼形的双层腹膜皱襞，由覆盖子宫前后壁的腹膜自子宫侧缘向两侧延伸达盆壁构成，起维持子宫于盆腔正中位置的作用。阔韧带有前后两叶，上缘游离，内2/3包绕输卵管（伞部无腹膜覆盖），外1/3向外延伸达骨盆侧壁包绕卵巢动静脉，形成骨盆漏斗韧带，又称为卵巢悬韧带，卵巢动静脉由此穿过。阔韧带于卵巢内侧与子宫角之间稍增厚，称为卵巢韧带或卵巢固有韧带。阔韧带后叶与卵巢相接处称为卵巢系膜。阔韧带位于输卵管以下、卵巢附着处以上的部分，称为输卵管系膜。宫体两侧阔韧带内血管、神经、淋巴管丰富，并有大量疏松结缔组织，称为宫旁组织。子宫动、静脉和输尿管均从阔韧带基底部穿过。

3. 主韧带

又称子宫颈横韧带。位于阔韧带下部，横行于子宫颈两侧和骨盆侧壁之间，由坚韧的平滑肌与结缔组织纤维束构成，是固定宫颈位置、防止子宫下垂的重要结构。

4. 宫骶韧带

起自宫体与宫颈交界处后面侧上方（相当于组织学内口水平），向两侧绕过直肠，止于第二、三骶椎前面的筋膜。该韧带向后上方牵引子宫颈，间接维持子宫前倾位置。

三、输卵管

是卵子与精子结合的场所，也是受精卵进入子宫腔的通道。

(一) 位置与形态

考点提示▶ 输卵管的功能有哪些？

是一对细长而弯曲的肌性管道，全长8~14 cm，其内侧与子宫角相通，外侧游离呈伞状，与卵巢邻近。根据输卵管的形态由内向外分为四部分：①间质部：潜行于子宫壁内的部分，长约1 cm，为输卵管管腔最狭窄的部位；②峡部：在间质部外侧，细而较直、管腔较窄，长2~3 cm，常为女性结扎的部位；③壶腹部：在峡部外侧，壁薄，管腔宽大且弯曲，长5~8 cm，卵子受精常发生于此；④伞部：在壶腹部外

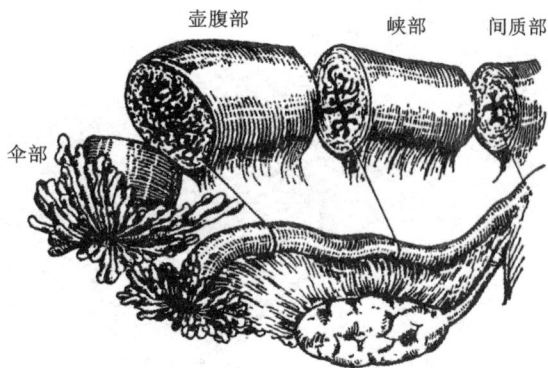

图1-8 输卵管各部及其横断面

侧，是输卵管的末端，呈漏斗状，开口于腹腔，长1~1.5 cm，有许多细长的指状突起，是手术时识别输卵管的标志，有"拾卵"的作用（图1-8）。

输卵管由内向外分间质部、峡部、壶腹部、伞部。

(二)组织结构

输卵管管壁由三层组织构成，由内向外分别是黏膜层、肌层、浆膜层。内层为黏膜层，被覆单层高柱状上皮，上皮细胞分为纤毛细胞、无纤毛细胞、楔状细胞及未分化细胞四种。纤毛细胞的纤毛摆动，起协助运送受精卵的作用；中层为平滑肌层，平滑肌收缩有助于拾卵及运送受精卵；外层为浆膜层，是腹膜的一部分。输卵管肌肉的收缩和黏膜上皮细胞的形态及纤毛摆动均受性激素影响，发生周期性变化。

四、卵巢

是女性的性腺，可产生与排出卵子，并分泌性激素的器官。

卵巢的两大功能分别是排卵及分泌性激素。

(一)形态与位置

为一对灰白色、扁椭圆形的器官。青春期前卵巢表面光滑；青春期开始，由于排卵，卵巢表面逐渐凹凸不平。育龄女性的卵巢大小约为 4 cm×3 cm×1 cm，重 5~6 g；绝经后卵巢逐渐萎缩变小变硬。

卵巢位于子宫的两侧，输卵管的后下方，内侧以卵巢固有韧带与子宫相连，外侧以骨盆漏斗韧带连于骨盆侧壁，卵巢前缘借卵巢系膜与阔韧带后叶相连，其中部为卵巢门，卵巢的血管及神经由此出入卵巢，卵巢后缘游离。

(二)组织结构

卵巢表面无腹膜，由单层立方上皮覆盖，称生发上皮；紧贴其内的致密纤维组织为卵巢白膜。卵巢白膜下即卵巢实质，分为皮质和髓质，皮质在外周，是卵巢的主体，内含有发育到不同阶段的各级卵泡、黄体及致密结缔组织；内层为髓质，内有丰富的血管、淋巴管、神经、疏松结缔组织及少量与卵巢悬韧带相连续的平滑肌纤维(图1-9)。

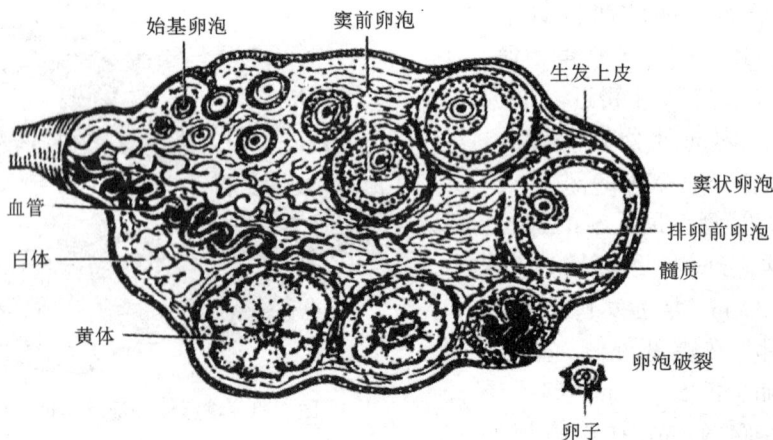

图1-9 卵巢的结构

第三节 内生殖器的邻近器官

女性生殖器官与尿道、膀胱、输尿管、直肠及阑尾相邻。当女性生殖器官的位置及结构发生变化或病变，如感染、创伤、肿瘤时常会累及邻近器官，反之盆腔内邻近器官出现病变亦可累及女性生殖器官。

一、尿道

位于耻骨联合与阴道前壁之间，从膀胱三角尖端开始，穿过泌尿生殖膈，止于阴道前庭的尿道外口。女性尿道长 4~5 cm，直径 0.6 cm，由于女性尿道短而直，又与阴道邻近，故容易引起泌尿系统的感染。

考点提示 ▶ 女性尿道的特点是短而直。

二、膀胱

膀胱为一囊状空腔肌性器官，位于耻骨联合与阴道前壁之间。膀胱空虚时完全位于骨盆腔内，充盈时可凸向盆腔甚至腹腔。充盈的膀胱可影响子宫和阴道的位置，故妇科检查或手术前必须排空膀胱。

考点提示 ▶ 妇科检查或手术前必须排空膀胱。

三、输尿管

输尿管为一对肌性圆索状管道，长约 30 cm，粗细不一。起自肾盂，沿腰大肌前面偏中线侧下行，跨过髂外动脉起点的前方进入盆腔，而后继续沿髂内动脉下行，达阔韧带底部向前内方下行，于子宫颈外侧约 2 cm 处，在子宫动脉下方穿过，再经阴道侧穹窿顶端斜向前内经输尿管隧道进入膀胱壁，在壁内斜行 1.5~2 cm，开口于膀胱三角区外侧角（图 1-10）。妇科手术如行高位结扎卵巢血管、结扎子宫动脉、打开输尿管隧道时需注意输尿管的行走方向，避免损伤输尿管。

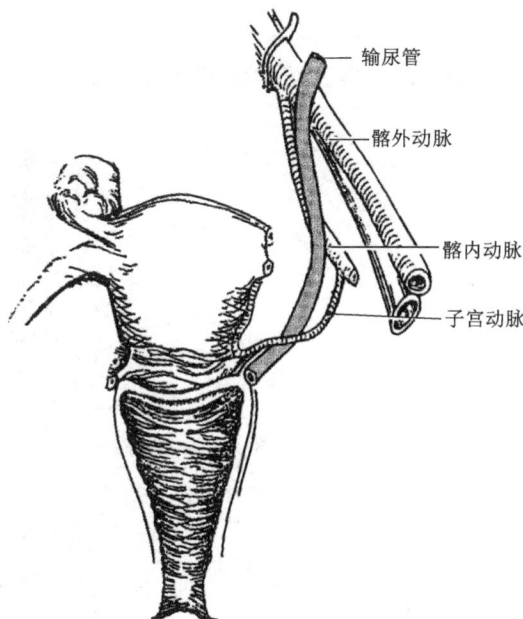

输尿管
髂外动脉
髂内动脉
子宫动脉

图 1-10 输尿管与子宫动脉的关系

考点提示 ▶ 　　　输尿管与子宫动脉的关系称"小桥流水"，即输尿管在子宫颈外侧约 2 cm 处，在子宫动脉下方穿过。

四、直肠

位于盆腔后部，上接乙状结肠，穿过盆膈，下连肛管。直肠前为子宫及阴道后壁，后为骶骨，长 15~20 cm。直肠的上段有腹膜覆盖，中段腹膜折向前上方覆盖子宫后壁与宫颈形成直肠子宫陷凹，直肠下段无腹膜覆盖。肛管长 2~3 cm，其周围有肛门内、外括约肌及肛提肌。分娩时要注意保护会阴，避免损伤肛管及直肠。

五、阑尾

为连于盲肠内侧壁的盲端细管，长 7~9 cm。其位置、粗细、长度等个体差异较大，多位于右髂窝内，下端有时可达右侧输卵管、卵巢处，发生炎症时可累及右侧附件，甚至整个盆腔，须注意鉴别诊断。妊娠期随子宫增大而导致阑尾位置逐渐向上外方移位，容易延误诊断。

第四节　血管、淋巴及神经

女性生殖器官的血管与淋巴管相伴行，各器官间静脉及淋巴管以丛、网状相吻合。

一、血管

女性内、外生殖系统的血液供应主要来自卵巢动脉、子宫动脉、阴道动脉及阴部内动脉（图 1-11）。

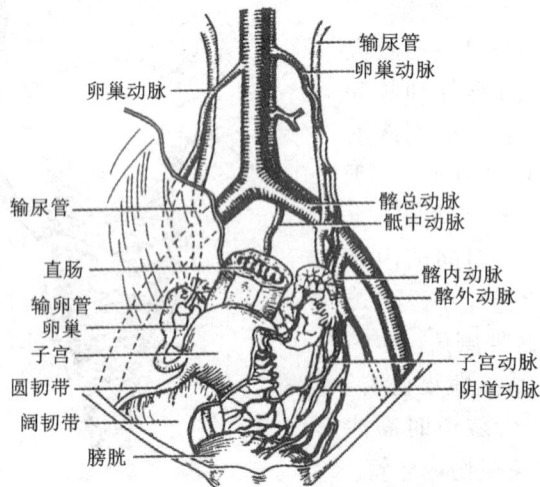

图 1-11　盆腔动脉

(一)动脉

1. 卵巢动脉

由腹主动脉分出。在腹膜后沿腰大肌下行达骨盆缘处,跨过输尿管与髂总动脉下段,经骨盆漏斗韧带向内侧横行,再向后穿过卵巢系膜,分支经卵巢门进入卵巢。卵巢动脉在进入卵巢前分出若干分支走形于输卵管系膜内供应输卵管,其末梢在宫角附近与子宫动脉上行的卵巢支相吻合。

考点提示▶ 卵巢动脉来自腹主动脉,其余动脉均来自髂内动脉。

2. 子宫动脉

子宫动脉为髂内动脉前干的分支,在腹膜后沿骨盆侧壁向下向前行,经阔韧带基底部、宫旁组织到达子宫外侧,距离子宫颈内口水平约 2 cm 处横跨输尿管至子宫侧缘,然后分为上、下两支。上支较粗,沿宫体侧缘迂曲上行,称为子宫体支,至宫角处又分为宫底支、输卵管支及卵巢支,分布于子宫底部、输卵管、卵巢;下支较细,称为子宫颈-阴道支,分布于子宫颈、阴道上段。

3. 阴道动脉

阴道动脉为髂内动脉前干的分支,分布于膀胱顶、膀胱颈及阴道的中下段前后壁。与子宫动脉的子宫颈-阴道支及阴部内动脉的分支相吻合。阴道上段由子宫动脉子宫颈-阴道支供应,阴道中段由阴道动脉供应,阴道下段主要由阴部内动脉和痔中动脉供应。

4. 阴部内动脉

阴部内动脉为髂内动脉前干终支,经坐骨大孔的梨状肌下孔穿出骨盆腔,环绕坐骨棘背面,经坐骨小孔到达坐骨肛门窝,并分出四支,即痔下动脉、会阴动脉、阴唇动脉、阴蒂动脉,为外生殖器官、肛门、阴道及直肠下段提供血液供应。

(二)静脉

盆腔静脉与同名动脉伴行,但数量比其动脉多,在相应器官及其周围相互吻合形成静脉丛,使盆腔感染及癌瘤极易蔓延和转移。卵巢静脉出卵巢门后形成静脉丛,与同名动脉伴行,右侧汇入下腔静脉,左侧汇入左肾静脉,故左侧盆腔静脉曲张较多见。

◆ 二、淋巴

女性生殖器官和盆腔具有丰富的淋巴结和淋巴管,通常与相应的血管伴行。分为盆腔淋巴和外生殖器淋巴两组。

(一)盆腔淋巴

分成髂淋巴组、骶前淋巴组和腰淋巴组三组,收纳沿髂动脉旁的髂内、髂外、髂总及骶前淋巴结,再注入腹主动脉周围的腰淋巴结,最后在第二腰椎处汇入胸导管的乳糜池。

(二)外生殖器淋巴

分为腹股沟浅淋巴结和腹股沟深淋巴结两部分,腹股沟浅淋巴结收纳外生殖器、阴道下段、会阴、肛门、下肢淋巴,汇入腹股沟深淋巴结,然后汇入髂外、闭孔等淋巴结(图1-12)。如女性生殖器官发生感染或癌瘤,极易通过淋巴管蔓延扩散和转移。

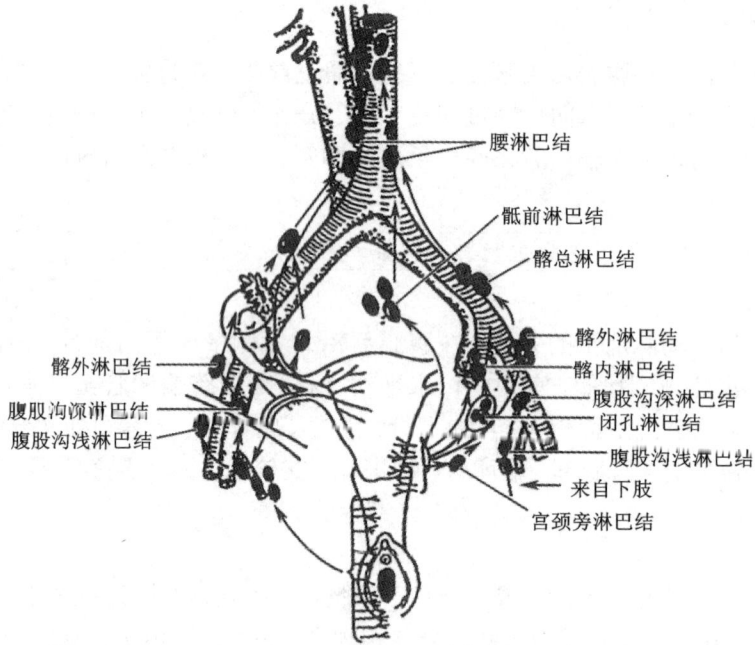

图 1-12　女性生殖器淋巴回流

三、神经

女性内、外生殖器官由躯体神经和自主神经共同支配。

(一) 外生殖器的神经支配

主要由阴部神经支配。由第Ⅱ、Ⅲ、Ⅳ骶神经的分支组成，与阴部内动脉走形相同，在坐骨结节内侧下方分成会阴神经、阴蒂背神经及肛门神经(又称痔下神经)三支，分布于会阴、阴唇及肛门周围。临床上行阴部手术时，常需作阴部神经阻滞麻醉，以达到止痛目的(图1-13)。

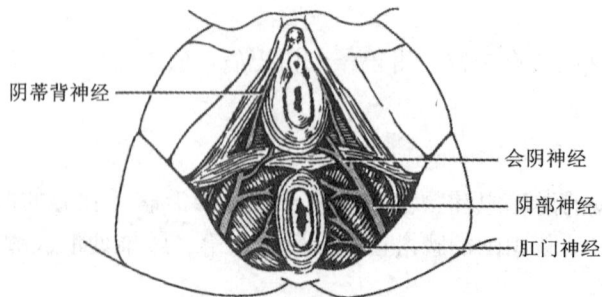

图 1-13　女性会阴的神经分配

(二)内生殖器的神经支配

主要由交感神经和副交感神经支配。交感神经纤维入盆腔后分为两部分。①卵巢神经丛：分布于卵巢和输卵管；②骶前神经丛：分布于宫体、宫颈、膀胱上部等。一方面，子宫平滑肌的活动，受含交感与副交感神经纤维的骨盆神经丛及向心传导的感觉神经纤维支配；另一方面，子宫平滑肌还有自主节律活动，当完全切断神经后，子宫仍能有节律性收缩，还能完成分娩过程。临床上可见低位截瘫产妇能自然分娩。

第五节　骨盆与骨盆底

女性骨盆是躯干和下肢之间的骨性连接，是支持躯干和保护盆腔脏器的重要器官，同时又是胎儿经阴道分娩时的必经通道，其大小、形状直接影响分娩过程。

◆ 一、骨盆的组成及骨性标志

(一)骨盆的组成

1.骨盆的骨骼

骨盆由骶骨、尾骨及左右两块髋骨组成。每块髋骨又由髂骨、坐骨及耻骨融合而成，骶骨由 5 块骶椎构成，尾骨由 4~5 块尾椎合成(图 1-14)。

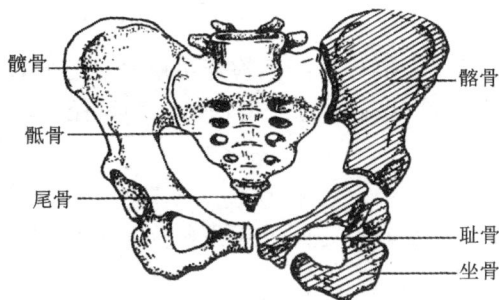

图 1-14　正常女性骨盆

考点提示 ▶ 骨盆由骶骨、尾骨及左右两块髋骨组成。

2.骨盆的关节

包括耻骨联合、骶髂关节、骶尾关节。两耻骨之间由纤维软骨连接，称为耻骨联合，妊娠期受女性激素影响变松动，分娩过程中可出现轻度分离，有利于胎儿娩出。骶髂关节位于骶骨和髂骨之间，在骨盆后方。骶尾关节为骶骨与尾骨的联合处，有一定活动度，分娩时尾骨后移可加大骨盆出口前后径。

3.骨盆的韧带

连接骨盆各部之间的韧带中，共有两对较重要的韧带。一对是骶棘韧带，位于骶、尾骨与坐骨棘之间，是判定中骨盆是否狭窄的重要指标；另一对是骶结节韧带，位于骶、尾骨与坐骨结节之间（图1-15）。妊娠期受性激素的影响，韧带稍松驰，有利于分娩。

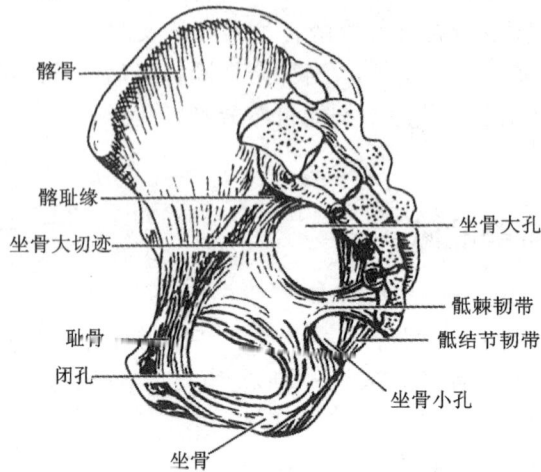

图1-15 骨盆的分界和韧带

（二）骨盆的骨性标志

1. 骶骨岬

第一骶椎向前突出的部分，是产科骨盆内测量对角径重要据点，也是妇科腔镜手术的重要标志。

2. 坐骨棘

为坐骨后缘中点突出的部分，肛诊或阴道检查可触及，是分娩过程中衡量胎儿先露部下降程度的重要标志，同时两坐骨棘连线的长度（坐骨棘间径）又是衡量中骨盆大小的重要径线。

3. 耻骨弓

耻骨两降支相连构成耻骨弓，它们之间的夹角称为耻骨角，正常为90°~100°，此角度可反映骨盆出口横径的宽度。

4. 坐骨结节

坐骨上下支移行处的后部，骨面粗糙而肥厚，是髋骨最低点。两坐骨结节末端内缘的距离为坐骨结节间径，是胎先露通过骨盆出口的重要径线，其长短与分娩的关系密切。

5. 髂嵴

髂骨翼上缘所形成的弓形部分。髂嵴前端为髂前上棘，后端为髂后上棘。髂嵴、髂前上棘、髂后上棘是骨盆外测量的重要据点。

二、骨盆的分界

以耻骨联合上缘、两侧髂耻缘及骶骨岬上缘的连线为界称为骨盆界线，将骨盆分为上、下两部分。界线以上称假骨盆，又称大骨盆；与产道无直接关系，但临床上可以通过测量假骨盆某些径线的长度间接了解真骨盆的情况。界线之下称真骨盆，又称小骨盆；是胎儿娩出的骨产道，其大小、形态直接决定胎儿能否正常分娩。

真骨盆上、下分别称骨盆入口与骨盆出口，两者之间为骨盆腔，前浅后深。骨盆腔前壁为耻骨联合和耻骨支，后壁为骶骨与尾骨，两侧分别为坐骨、坐骨棘、骶棘韧带。坐骨棘位于骨盆中部，是分娩过程中判定胎先露部下降程度的标志。

考点提示▶ 骨盆界线为耻骨联合上缘、两侧髂耻缘及骶骨岬上缘的连线。

三、骨盆各平面的形态及径线

骨产道指真骨盆，为便于理解分娩时胎先露部通过骨产道的过程，将真骨盆分为三个假想平面：

考点提示▶ 掌握骨盆三个假想平面的形态特点及各径线的正常值。

(一)骨盆入口平面

即真假骨盆的交界面，呈横椭圆形。其前方为耻骨联合上缘，两侧为髂耻缘，后方为骶骨岬前缘。入口平面共有四条径线(图1-16)。

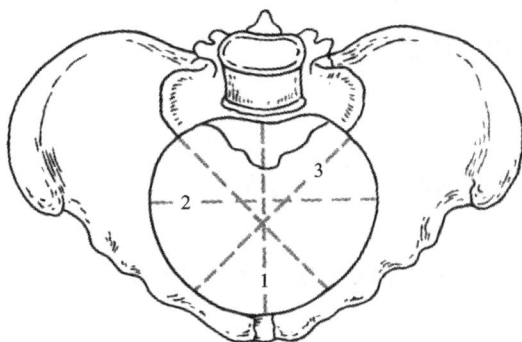

图1-16 骨盆入口平面各径线

1.入口前后径

入口前后径又称真结合径，是耻骨联合上缘中点至骶骨岬前缘正中间的距离，平均值为11 cm，其长短与分娩机制关系密切。

2.入口横径

左右髂耻缘之间的最大距离，平均值为13 cm。

3.入口斜径

左右各一，为左骶髂关节至右侧髂耻隆突间的距离为左斜径；右骶髂关节至左髂耻隆突间的距离为右斜径，平均值约为12.75 cm。

(二)中骨盆平面

为骨盆最小平面，是骨盆腔最狭窄处，呈前后径长的纵椭圆形。其前方为耻骨联合下缘，两侧为坐骨棘，后方为骶骨下端。有两条径线(图1-17)。

1. 中骨盆前后径

从耻骨联合下缘中点至第4、5骶椎间的距离，平均值为11.5 cm。

2. 中骨盆横径

中骨盆横径又称坐骨棘间径，指两坐骨棘间的距离，平均值为10 cm。其长短与胎先露内旋转关系密切。

（三）骨盆出口平面

即骨盆腔的下口，由两个不在同一平面的三角形组成。前三角平面顶端为耻骨联合下缘，两侧为左、右耻骨降支；后三角平面顶端为骶尾关节，两侧为左、右骶结节韧带。有4条径线（图1-18）。

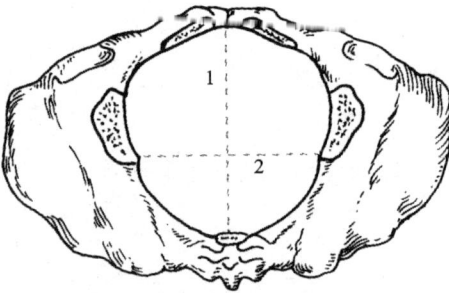

图1-17　中骨盆平面各径线　　　　图1-18　骨盆出口平面各径线

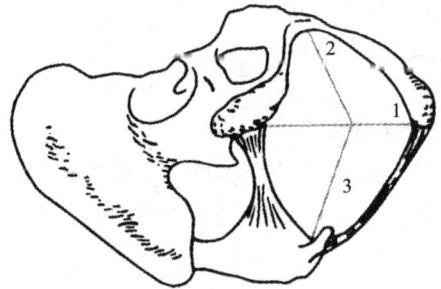

1. 出口前后径

耻骨联合下缘至骶尾关节间的距离，平均值为11.5 cm。

2. 出口横径

出口横径又称坐骨结节间径。指两坐骨结节末端内侧缘的距离，正常值为9 cm，此径线与分娩关系密切。

3. 出口前矢状径

耻骨联合下缘中点至坐骨结节间径中点间的距离，正常值为6 cm。

4. 出口后矢状径

骶尾关节至坐骨结节间径中点间的距离，正常值为8.5 cm。若出口横径稍短，但出口横径与出口后矢状径之和大于15 cm时，正常大小的胎头可通过后三角区经阴道娩出。

◈ 四、骨盆轴与骨盆倾斜度

（一）骨盆轴

为连接骨盆各假想平面中点的曲线。此轴上段向下向后，中段向下，下段向下向前（图1-19）。分娩时胎儿沿此轴娩出，助产时也应按骨盆轴方向协助胎儿娩出。

（二）骨盆倾斜度

指妇女站立时，骨盆入口平面与地平面所形成的角度，一般为60°（图1-20）。若骨盆倾斜度过大，将影响胎头衔接和娩出。

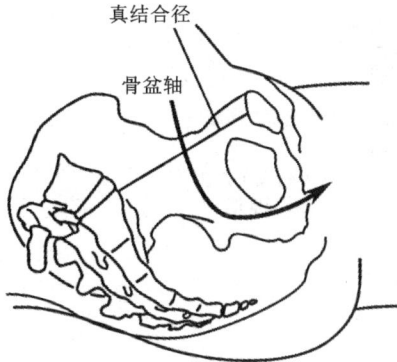

图 1-19　骨盆轴

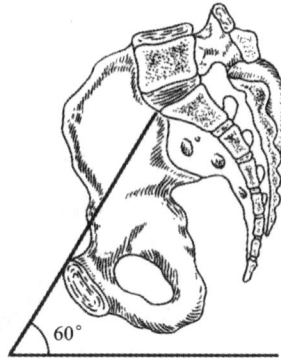

图 1-20　骨盆倾斜度

五、骨盆底

骨盆底由多层肌肉和筋膜组成，具有封闭骨盆出口，承托并保持骨盆腔内各器官于正常位置的作用。尿道、阴道及直肠由骨盆底贯穿而出。如骨盆底组织因分娩、营养不良等因素影响，出现结构或功能异常，可影响骨盆脏器的位置及功能，导致盆腔脏器膨出、脱垂或功能障碍。骨盆底由外向内分为三层。

（一）外层

由会阴浅层筋膜和其下方的三对肌肉（球海绵体肌、坐骨海绵体肌、会阴浅横肌）及肛门外括约肌组成。上述肌肉的肌腱汇合于阴道外口与肛门之间，形成会阴中心腱（图 1-21）。

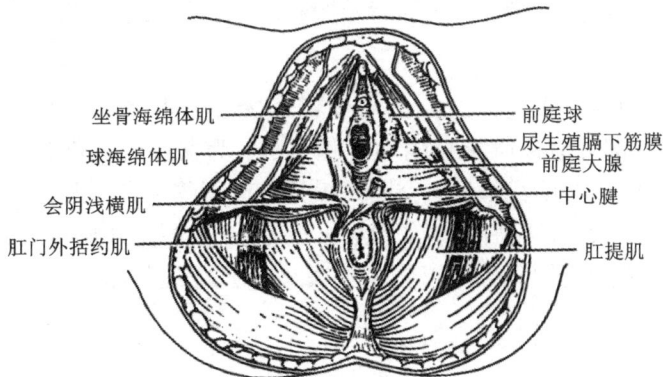

图 1-21　骨盆底浅层肌

（二）中层

即泌尿生殖膈，由上、下两层坚韧的筋膜及其间的尿道括约肌、一对会阴深横肌组成。

覆盖于由耻骨弓和两侧坐骨结节形成的骨盆出口前三角平面上，又称前三角韧带。其中尿道和阴道由此穿过（图1-22）。

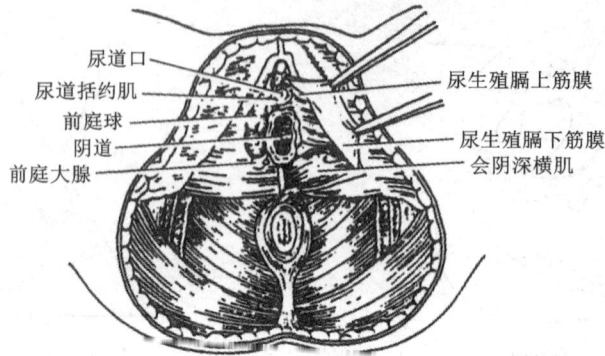

图1-22 骨盆底中层肌

（三）内层

又称盆膈，由肛提肌及其内外两层筋膜组成，是骨盆底最坚韧的一层，有尿道、阴道及直肠穿过。每侧肛提肌由耻尾肌、髂尾肌、坐尾肌组成。位于肛提肌上、下面的筋膜称盆筋膜，为坚韧的结缔组织，覆盖骨盆底及盆壁。某些部位盆筋膜较肥厚，与盆腔脏器的肌纤维汇合形成相应的韧带，对盆腔脏器有很强的支持作用。如主韧带、宫骶韧带及耻骨膀胱韧带（图1-23）。

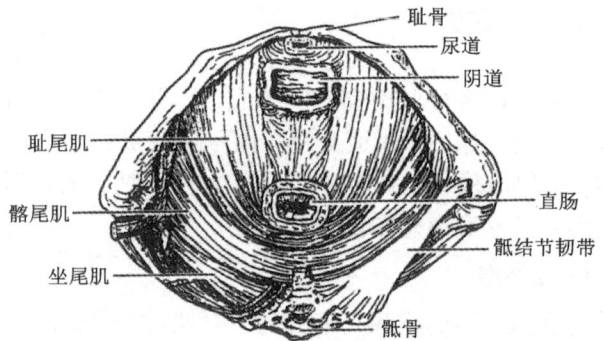

图1-23 骨盆底内层肌

（四）会阴

狭义的会阴是指阴道口和肛门之间的软组织，又称会阴体，厚3~4 cm，呈楔形，由皮肤、皮下组织、筋膜、部分肛提肌及会阴中心腱组成，为盆底的一部分。其中会阴中心腱是由部分肛提肌及其筋膜和会阴浅横肌、会阴深横肌、球海绵体肌、肛门外括约肌的肌腱共同交织而成。会阴伸展性大，妊娠后期组织变软，有利于分娩。分娩时会阴受压变薄易裂伤，故接产时需保护会阴或酌情切开会阴以防止盆底及会阴撕裂伤。

二维码1-1

第二章

女性生殖系统生理

学习目标

1. 掌握卵巢的周期性变化及内分泌功能，子宫内膜的周期性变化。
2. 熟悉妇女一生各时期的生理特点，月经、月经周期、月经初潮的定义。
3. 了解下丘脑–垂体–卵巢轴的相互关系。

第一节　女性一生各时期的生理特点

女性从胎儿的形成至衰老是一个渐进的生理过程，也是下丘脑–垂体–卵巢轴功能发育、成熟和衰退的过程。女性一生根据其生理特点可分为七个阶段，但每一个阶段并无截然的界限，均有其各自的特点，受遗传、环境、营养等因素的影响而有个体差异。

一、胎儿期

精卵结合时已经决定胎儿的性别。性染色体 X 与 Y 决定胎儿的性别，即 XX 合子发育为女性，XY 合子发育为男性。性腺分化缓慢，至胚胎 8~10 周女性性腺组织才出现卵巢的结构。卵巢形成后因无雄激素，无副中肾管抑制因子，因此中肾管退化，两条副中肾管发育成为女性生殖道。

二、新生儿期

出生后 4 周内称为新生儿期。女性胎儿在母体内由于受卵巢、胎盘所产生的女性激素的影响，生殖器官及乳房均有一定程度的发育，出生后表现为新生儿外阴较丰满，乳房略隆起或有少量泌乳；出生后与母体分离，脱离胎盘循环，血液中激素水平迅速下降，阴道可有少量血性分泌物，这些均属于生理现象，不需处理，短期内自然消失。

考点提示▶ 新生儿期是指出生后 4 周内或断脐后 28 天内。

三、儿童期

从生后 4 周到 12 岁为儿童期。此期分为两个阶段：8 岁以前为儿童早期，下丘脑–垂体–

卵巢轴的功能处于抑制状态，卵泡无雌激素分泌，生殖器官仍为幼稚型。儿童身体持续发育，但子宫、输卵管及卵巢均位于腹腔内。8 岁以后为儿童后期，随着儿童体格的增长和发育，神经、内分泌的调节功能也逐渐发展，下丘脑促性腺激素释放激素抑制状态解除，卵巢内的卵泡受垂体促性腺激素的影响有一定发育并分泌性激素，但仍不成熟。生殖器官有一定程度发育，子宫、输卵管及卵巢逐渐向骨盆腔内下降。女性特征开始出现，皮下脂肪在胸、髋、肩、耻骨前面堆积；乳房也开始发育。此时逐渐向青春期过渡。

◇ 四、青春期

从月经初潮至生殖器官逐渐发育成熟的时期称为青春期，世界卫生组织（WHO）规定青春期为 10~19 岁。这一时期的生理特点有：

（一）第一性征发育

即生殖器官的发育。青春期在垂体促性腺激素的作用下卵巢增大，卵泡开始发育并分泌雌激素，使内、外生殖器进一步发育，逐渐从幼稚型变为成人型。阴阜隆起，大、小阴唇变肥厚且色素沉着；阴道的长度及宽度增加，黏膜增厚并出现皱襞；子宫增大，子宫体尤为明显，宫体与宫颈的比例逐渐达到 2∶1；输卵管变粗、弯曲度减少；卵巢增大，皮质内有不同发育阶段的卵泡，使卵巢表面稍显凹凸不平。此期虽初步具有生育能力，但生殖系统的功能尚未完善。

（二）第二性征出现

表现为音调变高，乳房丰满而隆起；出现阴毛及腋毛，骨盆横径大于前后径，胸、肩、髋部皮下脂肪增多，呈现女性特有体态。其中乳房发育是女性第二性征的最初特征。

（三）月经初潮

第一次月经来潮称为月经初潮，是青春期开始的重要标志。由于中枢系统对雌激素的正反馈机制尚未成熟，即使卵泡发育成熟也不能排卵，易发生无排卵性功能失调性子宫出血，月经周期常不规则，需逐渐调整趋于规律。

考点提示 ▷ 月经初潮是青春期开始的重要标志。乳房发育是女性第二性征的最初特征。

（四）生长加速

青春期少女体格加速生长，逐渐接近成年女性。生长加速是由于雌激素、生长激素（GH）和胰岛素样生长因子-1（IGF-1）分泌增加所致。

此外，青春期少女的心理变化也很大，出现性意识，情绪和智力发生明显变化，容易激动，想象力及判断力明显增强。

◇ 五、性成熟期

又称生育期。一般自 18 岁左右开始，持续约 30 年，是女性卵巢生殖功能和内分泌功能最旺盛的阶段。卵巢功能成熟并分泌性激素，已建立规律的周期性排卵。生殖器官和乳房在卵巢激素的作用下发生周期性变化。

考点提示 ▶ 　性成熟期是女性生殖功能最旺盛的时期，同时也是历时最长的时期。

六、绝经过渡期

指从开始出现绝经趋势直至最后一次月经的时期。长短不一，可始于 40 岁，历时短至 1~2 年，长至 10~20 年。此期卵巢功能逐渐衰退，卵泡数量明显减少且易发生卵泡发育不全，因而月经不规律。最终由于卵巢内卵泡自然耗竭或剩余的卵泡对垂体促性腺激素丧失反应，导致卵巢功能衰竭。月经永久性停止，称绝经。我国妇女一般在 44~54 岁绝经。1994 年世界卫生组织（WHO）将卵巢功能开始衰退直至绝经后 1 年内的时期称为围绝经期。在围绝经期由于雌激素水平降低，可出现血管舒缩障碍和神经精神症状，表现为潮热、多汗、情绪不稳定、头痛、失眠、抑郁、烦躁等，称围绝经期综合征。

七、绝经后期

指绝经后的生命时期。早期阶段，虽然卵巢停止分泌雌激素，但卵巢间质仍能分泌少量雄激素，后者可转化为雌酮，是循环中的主要雌激素。一般 60 岁以后，妇女机体逐渐老化进入老年期。此期卵巢功能完全衰竭，卵巢缩小、变硬、表面光滑；阴唇的皮下脂肪减少；阴道黏膜变光滑，阴道腔逐渐缩小；子宫及宫颈萎缩。由于衰老，性激素减少，易发生代谢紊乱。骨代谢失常引起骨质疏松，易发生骨折。

第二节　卵巢的周期性变化及功能

卵巢为女性性腺，其主要功能是产生卵子并排卵，同时分泌性激素，分别称为卵巢的生殖功能和内分泌功能。

一、卵巢的周期性变化

从青春期开始到绝经前，卵巢在形态和功能上均发生周期性的变化，称卵巢周期。

(一) 卵泡的发育与成熟

卵巢的基本生殖单位是始基卵泡（图 2-1）。新生儿出生时卵巢内大约有 200 万个卵泡。从儿童期直至青春期，卵泡数下降至 30 万~50 万个。而妇女一生中仅有 400~500 个卵泡发育成熟，其余卵泡在发育至一定程度后退化，称为卵泡闭锁。临近青春期，卵巢中的始基卵泡在促性腺激素作用下开始发育，颗粒细胞由单层增殖为复层，由梭形变为柱形，形成初级卵泡，此后进一步发育，卵细胞增大，并出现卵泡腔，产生卵泡液，形成次级卵泡。多数次级卵泡退化，每一个月经周期一般只有一个优势卵泡发育成熟，称为成熟卵泡（图 2-2），其直径可达 15~20 mm，其结构自外向内依次为卵泡外膜、卵泡内膜、颗粒细胞、卵泡腔、卵丘、放射冠、透明带。

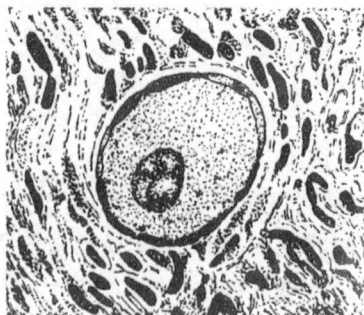

图 2-1　始基卵泡

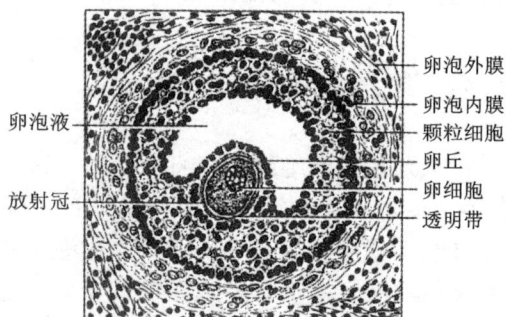

图 2-2　成熟卵泡

(二)排卵

　　卵细胞及其周围的卵丘颗粒细胞一起被排出的过程称排卵。卵泡在发育的过程中逐渐向卵巢表面移行向外突出，接近卵巢表面时，发育成熟的卵泡在卵泡内液体的压力和卵泡内蛋白分解酶和激素的作用下，表面细胞变薄、溶解、破裂，出现排卵。排卵多发生在下次月经来潮前 14 日左右，两侧卵巢交替排卵，也可由一侧卵巢连续排卵。在排卵期，大多数妇女无异常症状，少数妇女可出现一侧下腹酸胀、阴道少量流血，不需特殊处理，2~3 日后出血自然停止。

考点提示▶　排卵的时间多发生在下次月经来潮前 14 日左右。

(三)黄体形成和退化

　　排卵后卵泡液流出，卵泡腔内压力下降，卵泡壁塌陷，卵泡颗粒细胞和卵泡内膜细胞向内侵入，在腺垂体分泌的黄体生成素作用下发生黄素化，胞浆内出现黄色颗粒状的类脂质，周围被卵泡外膜包围形成黄体(图 2-3)。黄体分泌孕激素和雌激素，于排卵后 7~8 日，黄体成熟，体积和功能达高峰，直径为 1~2 cm，外观色黄。若卵细胞未受

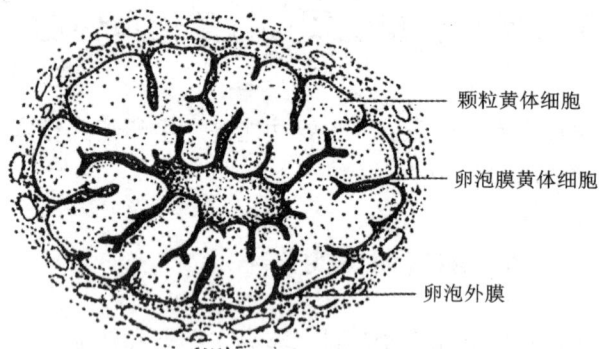

图 2-3　成熟黄体

精，排卵后 9~10 日黄体开始退化。黄体细胞逐渐萎缩、变小，由结缔组织所代替，外观色白，称白体。一般黄体寿命为 12~16 日，平均 14 日，称为月经黄体。黄体萎缩后月经来潮，卵巢中又有新的卵泡发育，开始新的周期。若卵子受精，黄体继续发育成为妊娠黄体，分泌女性激素至妊娠 10 周后由胎盘取代其功能。

考点提示▶　黄体于排卵后 7~8 日发育成熟。若卵细胞未受精，排卵后 9~10 日黄体开始退化。

◆ 二、卵巢的内分泌功能

卵巢合成及分泌的性激素均为甾体激素，包括雌激素、孕激素和少量雄激素。在卵巢的周期性变化中，性激素的水平随之出现周期性变化，并对子宫内膜、宫颈黏液、阴道等产生作用（图2-4）。

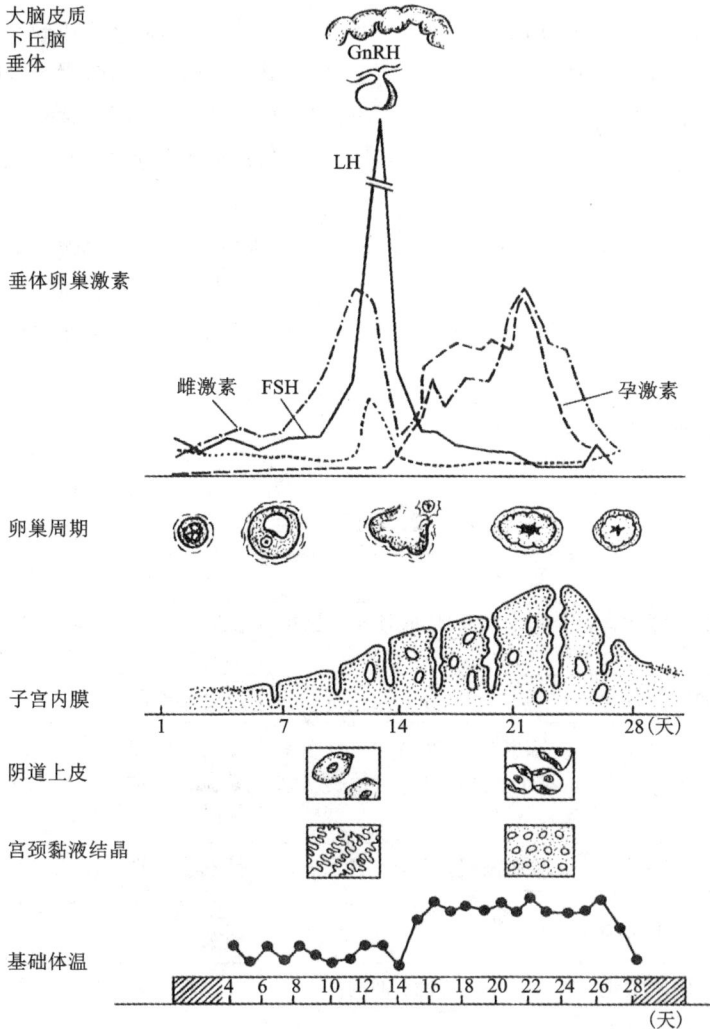

图2-4　月经周期中下丘脑、腺垂体、卵巢、子宫内膜、宫颈黏液、阴道涂片及体温的周期性变化

（一）卵巢性激素的周期性变化

1.雌激素

主要由发育中的颗粒细胞、卵泡内膜细胞和排卵后的黄体细胞产生。在卵泡开始发育时，雌激素分泌量很少，随卵泡逐渐成熟，雌激素分泌量逐渐增多，在排卵前形成一个高峰，

排卵后分泌稍减少。排卵后 1~2 日，黄体又开始分泌雌激素，约在排卵后 7~8 日黄体成熟时，形成又一高峰，第二高峰较平坦，峰值低于第一高峰。黄体萎缩时雌激素水平急剧下降，于月经前达最低水平。卵巢主要合成雌二醇(E_2)及雌酮(E_1)。体内尚有雌三醇(E_3)，系雌二醇和雌酮在肝脏的降解物，多由肾脏排出。E_2 是妇女体内生物活性最强的雌激素。临床上常通过测定血或尿中雌激素的浓度作为了解卵巢功能的指标。

2. 孕激素

卵泡发育期不分泌孕激素，排卵前成熟卵泡的颗粒细胞黄素化开始分泌少量孕激素；排卵后黄体形成，分泌孕激素逐渐增加，至排卵后 7~8 日黄体成熟时分泌量达最高峰，以后逐渐下降，至月经来潮时恢复到排卵前水平。孕酮是卵巢分泌的具有生物活性的主要孕激素。在排卵前，孕酮主要来自肾上腺；排卵后，主要由卵巢内黄体分泌。孕二醇是孕酮的主要降解产物，从尿中排出，因此，测定尿中孕二醇的含量可了解孕酮的产生情况。

3. 雄激素

女性雄激素主要来自肾上腺。卵巢也能分泌部分雄激素，包括睾酮、雄烯二酮和脱氢表雄酮。雄激素不仅是合成雌激素的前体，也是维持女性正常生殖功能的重要激素。具有促进女性第二性征的发育，促进蛋白质的合成和肌肉、骨骼的发育，促进血红蛋白和红细胞的增生等生理功能。

（二）雌、孕激素的生理作用（表 2-1）

表 2-1　雌、孕激素的生理作用

		雌激素	孕激素
子宫	肌层	促使子宫发育，提高子宫平滑肌对缩宫素的敏感性	使肌纤维松弛，降低子宫平滑肌对缩宫素的敏感性，抑制子宫收缩
	内膜	呈增生期改变	呈分泌期改变
	宫颈	使宫颈口松弛，宫颈黏液分泌增加，质变稀薄、透明，拉丝度增加，涂片呈羊齿植物状结晶	使宫颈口闭合，宫颈黏液分泌减少、质变黏稠、混浊，拉丝易断，涂片呈椭圆体结晶
输卵管		促进输卵管发育，增强输卵管节律性蠕动	抑制输卵管节律性蠕动
阴道		使阴道上皮增生角化，糖原增加	使阴道上皮细胞角化现象消失并加快脱落
乳腺		使乳腺管增生，乳头、乳晕着色；抑制泌乳	促进乳腺腺泡发育成熟
卵巢		促使卵泡发育	
下丘脑垂体		有正、负反馈调节	只有负反馈作用
代谢作用		促进体内钠和水的潴留；降低胆固醇	促进体内钠和水的排出
其他		促进钙盐沉积，加速骨骺端的闭合；促使女性第二性征发育，对雄激素起拮抗作用	使基础体温升高 0.3℃~0.5℃

考点提示 ▶ 掌握雌激素和孕激素的生理作用。

第三节　子宫内膜的周期性变化及月经

一、子宫内膜的周期性变化

随着卵巢激素的周期性变化，子宫内膜也发生周期性变化，其功能层定期剥脱出血形成月经。正常月经周期以 28 日为例，其组织形态的周期性改变可分为三期：

（一）增生期

月经周期的第 5~14 日，相当于卵泡发育至成熟阶段。子宫内膜的增生、修复在月经期即已开始。此期在卵泡期雌激素作用下内膜逐渐增厚至 3~5 mm，腺体增多、增长，呈弯曲状；间质致密、水肿明显；间质内小动脉增生、延长呈螺旋状卷曲，管腔增大。

（二）分泌期

月经周期的第 15~28 日，与卵巢周期中的黄体期相对应。月经周期的第 15~23 日，卵巢内黄体形成，分泌孕激素和雌激素，使子宫内膜继续增厚达 10 mm，腺体增大并分泌糖原，间质高度疏松、水肿，螺旋小动脉进一步增生、弯曲，子宫内膜的分泌活动在排卵后 7 日达高峰，恰与囊胚植入同步，为孕卵着床提供充足营养。月经周期的第 24~28 日，即月经来潮前期，相当于黄体退化阶段，雌激素合孕激素分泌减少，腺上皮细胞逐渐缩小变性，间质水肿消失，内膜厚度减少，螺旋小动脉受压，血流受阻。

（三）月经期

月经周期的第 1~4 日。此期由于黄体退化萎缩，体内雌激素水平降低，也无孕激素存在，子宫内膜中前列腺素合成、活化，刺激子宫肌层收缩，引起子宫内膜螺旋小动脉痉挛，组织缺血、缺氧而发生局灶性坏死，坏死的内膜组织剥脱与血液混合而排出，形成月经。

考点提示▶　月经周期的的第 1~4 天为月经期；第 5~14 天为增生期；第 15~28 天为分泌期。

二、月经

随卵巢激素周期性变化的影响，子宫内膜发生周期性脱落及出血称为月经。规律性的月经是生殖功能成熟的标志之一。

（一）月经血的特征

月经血呈暗红色，碱性、无臭味、黏稠、不凝固，偶尔有凝血块。主要为血液，还包括子宫内膜碎片、宫颈黏液及脱落的阴道上皮细胞等。月经血含有前列腺素及来自子宫内膜大量纤溶酶，由于纤溶酶对纤维蛋白的溶解作用，月经血不凝固，在出血量多的情况下会出现凝血块。

(二)正常月经的临床表现

月经第一次来潮称月经初潮。月经初潮年龄多在13~14岁之间,早可在11~12岁,迟至15~16岁。初潮的早晚受气候、体质、营养的影响。近年来月经初潮的年龄有提前的趋势,16岁之后月经尚未来潮者应当引起重视。相邻两次月经第一日的间隔时间称为一个月经周期,一般为21~35日,平均28日。月经周期长短因人而异,只要恒定有规律,提前或延后数日仍属正常。每次月经持续的时间称为经期,一般持续2~7日,多在3~5日。一次月经的总失血量为经量,正常经量30~50 mL,以经期的第2~3日出血量最多。超过80 mL称为经量过多。

通常,多数女性在月经期无特殊症状,但由于经期盆腔充血及受前列腺素的影响,可出现下腹及腰骶部下坠感、头痛、失眠、精神抑郁、易激动、恶心、呕吐、便秘和腹泻,一般不影响工作与学习。

(三)月经期的健康教育

1. 保持外阴清洁

每日清洗外阴,勤换清洁卫生巾与内裤。月经期可以淋浴,不宜盆浴和游泳,防止脏水进入阴道。禁止性生活、阴道冲洗或上药。

2. 注意保暖

月经期防御能力减弱,要注意避免受湿或受凉,如雨淋、冷水浴、游泳、寒冷天长时间在户外等,因过冷刺激会引起月经失调,经常处在潮湿寒冷环境里会造成经血过多,经期延长,或诱发其他疾病。

3. 劳逸结合,保证休息

月经期间,可照常参加学习和工作,也可参加适当的体育锻炼。可做一些轻体力劳动及散步等适当活动,但要避免剧烈运动和重体力劳动,不要过度劳累,避免增加腹压和震动盆腔,以减少出血。月经期保证充足的睡眠。

4. 保持正常的生活规律

首先,正确对待月经,放松心情,避免精神刺激和情绪波动。其次,要注意加强营养,避免生冷、辛辣及刺激性食物,不宜吸烟饮酒。多喝开水,多吃蔬菜和水果,保持大小便通畅。

月经期出现异常表现,如严重腹痛、经血量明显增多或减少,月经血浑浊污秽或有臭味等,应及时就诊。

第四节 月经周期的调节

月经周期又称为性周期。月经周期的调节是一个非常复杂的过程，主要牵涉下丘脑、垂体与卵巢。下丘脑、垂体与卵巢之间相互调节、相互影响，形成完整而协调的神经内分泌系统，称为下丘脑-垂体-卵巢轴（H-P-O 轴）（图 2-5）。主要生理功能是控制女性生育、正常月经和性功能，因此又称性腺轴。

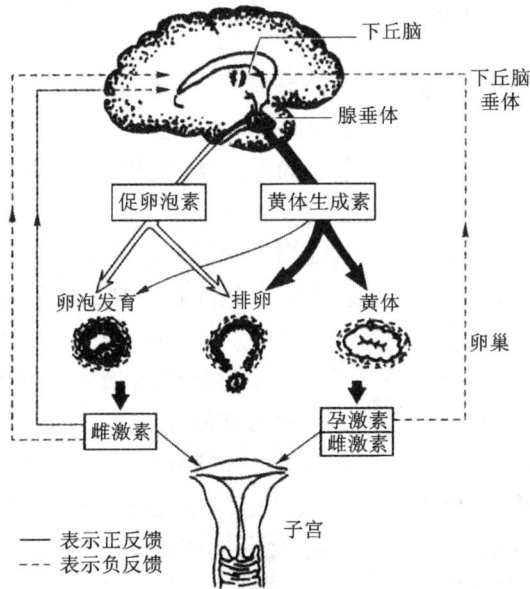

图 2-5 下丘脑-垂体-卵巢轴之间的相互关系示意图

一、下丘脑

下丘脑是 H-P-O 轴的启动中心，分泌促性腺激素释放激素（GnRH）。GnRH 的分泌受来自血流的激素信号，主要是垂体促性腺激素和卵巢分泌的性激素的反馈调节，也受神经递质的调节。GnRH 包括卵泡刺激素释放激素（FSH-RH）和黄体生成素释放激素（LH-RH），通过垂体门静脉系统进入腺垂体，调节垂体促性腺激素的合成和分泌。

二、垂体

垂体分泌促卵泡刺激素（FSH）和黄体生成素（LH），两者直接控制卵巢的周期性变化，能促进卵泡发育，刺激成熟卵泡排卵，促进排卵后的卵泡转变成黄体，并维持黄体功能，促进孕激素与雌激素的合成与分泌。

三、卵巢

卵巢主要分泌雌激素和孕激素，对下丘脑-垂体具有反馈调节作用。卵巢分泌的性激素水平影响下丘脑、垂体的分泌功能，这种作用称为反馈作用。使下丘脑兴奋，分泌性激素增多称正反馈；反之，使下丘脑抑制，分泌性激素减少称负反馈。卵泡期低雌激素水平对下丘脑产生负反馈；排卵前高雌激素水平对下丘脑产生正反馈，排卵后雌激素和高水平孕激素协同，对下丘脑产生负反馈。

四、月经周期的调节机制

在前次月经周期卵巢黄体萎缩后，月经来潮，雌、孕激素水平降至最低，解除了对下丘脑、垂体的抑制，下丘脑开始分泌 GnRH，刺激垂体分泌 FSH 和少量的 LH，两者共同作用刺激卵泡逐渐发育，并分泌雌激素。在雌激素的作用下，子宫内膜发生增生期变化，随着雌激素逐渐增多，对下丘脑的负反馈作用增强，抑制下丘脑分泌 FSH-RH，使卵巢 FSH 的分泌减少。随着卵泡的发育成熟，雌激素分泌出现第一次高峰，对下丘脑产生正反馈作用，促使垂体释放大量 LH 并出现高峰，FSH 同时也形成一个较低的峰，当两者同时达到峰值并形成一定比例时，使成熟卵泡排卵。排卵后，FSH、LH 急速下降，在少量 FSH、LH 作用下，黄体形成并逐渐发育成熟。黄体主要分泌孕激素，使子宫内膜由增生期变为分泌期，黄体也分泌雌激素并形成第二次高峰。在大量雌激素、孕激素共同作用下，通过负反馈作用，垂体分泌的 FSH、LH 相应减少，黄体开始萎缩，卵巢激素也分泌减少。子宫内膜失去性激素的支持发生坏死、脱落，从而月经来潮。此时，血中雌、孕激素的量极少，解除了对下丘脑和垂体的抑制，GnRH 又开始分泌，FSH、LH 开始增加，又一批卵泡开始生长发育，下一个月经周期又重新开始。如此周而复始(图 2-5)。

二维码2-1

第三章

妊娠生理

学习目标

1. 掌握胎儿附属物的组成及功能。
2. 掌握妊娠期母体的生理变化。
3. 熟悉受精卵着床的条件。
4. 熟悉胚胎、胎儿发育的特征。

妊娠是胚胎和胎儿在母体内发育成长的过程。妊娠的开始是卵细胞受精,妊娠的终止是胎儿及其附属物自母体排出。若从卵细胞受精开始计算,妊娠全过程约266天。因受精的确切日期不易确定,临床上常以末次月经的第一天作为妊娠的开始,全过程一般为280天,相当于40个妊娠周。每4周为一个妊娠月,即40周。

考点提示▶ 成熟卵子受精是妊娠的开始;临床上常以末次月经的第一天作为妊娠的开始,全过程约为280天,即40周。

第一节 受精及受精卵的植入和发育

一、精子获能与受精

(一)精子获能
精液射入阴道内,精子离开精液经宫颈管进入子宫腔及输卵管腔,精子顶体表面的糖蛋白被生殖道分泌物中的 α、β 淀粉酶降解,同时顶体膜结构中胆固醇与磷脂比率和膜电位发生变化,降低顶体膜稳定性,这过程称为精子获能,约需7小时。获能的精子具有受精能力。

(二)受精
获能的精子与次级卵母细胞结合形成受精卵的过程称为受精。在输卵管壶腹部与峡部相接处,精子与卵子相遇,精子顶体外膜破裂释放出顶体酶,溶解卵子外围的放射冠和透明带,称顶体反应。借助酶的作用,精子穿过放射冠和透明带。精子头部与卵子表面接触时,精子头侧面的细胞膜与卵子细胞膜融合,随即精子的细胞核和细胞质进入卵子内,并使透明带结构发生变化,从而阻止其他精子穿过透明带,保证了正常的单精子受精。到达输卵管壶腹部的精子有 300~500 个，但只有一个精子能与卵子结合。

已获能的精子穿过卵母细胞透明带为受精的开始，卵原核和精原核融合为受精过程的完成。受精发生在排卵后 12 小时内，整个受精过程约需 24 小时。形成受精卵标志新生命的诞生。

二、受精卵的植入和发育

(一)受精卵发育

受精卵开始进行有丝分裂的同时，借助于输卵管蠕动和纤毛的推动，向子宫腔方向移动，约在受精后第 3 日，分裂成由 16 个细胞组成的实心细胞团，称桑椹胚，也称早期囊胚。约在受精后第 4 日，早期囊胚进入子宫腔并继续分裂发育成晚期囊胚。

(二)受精卵植入

晚期囊胚种植于子宫内膜的过程称受精卵植入或着床。约在受精后 6~7 日开始，11~12 日完成。受精卵着床要经过定位、黏附和侵入三个阶段。定位时透明带消失，晚期囊胚以其内细胞团接触子宫内膜；黏附是晚期囊胚黏附在子宫内膜，囊胚表面滋养细胞分化为两层，外层为合体滋养细胞，内层为细胞滋养细胞；侵入是滋养细胞穿透侵入子宫内膜、内 1/3 肌层及血管，囊胚完全埋入子宫内膜中且被内膜覆盖。着床部位一般在子宫底和子宫体部，多位于子宫后壁上部。

受精卵着床必须具备的条件有：①透明带消失；②囊胚细胞滋养细胞分化出合体滋养细胞；③囊胚和子宫内膜同步发育并且相互配合；④孕妇体内有足够数量的孕酮。成功着床需要由黄体分泌的雌、孕激素支持的子宫内膜具有容受性。子宫内膜的容受性仅在月经周期的 20~22 日之间才具有，也即窗口期，子宫仅在极短的窗口期允许受精卵着床(图 3-1)。

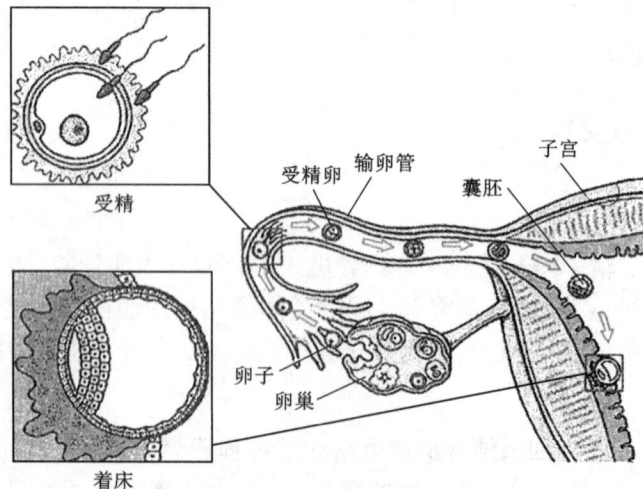

图 3-1　受精及受精卵发育、输送与着床

　　晚期囊胚种植于子宫内膜的过程称受精卵植入或着床。约在受精后6~7日开始，11~12日完成。受精卵着床必须具备的条件有哪些?

(三)胚胎的发育

囊胚侵入子宫内膜后，内细胞团的细胞继续增生和分化，发育为两层称两胚层时期；其中近滋养层的称外胚层，近中央的称内胚层。两胚层的细胞很快分裂成两个空腔，外胚层形成的腔为羊膜腔，内胚层形成的腔为卵黄囊，羊膜腔的底与卵黄囊的顶贴近形成胚盘。胚盘为人体发育的始基。受精后3周左右，在外胚层处又分化出中胚层，胚胎进入三胚层阶段(图3-2)。外胚层进一步发育将形成皮肤、神经系统、毛发、指甲和眼睛的晶体等；中胚层形成骨骼、肌肉、循环、泌尿生殖系统；内胚层形成呼吸系统、消化系统、膀胱、阴道、阴道前庭的上皮和腺体。

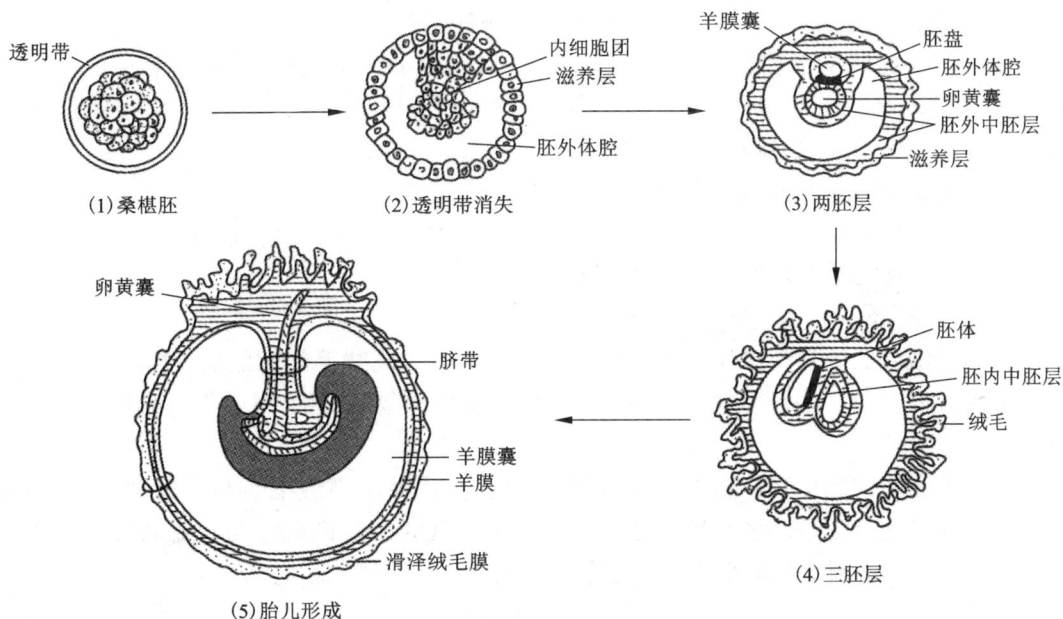

图3-2　胚胎发育

第二节　胎儿附属物的形成与功能

胎儿附属物是指在妊娠过程中形成的除胎儿以外的组织，包括胎盘、胎膜、脐带和羊水。

　胎儿附属物包括胎盘、胎膜、脐带和羊水。

◆ 一、胎盘

胎盘是母体与胎儿间进行物质交换的器官，对维持胎儿在子宫内生长发育具有重要作用。

(一)胎盘的构成

胎盘由底蜕膜、叶状绒毛膜和羊膜构成。

> **考点提示** ▶ 胎盘由底蜕膜、叶状绒毛膜和羊膜构成。

1. 蜕膜

受精卵着床后，在雌、孕激素的作用下，子宫内膜腺体增大，腺上皮细胞内糖原增加，结缔组织细胞肥大，血管充血，子宫内膜进一步增厚，此时的子宫内膜称为蜕膜。按蜕膜与囊胚的部位关系分为：①包蜕膜：指覆盖在囊胚表面的蜕膜，随囊胚的发育逐渐突向宫腔并退化；②底蜕膜：囊胚着床部位的子宫内膜，为胎盘的母体部分；③真蜕膜：是指底蜕膜及包蜕膜以外的覆盖子宫腔其他部分的蜕膜(图3-3)。底蜕膜表面覆盖

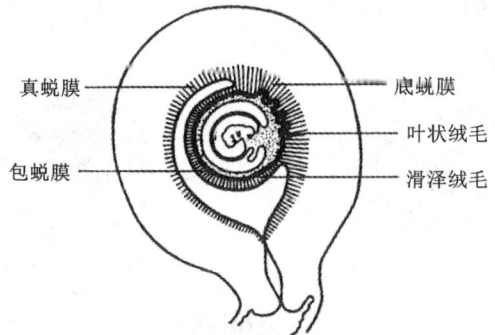

图 3-3　蜕膜

一层来自固定绒毛的滋养层细胞，该细胞与底蜕膜共同形成绒毛间隙的底，称蜕膜板。从此板向绒毛膜方向伸出一些蜕膜间隔，将胎盘母体面分成肉眼可见的20个左右母体叶。

2. 绒毛膜

孕卵植入子宫内膜以后，滋养层表面生出许多毛状突起称绒毛。与底蜕膜相接触的绒毛，因营养丰富发育良好，称叶状绒毛膜，是构成胎盘的主要部分。与包蜕膜接触的绒毛，因血液供应不足，逐渐退化而变光滑，称平滑绒毛膜，是构成胎膜的一部分。

3. 羊膜

构成胎盘的胎儿部分，是胎盘的最内层。羊膜是附着在绒毛膜板表面的半透明薄膜，光滑，无血管、神经及淋巴，具有一定的弹性。

(二)胎盘的结构

胎盘在妊娠12周末基本形成，至妊娠足月时胎盘呈圆形或椭圆形，重450~650 g，直径16~20 cm，厚1~3 cm，中间厚，边缘薄。胎盘分为母体面和胎儿面(图3-4)。胎盘的母体面与宫壁相贴，表面呈暗红色，蜕膜间隔形成若干浅沟分成20个左右母体叶。胎盘的胎儿面表面被覆羊膜呈灰蓝色，光滑半透明，脐带动、静脉从附着处分支向四周呈放射状分布，直达胎盘边缘。脐带动、静脉分支穿过绒毛膜板，进入绒毛干及其分支。

> **考点提示** ▶ 胎盘约在妊娠12周末形成。

(三)胎盘的血液循环

受精后第3周，胚胎血管长入绒毛间质，绒毛内血管形成并随绒毛的分支而分支，绒毛

末端形成毛细血管。绒毛与绒毛之间的空隙称绒毛间隙，其间充满母血，绒毛浸在母血之中（图3-5）。胚胎体蒂中有胚胎血管与绒毛中血管相通形成胎儿胎盘循环。胎儿血液经过脐动脉入绒毛小动脉，再经绒毛的毛细血管、绒毛小静脉流回脐静脉，进入胎儿体内。母血则经子宫螺旋小动脉开口，进入绒毛间隙，再经螺旋小静脉开口流回母体血循环。胎儿血液与母体血液不直接相通，而是通过绒毛毛细血管壁、绒毛间隙及绒毛表面细胞层，靠渗透、扩散进行物质交换。

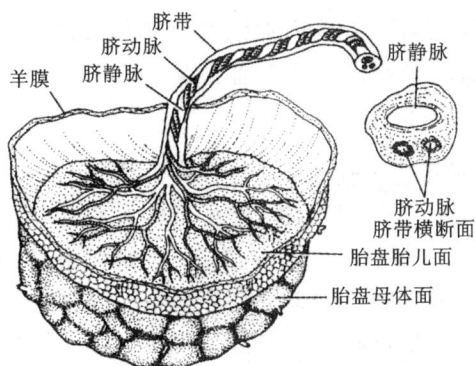

图3-4　胎盘模式图

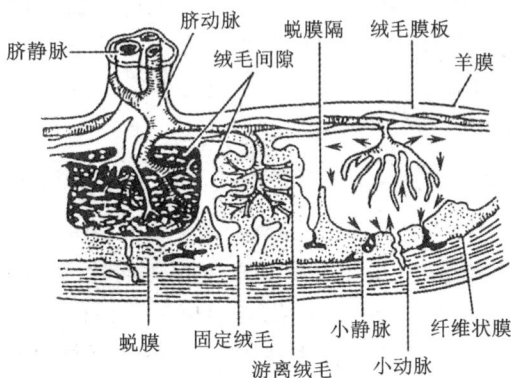

图3-5　胎盘血液循环模式图

(四)胎盘的功能

考点提示▶　　　胎盘具有气体交换、营养物质供应、排除胎儿代谢产物、防御功能及合成功能。

1.气体交换

利用母血与胎儿血中氧气及二氧化碳分压的差异，在胎盘中母儿之间氧气和二氧化碳通过简单扩散方式进行交换，替代了胎儿肺的功能。任何原因使胎盘血液循环受阻，均可导致胎儿因缺氧而发生宫内窘迫甚至死亡。

2.营养物质供应

胎盘可替代胎儿消化系统的功能。胎儿在发育过程中所需要的各种营养物质，均由母体经胎盘供给胎儿。其中葡萄糖是以易化扩散方式通过胎盘，氨基酸、钙、铁、碘、磷是以主动运输方式通过胎盘，脂肪酸、钠、钾及维生素 A、D、K 等以简单扩散方式通过胎盘。

3.排除胎儿代谢产物

胎儿代谢产物如尿素、尿酸、肌酐、肌酸等，经胎盘送入母血后排出体外，替代了胎儿泌尿系统的功能。

4.防御功能

胎盘有一定的屏障作用，可防止一般细菌及病原体的通过。但这种作用是有限的，各种病毒(如风疹病毒、巨细胞病毒等)、分子量小对胎儿有害的药物，均可通过胎盘影响胎儿，导致胎儿畸形、流产甚至死亡。弓形虫、衣原体、梅毒螺旋体等虽不能直接通过胎盘，但可先在胎盘部位形成病灶，破坏绒毛结构后，再进入胎体感染胎儿。母血中免疫抗体如 IgG 可以通过胎盘进入胎儿体内，使胎儿出生后在短时间内获得一定的被动免疫能力。

> **考点提示** ▶ 胎盘可阻止一般细菌及病原体的通过,但各种病毒、分子量小对胎儿有害的药物,均可通过胎盘影响胎儿。

5. 合成功能

胎盘能合成多种激素和酶,如:人绒毛膜促性腺激素、人胎盘生乳素、雌激素、孕激素、缩宫素酶、耐热性碱性磷酸酶等,对维持正常妊娠起着重要作用。

(1)人绒毛膜促性腺激素(HCG):由合体滋养细胞分泌的一种糖蛋白激素。受精后第 6 天受精卵滋养层形成时,开始微量分泌 HCG。在受精后 10 天能在母血中测出,是诊断早孕最敏感的方法。妊娠早期分泌量每 2 天增长一倍,至妊娠 8~10 周血清浓度达最高峰,约为 50~100KU/L,持续 1~2 周后迅速下降,持续至分娩。分娩后若无胎盘残留,约于产后 2 周内消失。

> **考点提示** ▶ HCG 在受精后 10 天能在母血中测出,是诊断早孕最敏感的方法。

HCG 的功能主要有:①支持月经黄体继续增大发育为妊娠黄体,增加甾体激素的分泌以维持妊娠。②促进雄激素芳香化转化为雌激素,同时能刺激黄体酮的形成;③抑制淋巴细胞的免疫性,保护胚胎滋养层免受母体的免疫攻击;④刺激胎儿睾丸间质细胞活性,促进男胎性分化;⑤与母体甲状腺细胞 TSH 受体结合,刺激甲状腺活性。⑥与尿促生成素合用能诱发排卵。

(2)人胎盘生乳素(HPL):由合体滋养细胞分泌。于妊娠 5~6 周用放射免疫法可在母血中测出 HPL,随妊娠进展和胎盘逐渐增大,其分泌量持续增加,至妊娠 34~36 周达高峰并维持至分娩,产后迅速下降,约在产后 7 小时即测不出。

HPL 的主要功能为:①促进乳腺腺泡发育,为产后泌乳做好准备;②有促胰岛素生成作用,使母血中胰岛素浓度增高,促进蛋白质合成;③通过脂解作用,提高游离脂肪酸、甘油的浓度,抑制母体对葡萄糖的摄取和利用,使多余葡萄糖运转给胎儿,成为胎儿的主要能源,也是蛋白质合成的能源;④抑制母体对胎儿的排斥作用;⑤促进黄体形成。

(3)雌激素:主要来自胎盘及卵巢,妊娠期间明显增多。在妊娠早期,主要由卵巢黄体产生。于妊娠 10 周后,胎盘分泌更多的雌激素。至妊娠末期雌三醇值为非孕妇女的 1000 倍,雌二醇及雌酮值为非孕妇女的 100 倍。

(4)孕激素:妊娠早期由妊娠黄体产生,自妊娠 8~10 周后,胎盘合体滋养细胞是产生孕激素的主要来源。孕激素与雌激素共同参与妊娠期母体各系统的生理变化。

(5)缩宫素酶:由合体滋养细胞产生的一种糖蛋白,随妊娠进展逐渐增多,其生物学意义尚不十分明确,主要使缩宫素分子灭活,起到维持妊娠的作用。

(6)耐热性碱性磷酸酶(HSAP):由合体滋养细胞分泌。于妊娠 16~20 周母血中可测出。随妊娠进展而增多,直至胎盘娩出后下降,产后 3~6 天内消失。动态监测其数值可作为胎盘功能检查的一项指标。

◆ 二、胎膜

由平滑绒毛膜和羊膜共同组成。平滑绒毛膜为胎膜的外层,是胎膜在发育过程中缺乏营养供应而逐渐退化萎缩而成。胎膜内层为结实、坚韧且柔软的羊膜,与覆盖胎盘、脐带的羊膜层相连接，具有一定的通透性。胎膜维持羊膜腔的完整性，有防止细菌进入宫腔、避免感染的作用，保护胎儿不受病原体侵袭和损伤；转运溶质和水，维持羊水平衡；参与甾体激素代谢，有利于分娩发动。

考点提示 ▶ 胎膜由绒毛膜和羊膜组成。

三、脐带

脐带是连接胎儿与胎盘的条索状组织。脐带一端连于胎儿腹壁脐轮，另一端附着于胎盘胎儿面。妊娠足月胎儿的脐带长 30~100 cm，平均约 55 cm，直径 0.8~2.0 cm，表面被羊膜覆盖呈灰白色。脐带内有一条脐静脉、两条脐动脉：脐静脉位于中央，管腔较大、管壁较薄，静脉内是胎儿与母血交换后含氧量高、营养物质充足的血液；脐动脉位于两侧，管腔较小、管壁较厚，动脉内是胎儿准备与母血交换的含二氧化碳浓度高、代谢废物浓度高的血液。

血管周围是保护脐血管的华通胶，华通胶为含水量丰富来自胚外中胚层的胶状结缔组织。脐带是母体及胎儿气体交换、营养物质供应和代谢产物排出的重要通道。若脐带受压致使血流受阻时，缺氧可致胎儿窘迫，甚至危及胎儿生命。

考点提示 ▶ 脐带内有一条脐静脉、两条脐动脉。

四、羊水

充满在羊膜腔内的液体称羊水。妊娠不同时期的羊水来源、容量及组成均有明显变化。

(一)羊水的来源、吸收及交换

妊娠早期的羊水主要是母体血清经胎膜进入羊膜腔的透析液。妊娠中期以后，胎儿尿液是羊水的重要来源。妊娠晚期胎儿肺也参与羊水的生成。50%羊水通过胎膜吸收，还可通过胎儿吞咽羊水使羊水量趋于平衡；此外，脐带及胎儿角化前皮肤也有吸收羊水功能，但量很少。

羊水在羊膜腔内不断进行液体交换，以保持羊水量的相对恒定。母儿之间的液体交换，主要通过胎盘，每小时约 3600 mL。母体与羊水的交换，主要通过胎膜，每小时约 400 mL。羊水与胎儿间的交换，主要通过胎儿消化管、呼吸道、泌尿道以及角化前皮肤。

考点提示 ▶ 妊娠早期的羊水主要是母体血清的透析液，妊娠中期以后的羊水主要是胎儿尿液。

(二)羊水的性状、量和成分

妊娠早期羊水为淡黄色澄清液体；妊娠足月羊水呈无色略混浊的液体，内含胎脂、胎儿脱落上皮细胞、毳毛、毛发、少量白细胞等。羊水量随着妊娠月份增加而逐渐增多，妊娠 38 周时约 1000 mL，此后羊水量逐渐减少。妊娠 40 周时羊水量约 800 mL。过期妊娠时羊水量明显减少，可至 300 mL 以下。羊水中含大量激素和酶。妊娠足月时羊水比重为 1.007~1.025，pH 值约为 7.20，内含水分 98%~99%，1%~2%为无机盐及有机物质。

考点提示 ▶　　妊娠足月羊水呈无色略混浊的液体，羊水在妊娠 38 周时增加达到高峰，约 1000 mL。

（三）羊水的功能

1. 保护胎儿

①保持羊膜腔内恒温恒压，利于胎儿生长；②分娩时羊水能使宫缩压力均匀分布，避免胎儿局部受压；③使胎儿在宫腔内有一定的生长及活动空间，防止胎体畸形及胎肢粘连；④通过抽羊水检查可监测胎儿成熟度、性别及某些先天性和遗传性疾病。

2. 保护母体

①妊娠期减少因胎动所致的不适感；②临产后，前羊水囊扩张宫颈口及阴道；③破膜后羊水冲洗阴道，减少感染机会。

第三节　胚胎、胎儿发育及生理特点

一、胚胎、胎儿发育特征

受精后 8 周（即妊娠 10 周）内的人胚称为胚胎，是器官结构完成分化的时期。从受精后第 9 周（即妊娠第 11 周）起称胎儿，是其各器官进一步发育直至成熟的时期。胚胎、胎儿的发育以 4 周为一个孕龄单位。

4 周末：可以辨认出胚盘与体蒂。

8 周末：胚胎初具人形、头大占整个胎体约一半。能分辨出眼、耳、口、鼻。四肢已具雏形。B 型超声检查可见早期心脏形成并有搏动。

考点提示 ▶　　妊娠 8 周末 B 超见早期心脏形成并有搏动。

12 周末：胎儿身长约 9 cm，体重约 20 g。外生殖器已发育，部分可辨出性别。胎儿四肢可活动，肠管已经有蠕动。

16 周末：胎儿身长约 16 cm，体重约 110 g。从外生殖器可确定胎儿性别。头皮已长出毛发，胎儿已经开始出现呼吸运动。皮肤菲薄，呈深红色，无皮下脂肪。部分经产妇已能自觉胎动。

20 周末：胎儿身长约 25 cm，体重约 320 g。皮肤暗红色，出现胎脂，全身覆有毳毛，并可见少许头发。开始出现吞咽、排尿功能。检查孕妇时可听到胎心音。从该孕周起胎儿体重呈线性增长，胎动也明显增加。

考点提示 ▶　　妊娠 20 周末胎儿开始出现吞咽、排尿功能，检查孕妇时可听到胎心音。

24 周末：胎儿身长约 30 cm，体重约 630 g。各脏器均已发育，皮下脂肪开始沉积，但因量不多皮肤仍呈皱缩状，出现眉毛及眼睫毛。

28 周末：胎儿身长约 35 cm，体重约 1000 g。皮下脂肪沉积不多，皮肤粉红，有时可有胎脂。四肢活动好，可以有呼吸运动，但肺泡 Ⅱ 型细胞产生的表面活性物质含量较少。出生后易患特发性呼吸窘迫综合征，生存能力差，加强护理可能存活。

考点提示▶　妊娠 28 周末胎儿身长约 35 cm，体重约 1000 g；出生后易患特发性呼吸窘迫综合征，生存能力差，加强护理可能存活。

32 周末：胎儿身长约 40 cm，体重约 1700 g。皮肤深红仍呈皱褶状，指（趾）甲均已长出，面部毳毛已脱落，睾丸下降，出生后注意护理可以存活。

36 周末：胎儿身长约 45 cm，体重约 2500 g。皮下脂肪较多，毳毛明显减少，面部皱褶消失。指（趾）甲已达指（趾）端。出生后能够啼哭及吸吮，生活力良好。此时出生基本可以存活。

40 周末：胎儿身长约 50 cm，体重约 3400 g。胎儿发育成熟，胎头双顶径值>9.0 cm，皮肤粉红色，皮下脂肪丰满，足底皮肤有纹理。女性大小阴唇发育良好，男性睾丸已降至阴囊内。出生后哭声响亮，吸吮能力强，能很好存活。

临床常用新生儿身长作为判断胎儿妊娠月份的依据，或根据妊娠月份来估算胎儿身长。胎儿身长的计算公式为：妊娠 20 周前，胎儿身长（cm）= 妊娠月数的平方。妊娠 20 周及以后，胎儿身长（cm）= 妊娠月数×5（以 4 周为一个妊娠月）。

二、胎儿的生理特点

(一) 循环系统

1. 解剖学特点

(1) 脐血管：1 条脐静脉，其内流动着来自胎盘氧含量较高、营养较丰富的动脉血。脐静脉的末支为静脉导管，于胎儿出生后闭锁为静脉韧带。2 条脐动脉，其内流动着来自胎儿氧含量较低的混合血，注入胎盘与母血进行物质交换。胎儿出生后，脐动脉闭锁，与相连的闭锁的腹下动脉形成腹下韧带。

(2) 动脉导管：位于肺动脉与主动脉弓之间。胎儿出生后，肺循环建立，肺动脉血不再流入动脉导管，动脉导管闭锁为动脉韧带。

(3) 卵圆孔：位于左右心房之间。胎儿出生后数分钟开始闭合，通常于生后 6 个月完全闭锁。

2. 血液循环特点

来自胎盘的血液经脐静脉分三支进入胎儿体内：一支直接入肝，另一支与门静脉汇合后入肝，两支血液最后经肝静脉入下腔静脉；还有一支经静脉导管直接入下腔静脉。卵圆孔开口处位于下腔静脉入口，因此下腔静脉进入右心房的血液大部分经卵圆孔直接进入左心房。上腔静脉进入右心房的血液，通常很少或不通过卵圆孔而直接流向右心室，再进入肺动脉。由于肺循环阻力较大，肺动脉血液大部分经动脉导管流入主动脉，仅有 1/3 经肺静脉入左心房。左心房氧含量较高的血液进入左心室，再入升主动脉，直接供应胎儿的心、脑及上肢；左心室小部分的血液入降主动脉，输送至全身各部，后经腹下动脉再入脐动脉进入胎盘，与母血进行交换(图 3-6)。可见胎儿体内无纯动脉血，而是动静脉混合血，进入肝、心、头部及上肢的血液氧含量及营养较高以适应需要，注入肺及身体下部的血液氧含量及营养较少。

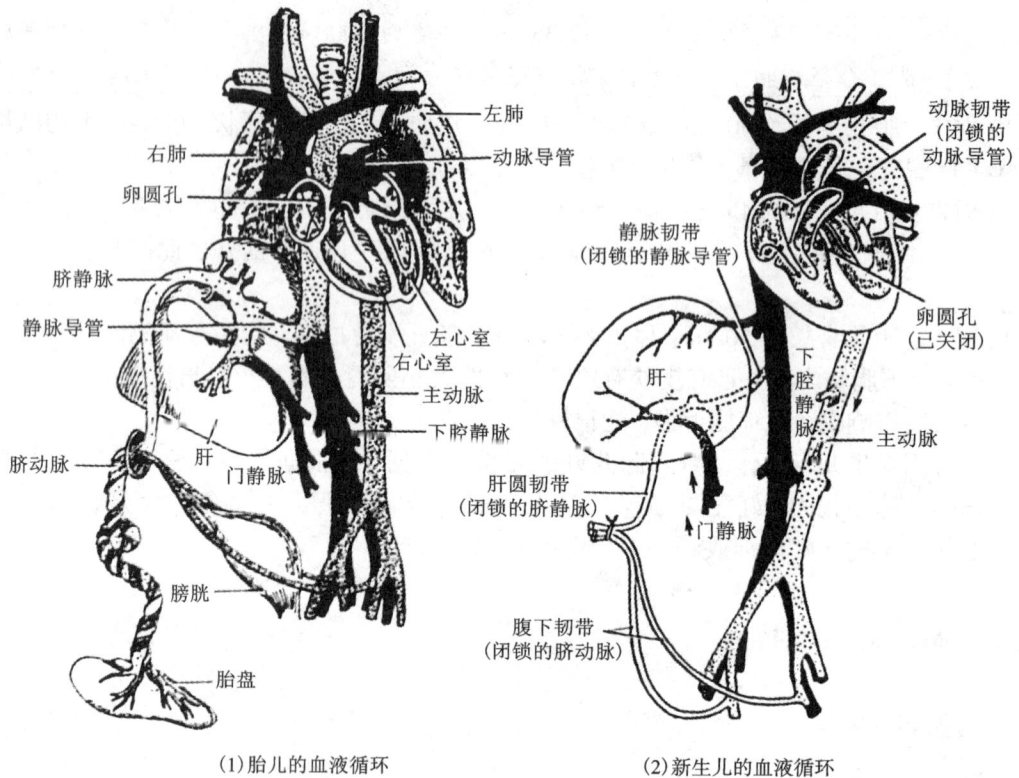

(1)胎儿的血液循环　　　　　　(2)新生儿的血液循环

图 3-6　胎盘、胎儿、新生儿血液循环

胎儿出生后开始自主呼吸，肺循环建立，胎盘循环停止，左心房压力增高，右心房压力下降，循环系统血流动力学发生显著变化。

(二)血液

1. 红细胞

血液循环约于受精后 3 周末建立，其红细胞生成主要来自卵黄囊。妊娠 10 周肝脏是主要生成器官，以后骨髓、脾脏逐渐有造血功能。妊娠足月时骨髓产生 90% 红细胞。妊娠 32 周红细胞生成素大量产生，故妊娠 32 周以后的早产儿及妊娠足月儿的红细胞数均较高，约为 $6×10^{12}$/L。胎儿红细胞的生命周期短，仅为成人 2/3，故需不断生成红细胞。

2. 血红蛋白

胎儿血红蛋白从其结构和功能上可分为三种，即原始血红蛋白、胎儿血红蛋白和成人血红蛋白。随着妊娠的进展，血红蛋白的合成不只是数量的增加，其种类也从原始类型向成人类型过渡。

3. 白细胞

妊娠 2 个月后，胎儿循环中即出现粒细胞，形成防止细菌感染的第一道防线，妊娠足月时白细胞可达 $(15\sim20)×10^{9}$/L。当白细胞出现不久，胸腺及脾脏发育，两者均产生淋巴细胞，成为机体内抗体的主要来源，构成了对抗外来抗原的第二道防线。

(三)呼吸系统

胎儿的呼吸功能是由母儿血液在胎盘进行气体交换完成的。但胎儿在出生前需具备呼吸道、肺循环及呼吸机的发育。妊娠 11 周 B 超可见胎儿胸壁运动，妊娠 16 周时出现呼吸运动，能使羊水进出呼吸道而促进肺泡的扩张及生长。足月新生儿出生后肺泡扩张，开始进行正常呼吸。但早产儿由于肺泡 II 型表面活性物质缺乏，将会影响肺泡的扩张，出生时胎肺发育的不成熟可导致呼吸窘迫综合征。

(四)消化系统

妊娠 11 周时小肠有蠕动，至妊娠 16 周时胃肠功能基本建立，胎儿能吞咽羊水，同时能排出尿液以控制羊水量。胎儿肝内缺乏某些酶，故不能结合红细胞破坏而产生的大量游离胆红素。胆红素经胆道排入小肠氧化成胆绿素，后者的降解产物导致胎粪呈墨绿色。

(五)泌尿系统

妊娠 11~14 周时胎儿肾脏具备排尿功能，妊娠 14 周时胎儿膀胱内存有尿液。妊娠中期及以后，胎儿尿液是羊水的重要来源之一。

(六)内分泌系统

胎儿甲状腺是胎儿期发育的第一个内分泌腺，于妊娠 6 周开始发育，妊娠 12 周能合成甲状腺素。胎儿甲状腺对碘的蓄积高于母体甲状腺。胎儿胰腺也在妊娠 12 周分泌胰岛素。胎儿肾上腺皮质能分泌大量的甾体激素如脱氢表雄酮，与胎儿肝脏、胎盘、母体共同完成雌三醇的合成。因此，测定孕妇血、尿中的雌三醇值已作为临床上判断胎儿、胎盘功能最常见的有效方法。

(七)生殖系统

男性睾丸约在妊娠第 9 周开始分化发育，妊娠 14~18 周形成细精管，睾丸形成后刺激间质细胞分泌睾酮，促使中肾管发育，支持细胞产生副中肾管抑制物致副中肾管退化。妊娠足月时睾丸已降至阴囊内。女性卵巢在妊娠 11~12 周开始分化发育，因缺乏副中肾管抑制物而使副中肾管系统发育，形成阴道、子宫、输卵管。

第四节   妊娠期母体的变化

因胚胎、胎儿生长发育的需要，在胎盘合成的激素参与及神经内分泌的影响下，孕妇全身各系统发生一系列适应性的生理变化。

一、生理变化

(一)生殖系统

1. 子宫

子宫是妊娠期变化最显著的器官。

考点提示 ▶ 妊娠期变化最显著的器官是子宫。

（1）宫体：逐渐增大变软，妊娠早期子宫呈球形且不对称。妊娠 12 周以后，增大的子宫逐渐呈均匀对称并超出盆腔，可在耻骨联合上方触及。妊娠晚期的子宫呈不同程度右旋，与乙状结肠占据盆腔左侧有关。妊娠足月时子宫增大至 35 cm×22 cm×25 cm；宫腔容量约 5000 mL，增加 1000 倍；重量增至 1100 g，增加约 20 倍。子宫增大主要是由于肌细胞肥大、延长，胞浆内充满具有收缩活性的肌动蛋白和肌球蛋白。为临产后子宫阵缩提供物质基础。

子宫各部的增长速度不一。宫底部于妊娠后期增长最快，宫体部含肌纤维最多，子宫下段次之，宫颈最少，以适应临产后子宫阵缩由宫底部向下递减，促使胎儿娩出。

考点提示 ▶ 妊娠足月时子宫大小为 35 cm×22 cm×25 cm，宫腔容量约 5000 mL，重量约 1100 g。

（2）子宫峡部：非孕期长约 1 cm，妊娠晚期子宫峡部逐渐拉长、变薄，到临产时可伸展至 7~10 cm，成为软产道的一部分，此时称子宫下段。

（3）子宫颈：妊娠早期在激素作用下，宫颈充血及组织水肿，致使外观肥大、变软，呈紫蓝色。宫颈管内腺体肥大，宫颈黏液增多、稠厚，形成"黏液栓"，有保护宫腔免受外来感染侵袭的作用。

2. 输卵管

妊娠期输卵管伸长，但管壁并不增厚。黏膜上皮细胞变扁平，在基质中可见蜕膜细胞。有时黏膜呈蜕膜样改变。

3. 卵巢

妊娠期略增大，卵巢内无卵泡发育，排卵停止。一侧卵巢可见妊娠黄体，在妊娠 6~7 周前妊娠黄体产生雌激素及孕激素，以维持妊娠的继续。黄体功能于妊娠 10 周时由胎盘取代，黄体开始萎缩。

4. 阴道及外阴

妊娠期阴道黏膜增厚变软，充血呈紫蓝色。皱襞增多，伸展性增加，有利于分娩时胎儿通过。阴道上皮细胞糖原含量增加，乳酸含量增多，使阴道 pH 值降低，不利于致病菌生长，有助于防止感染。阴道脱落细胞增加，分泌物增多常呈白色糊状。外阴皮肤增厚，大小阴唇色素沉着，大阴唇内血管增多及结缔组织变松软，会阴厚而软，故伸展性增加。

（二）乳房

妊娠期间胎盘分泌大量雌激素、孕激素，刺激乳腺腺管和腺泡发育。另外，垂体催乳素、胎盘生乳素等也参与了乳腺发育。乳房于妊娠早期开始增大，有胀痛或刺痛感，浅静脉明显可见。乳头增大变黑，易勃起。乳晕变黑，乳晕外围的皮脂腺肥大形成散在的结节状小隆起，称蒙氏结节。妊娠期间并无乳汁分泌，与大量雌、孕激素抑制乳汁生成有关。少数孕妇于妊娠末期挤压乳房时，可有少量稀薄黄色液体溢出称初乳。正式分泌乳汁需在分娩后。

（三）血液系统

1. 血容量

血容量于妊娠 6~8 周开始增加，至妊娠 32~34 周达高峰，约增加 40%~45%，平均约增加 1500 mL，维持此水平至分娩。血容量增加时，血浆增加了 40%，而红细胞增加仅 20%，血浆增加多于红细胞增加，血液相对被稀释，呈现生理性贫血。

2. 血液成分

由于血液稀释，红细胞计数约为 $3.6 \times 10^{12}/L$，血红蛋白值约为 110 g/L，血细胞比容降至 0.31~0.34；从妊娠早期开始血浆蛋白降低，至妊娠中期时为 60~65 g/L，主要是白蛋白减少，约为 35 g/L，以后持续此水平直至分娩。妊娠期间白细胞计数轻度增加，一般为 $(5~12) \times 10^{9}/L$，最高可达 $15 \times 10^{9}/L$，主要是中性粒细胞增加，淋巴细胞增加不多。妊娠期凝血因子 Ⅱ、Ⅴ、Ⅶ、Ⅷ、Ⅸ、Ⅹ 增加，纤维蛋白原和血液黏稠度增加，使血液处于高凝状态，有利于防止产后出血。但血小板数轻度减少。

考点提示 ▶　妊娠期血容量至妊娠 32~34 周达高峰。

(四) 循环系统

1. 心脏

妊娠晚期因子宫增大使膈肌升高，心脏向左、上、前方移位，更贴近胸壁，心浊音界稍扩大。心脏移位使大血管轻度扭曲，加之血流量增加及血流速度加快，在多数孕妇的心尖区及肺动脉瓣区可听及柔和吹风样收缩期杂音，产后逐渐消失。由于妊娠期血容量增加，使回心血量增加，心率于妊娠晚期每分钟约增加 10~15 次。心电图因心脏左移出现电轴左偏。

考点提示 ▶　妊娠晚期心脏向左、上、前方移位；多数孕妇的心尖区及肺动脉瓣区可听及柔和吹风样收缩期杂音；心率每分钟约增加 10~15 次。

2. 心排血量

心排血量增加对维持胎儿生长发育极重要。心排血量约自妊娠 10 周开始增加，至妊娠 32~34 周达高峰，持续至分娩。左侧卧位测量心排血量较未孕时约增加 30%。临产后，特别在第二产程期间，心排出量显著增加。

3. 血压及静脉压

妊娠早期及中期血压偏低，妊娠 24~26 周后血压轻度升高。一般收缩压无变化；舒张压因外周血管扩张、血液稀释及胎盘形成动静脉短路而轻度降低，使脉压稍增大。孕妇体位影响血压，妊娠晚期孕妇如果长时间处于仰卧位，增大的子宫会压迫下腔静脉使血液回流受阻，导致回心血量减少，心排血量随之减少，使血压下降，称仰卧位低血压综合征。随妊娠月份增加，增大的子宫压迫下腔静脉使其血液回流受阻，致使下肢、外阴及直肠静脉压升高，同时妊娠期静脉壁扩张，孕妇易发生下肢、外阴静脉曲张和痔。

考点提示 ▶　妊娠晚期为避免仰卧位低血压综合征，孕妇应取左侧卧位。

(五) 呼吸系统

妊娠期间肋膈角增宽、肋骨向外扩展，胸廓横径及前后径加宽使周径加大，膈肌上升使胸腔前后径缩短，但胸腔总体积不变，肺活量不受影响，以胸式呼吸为主。呼吸次数于妊娠期变化不大，每分钟不超过 20 次，但呼吸较深。妊娠中期肺通气量增加致孕妇过度通气，有利于提供孕妇和胎儿所需的氧气。妊娠后期因膈肌上抬，平卧后有呼吸困难感，睡眠时稍垫高头部可减轻症状。受雌激素影响上呼吸道黏膜增厚、充血、水肿，局部抵抗力下降，容易发生上呼吸道感染。

(六)消化系统

受大量雌激素影响,齿龈肥厚,易充血、水肿、出血。妊娠期受孕激素影响,胃肠平滑肌张力降低使蠕动减少、减弱,胃排空时间延长,易产生上腹饱胀感。由于贲门括约肌松弛,胃内酸性内容物可反流至食管下部产生"烧心"感。肠蠕动减慢,易出现便秘,常引起痔疮或使原有痔疮加重。胆囊排空时间延长,胆道平滑肌松弛,易发生胆汁淤积,容易诱发胆囊炎、胆石病。

(七)泌尿系统

妊娠期因体循环血量增加及代谢产物排泄量增多,孕妇肾脏负担加重。孕晚期肾血浆流量(RPF)比非孕时约增加 35%,肾小球滤过率(GFR)约增加 50%。由于 GFR 增加,但肾小管对葡萄糖再吸收能力不能相应增加,约 15% 的孕妇饭后会出现妊娠生理性糖尿,应注意与真性糖尿病相鉴别。

受孕激素影响,泌尿系统平滑肌张力降低。妊娠中、晚期肾盂及输尿管轻度扩张、增粗,蠕动减弱,尿流缓慢,又因右旋子宫压迫右侧输尿管,导致肾盂积水,故孕妇易患肾盂肾炎,以右侧多见。

(八)内分泌系统

1. 垂体

妊娠期腺垂体增生肥大明显。由于受大量雌激素及孕激素的负反馈作用,垂体促性腺激素分泌减少,故妊娠期间卵巢内的卵泡不再发育成熟,也无排卵。催乳素(PRL)分泌增加,有促进乳腺发育的作用,为产后泌乳做好准备。

2. 甲状腺

妊娠期甲状腺组织增生和血运丰富,腺体呈轻度肿大。受大量雌激素影响,肝脏产生的甲状腺素结合球蛋白(TBG)增加 2~3 倍,血循环中的游离甲状腺激素并未增多,故孕妇通常无甲状腺功能亢进表现。孕妇与胎儿体内的促甲状腺激素(TSH)均不能通过胎盘,而是各自负责自身甲状腺功能的调节。

3. 肾上腺

妊娠期肾上腺皮质肥大,糖皮质激素及醛固酮分泌增加,因两种激素进入血液循环后大部分与蛋白结合,起活性作用的游离部分增加不多,因此孕妇无肾上腺皮质功能亢进表现。

(九)新陈代谢

1. 基础代谢率

基础代谢率在妊娠早期稍下降,于妊娠中期逐渐增高,到妊娠晚期可增高 15%~20%。

2. 体重

妊娠期孕妇体重的增加来自胎儿、胎盘、羊水、子宫、乳房、血液、组织间液及脂肪沉积等。整个孕期体重增加约 12.5 kg。妊娠 36 周后,孕妇每周体重增加不应超过 0.5 kg,如体重增加过多,提示可能有隐性水肿。

3. 碳水化合物代谢

妊娠期胰腺分泌胰岛素增多,胎盘产生的胰岛素酶、激素等拮抗胰岛素导致其分泌量相对不足。孕妇空腹血糖值略低、餐后高血糖、高胰岛素血症,有利于胎儿对葡萄胎的吸收。妊娠期糖代谢的特点和变化会导致妊娠期糖尿病的发生。

4.脂肪代谢

妊娠期肠道吸收脂肪能力增强，血脂增高，脂肪能较多积存。但由于妊娠期糖原贮备少，能量消耗大，常需动用贮存的脂肪来补充能量，导致体内产生酮体增多，血液酸性增加。临床上妊娠剧吐或产程延长时，产妇体内能量过度消耗，易发生酮症酸中毒。

5.蛋白质代谢

孕妇对蛋白质的需要量增加，呈正氮平衡状态。孕妇体内储备的蛋白质除供给胎儿生长发育及子宫、乳房增大的需要外，还需为分娩期体力消耗做好准备。

6.矿物质代谢

胎儿生长发育需要大量钙、铁、磷。孕妇至少应于妊娠最后 3 个月补充维生素 D 及钙，以提高血钙值。胎儿造血及酶的合成需要较多的铁，孕妇储存铁量不足，需补充铁剂，否则会发生缺铁性贫血。

(十)皮肤

妊娠期垂体分泌促黑素细胞刺激激素(MSH)增加，加之雌、孕激素大量增多，使黑色素增加，导致孕妇乳头、乳晕、腹白线、外阴等处出现色素沉着。部分孕妇面颊部出现蝶状褐色斑，习称妊娠黄褐斑，于产后逐渐消退。因孕妇腹壁皮肤张力加大，使皮肤的弹力纤维断裂，呈多量紫色或淡红色不规则平行的条纹，称妊娠纹，见于初产妇。分娩后妊娠纹不消退呈永久性银白色。

(十一)骨骼、关节及韧带

在妊娠期间骨质一般无改变，但妊娠次数过多、过密又不注意补充维生素 D 及钙时，会引起骨质疏松症。部分孕妇自觉腰骶部及肢体疼痛不适，可能与胎盘分泌的松弛素使骨盆韧带及椎骨间的关节、韧带松弛有关。部分孕妇耻骨联合松弛、分离导致明显疼痛、活动受限，产后往往消失。妊娠晚期孕妇重心向前移，为了保持身体平衡，孕妇头部与肩部向后仰，腰部向前挺，形成典型的孕妇姿势。

◆ 二、心理变化

妊娠期孕妇体内激素的急剧变化会使情绪发生很大的改变。同时，由于孕妇体内发生的一系列生理变化和妊娠末期对分娩的恐惧会使孕妇产生一些相应的心理反应，甚至会影响妊娠和分娩过程。

(一)妊娠早期的心理变化

无论是否计划内妊娠，几乎所有的孕妇在妊娠初期都会产生惊讶和震惊的反应。在惊讶和震惊的同时，许多妇女会产生喜忧参半的矛盾心理，尤其是开始未计划怀孕的妇女，可能因工作、学习等原因暂时不想要孩子，知道怀孕后喜悦的同时又伴些许烦恼；还可能缺乏良好的经济条件及社会支持等产生心理困惑。对妊娠早期正常的生理变化缺乏相关的知识而产生焦虑心理。

(二)妊娠中期的心理变化

妊娠中期以后，随着消化道症状的逐渐消失，胎儿的发育、子宫的增大并出现胎动，使孕妇增强了妊娠的信心。多数孕妇早期焦虑不安、矛盾的心理消失，开始接受妊娠的事实。

有一种准妈妈的自豪和兴奋，增加了对腹中胎儿的想象和期望，同时也十分关注体内胎儿的情况，渴望知道更多的信息。

（三）妊娠晚期的心理变化

妊娠晚期因子宫增大，孕妇行动能力差、易疲倦。由于临近分娩，对新生儿的渴望及对分娩的恐惧，时常会使孕妇产生不同程度的焦虑。

二维码3-1

第四章

妊娠诊断

学习目标

1. 掌握早期、中期及晚期妊娠的划分及诊断。
2. 掌握胎产式、胎先露、胎方位的定义及判定。
3. 熟悉手测宫底高度与孕周的关系。

妊娠期是从末次月经来潮的第一天开始计算，全程共 280 日，40 周。根据妊娠不同时期的特点，临床上将妊娠过程分为三个时期：妊娠 13 周末以前称早期妊娠，第 14 周开始至 27 周末称中期妊娠，第 28 周及以后称晚期妊娠。

考点提示 ▶ 早、中、晚期妊娠时间划分。

第一节 早期妊娠诊断

⇨ 一、症状与体征

(一) 停经

有性生活史的健康育龄期妇女，平时月经周期规律，未避孕，一旦出现月经过期应首先考虑妊娠，尤其是停经 10 日以上应高度怀疑妊娠。停经时间越长，妊娠的可能性越大。停经是妊娠最早、最重要的症状，但并非妊娠特有的症状。

考点提示 ▶ 停经是妊娠最早、最重要的症状。

(二) 早孕反应

约有半数的妇女在停经 6 周左右出现畏寒、头晕、疲乏、晨起恶心、呕吐、食欲不振、偏食、厌恶油腻等症状，称为早孕反应。嗜睡恶心、晨起呕吐常于妊娠 12 周左右自行消失。可能与体内 HCG 水平升高、胃肠排空时间延长、胃酸分泌减少和胃肠功能紊乱有关。

考点提示 ▶ 早孕反应一般在停经 6 周左右出现，12 周左右消失。

(三) 尿频

妊娠早期增大的子宫压迫膀胱可引起尿频，妊娠 12 周以后增大的子宫进入腹腔，尿频症状自然消失。但妊娠末期时由于胎先露入盆后压迫膀胱,尿频症状会再次出现。

考点提示▶ 妊娠早期孕妇出现尿频是增大的子宫压迫膀胱引起。

(四)乳房变化

妊娠第8周开始,大量雌、孕激素协同作用,促进乳腺小叶、乳腺腺管及腺泡增生发育,使乳房增大。孕妇自觉乳房轻度胀痛,乳头及乳晕颜色变深;乳晕周围皮脂腺增生出现深褐色结节,称蒙氏结节。

(五)妇科检查

1. 阴道、阴道壁及宫颈

妊娠6~8周,阴道窥器检查可见外阴色素加深,阴道黏膜及宫颈充血,呈紫蓝色。

2. 黑加征

妊娠6~8周时,双合诊检查发现子宫增大变软,子宫峡部极软,感觉子宫体与子宫颈之间似不相连,称为黑加征,是早期妊娠特有的征象。

3. 宫体

子宫随停经月份而逐渐增大,停经8周时约为正常非孕时的2倍,停经12周时约为正常非孕时的3倍,此时子宫底超出盆腔,在耻骨联合上方可触及。

◆ 二、辅助检查

(一)妊娠试验

妊娠后胚胎的绒毛滋养层细胞产生大量绒毛膜促性腺激素(HCG),该激素存在于孕妇尿液和血清中,通过检查血、尿标本中HCG的含量,可辅助诊断早期妊娠。于妊娠后10天左右可用放射免疫法测定孕妇血β-HCG诊断早孕。临床上多用早孕诊断试纸法检测孕妇尿液,若为阳性,在白色显示区上下呈现两条红色线(图4-1),表明受检者尿中含HCG可协助诊断早期妊娠。阴性结果应在一周后复测。

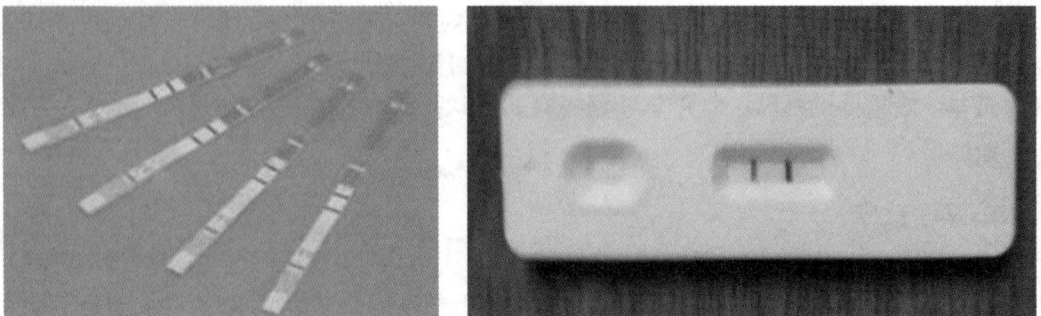

图4-1 尿妊娠试验

考点提示▶ 妊娠试验是检测孕妇血或尿中绒毛膜促性腺激素(HCG)水平。

(二)超声检查

1. B 超检查

B 超检查是诊断早期妊娠最快速、准确的方法。妊娠早期超声目的除了确定宫内早孕外，还可排除异位妊娠、妊娠滋养细胞疾病，确定孕龄、胚囊数目(4-2)。最早在停经 4~5 周时通过阴道 B 超可见增大的子宫轮廓内有妊娠囊，为圆形或椭圆形光环，边界清楚，光环内部无回声区。与腹部超声相比，可提前一周诊断早孕。妊娠 6~7 周时可在妊娠囊内见到胚芽和有节律的原始心管搏动，可确诊为宫内妊娠、活胎。妊娠 11~13^{+6} 周 B 型超声检查测量胎儿头臀长度能较准确地估计孕周，校正预产期，同时检测胎儿颈后透明层厚度，可作为妊娠早期染色体疾病筛查的指标。

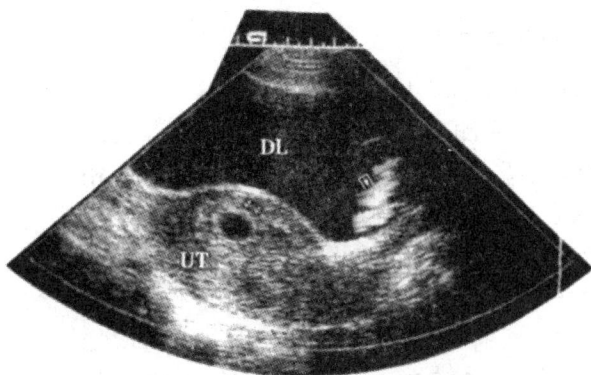

图 4-2　早期妊娠 B 型超声图像

2. 多普勒超声检查

在子宫区域内可听到有节律、单一高调的胎心音，胎心率多在 110~160 次/分。最早于妊娠 7 周能听到胎心音。

考点提示 ▶ 　　诊断早孕最准确的方法是 B 超显示胎心搏动。

(三)基础体温测定

经 6~8 小时及以上的睡眠，于清晨醒来未进食、未进行任何活动之前测量体温并记录于基础体温单上，连成曲线。若体温曲线呈双相型，且高温相持续 18 日不下降者，则可能为早孕；如高温相持续 3 周以上，则早孕可能性更大。

(四)宫颈黏液检查

宫颈黏液量少质稠，光镜下干燥涂片检查仅见成排的椭圆体，如椭圆体持续时间超过 2 周不消失，则早孕的可能性较大。

第二节　中、晚期妊娠诊断

➡ 一、病史与症状

有早期妊娠的经过，并自觉腹部逐渐增大。初孕妇多于妊娠 18~20 周初感胎动，经产妇胎动出现时间略早。胎动随妊娠进展逐渐增强，妊娠 32~34 周达高峰，妊娠 38 周后逐渐减少，正常胎动每小时约 3~5 次。

二、体征

(一)子宫增大

自妊娠 12 周以后,子宫底超出盆腔,子宫增大明显。手测宫底高度或尺测耻上宫底高度,可以初步判断子宫大小及妊娠周数是否相符。宫底高度因孕妇的脐耻间距离、孕妇营养、胎儿发育情况、羊水量多少、单胎、多胎等有一定的差异。不同孕周宫底的增长速度不同。妊娠 20~24 周时增长速度较快,平均每周增加 1.6 cm,而至妊娠 36~40 周时增长速度减慢,每周平均增加 0.25 cm。正常情况下,宫底高度在妊娠 36 周时最高,至妊娠足月时略有下降(图 4-3,表 4-1)。

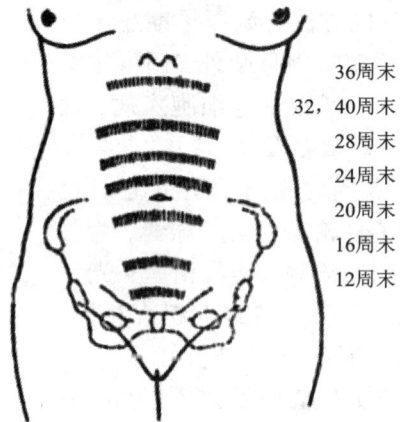

图 4-3　妊娠周数与宫底高度

表 4-1　不同妊娠周数的宫底高度及子宫长度

妊娠周数	手测宫底高度	尺测耻上子宫长度(cm)
12 周末	耻骨联合上 2~3 横指	
16 周末	脐耻之间	
20 周末	脐下 1 横指	18(15.3~21.4)
24 周末	脐上 1 横指	24(22.0~25.1)
28 周末	脐上 3 横指	26(22.4~29.0)
32 周末	脐与剑突之间	29(25.3~32.0)
36 周末	剑突下 2 横指	32(29.8~34.5)
40 周末	脐与剑突之间或略高	33(30.0~35.3)

(二)胎动

胎儿在子宫内冲击子宫壁的躯体活动称为胎动(FM)。腹壁薄且松软者,在腹壁上可看到胎动。检查腹部时可触及胎动,用听诊器可听到胎动音。

(三)胎体

妊娠 20 周后经腹壁可触及胎体。妊娠 24 周后,运用腹部四步触诊法可以区分胎头、胎臀、胎背、胎儿四肢及其位置,从而判断胎产式、胎先露和胎方位。

(四)胎心音

妊娠 12 周用多普勒胎心仪能够探测到胎心音,妊娠 18~20 周,用木质听筒或普通听诊器在孕妇腹壁上可听到胎心音,似钟表的嘀嗒声,正常 110~160 次/分。妊娠 24 周前,胎心音多在脐下正中或偏左、偏右听到；妊娠 24 周以后，胎心音多在胎背侧听得最清楚。听诊胎心音时需与子宫杂音、腹主动脉音及脐带杂音相鉴别。子宫杂音为血液流过扩张的子宫血管时出现的柔和的吹风样低音，腹主动脉音为单调的咚咚样强音，这两种杂音与孕妇脉搏频率一致。脐带杂音为脐带血流受阻出现的与胎心率一致的吹风样低音，改变体位后可消失。

> **考点提示▶** 　在孕妇腹壁用多普勒胎心仪最早听到胎心音的时间约是妊娠 12 周末；正常胎心次数为 110~160 次/分。

◆ 三、辅助检查

1. 超声检查

B 超检查既能显示胎儿数目、胎产式、胎方位、胎先露、胎心搏动、胎盘位置及其功能分级、羊水量等，还能测定胎头双顶径、股骨长、顶臀长，了解胎儿生长发育情况，观察有无体表畸形。多普勒超声可探及胎心音、胎动音、脐带血流音及胎盘血流音。

2. 胎儿心电图

目前国内常用间接法进行检测，通过胎儿心电图可反映胎儿心脏的活动情况，可于妊娠 12 周以后显示较规律的图形，妊娠 20 周后的成功率更高。

第三节　胎姿势、胎产式、胎先露、胎方位

不同时期胎儿在子宫内的位置和姿势不同，因此形成了不同的胎产式、胎先露和胎方位。胎儿在宫腔的位置和姿势关系到分娩方式的选择及能否顺利自然分娩。

◆ 一、胎姿势

胎儿在子宫内的姿势称为胎姿势。妊娠 32 周以后，胎儿生长迅速，逐渐与子宫壁贴近，且羊水相对减少，胎儿在羊膜腔内活动范围较小，故其在宫内的位置和姿势逐渐固定。正常胎姿势为：胎头俯屈，颏部贴近胸壁，脊柱略为前弯，四肢屈曲交叉于胸腹前，整个胎体呈椭圆形。

◆ 二、胎产式

胎儿身体纵轴与母体纵轴之间的关系称为胎产式。两轴平行者称为纵产式，约占妊娠足月分娩总数的 99.75%，头朝下者为头位，最常见；臀朝下者为臀位，较少见。两轴垂直者称为横产式，仅占 0.25% 左右；两轴交叉者称为斜产式，属暂时的，在分娩过程中多可转为纵产式，偶尔转为横产式（图 2-11）。

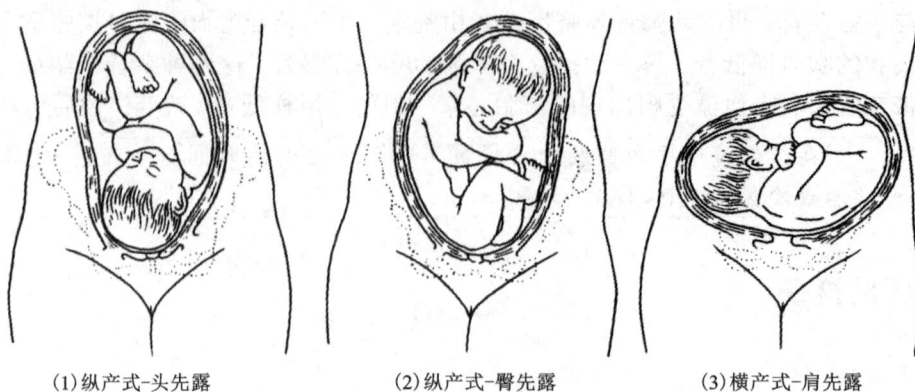

(1)纵产式-头先露　　　(2)纵产式-臀先露　　　(3)横产式-肩先露

图 4-4　胎产式及胎先露

三、胎先露

最先进入母体骨盆入口平面的胎儿部分称为胎先露。纵产式有头先露和臀先露两种,横产式只有肩先露。

1. 头先露

根据胎头屈伸程度不同分为枕先露、前囟先露、额先露和面先露(图 4-5),以枕先露最为多见。

2. 臀先露

因胎儿下肢屈伸程度的不同分为混合臀先露、单臀先露、单足先露和双足先露(图 4-6)。临床偶见头先露与胎手或臀先露与胎足同时入盆,称为复合先露(图 4-7)。

3. 肩先露

横产式的先露部为肩,较少见,足月活胎不能从阴道分娩。

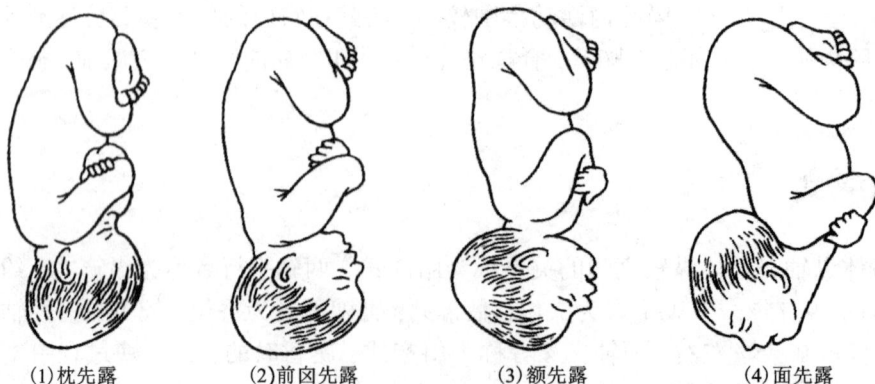

(1)枕先露　　　(2)前囟先露　　　(3)额先露　　　(4)面先露

图 4-5　头先露的种类

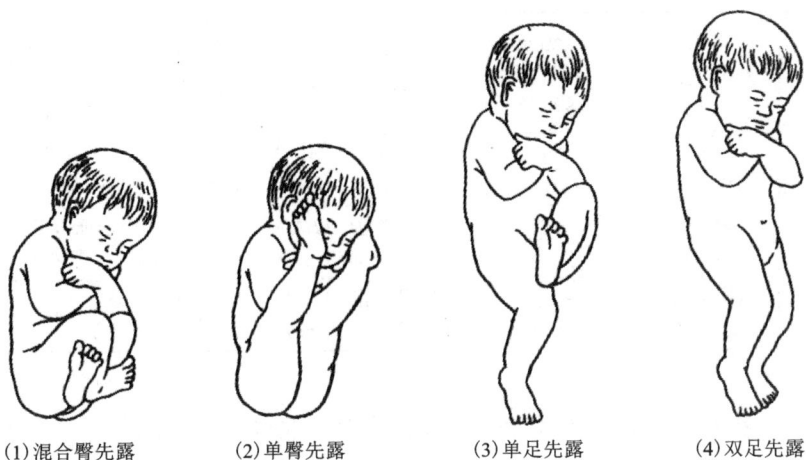

(1)混合臀先露　　(2)单臀先露　　(3)单足先露　　(4)双足先露

图4-6　臀先露的种类

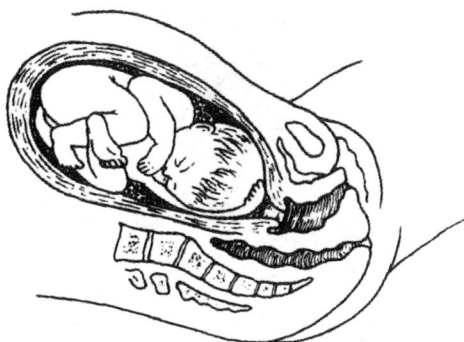

图4-7　复合先露

考点提示▶ 枕先露是最多见的胎位。

→ 四、胎方位

胎儿先露部指示点与母体骨盆的关系称为胎方位,简称胎位。枕先露以枕骨(O)、面先露以颏骨(M)、臀先露以骶骨(S)、肩先露以肩胛骨(Sc)为指示点。根据指示点与母体骨盆前、后、左、右、横的关系可分为不同的胎方位(表4-2)。如胎头枕骨位于母体骨盆的左前方,则为枕左前位(LOA),依次类推。所有胎方位中,只有枕前位为正常胎位,包括枕左前位和枕右前位,其余均为异常胎位。

考点提示▶ 掌握胎产式、胎先露、胎方位的定义。

表 4-2 胎产式、胎先露和胎方位的关系及种类

纵产式（约99.75%）	头先露（95.55%～97.55%）	枕先露（95.55%～97.55%）	枕左前(LOA)、枕左横(LOT)、枕左后(LOP) 枕右前(ROA)、枕右横(ROT)、枕右后(ROP)
		面先露（0.2%）	颏左前(LMA)、颏左横(LMT)、颏左后(LMP) 颏右前(RMA)、颏右横(RMT)、颏右后(RMP)
	臀先露（2%～4%）		骶左前(LSA)、骶左横(LST)、骶左后(LSP) 骶右前(RSA)、骶右横(RST)、骶右后(RSP)
横产式（约0.25%）	肩先露（0.25%）		肩左前(LScA)、肩左后(LScP) 肩右前(RScA)、肩右后(RScP)

考点提示 ▶ 枕左前位时胎头枕骨位于母体骨盆的左前方；分娩时除了枕前位为正常胎位外，其余均为胎位异常。

二维码4-1

第五章

产前检查与孕期监护

学习目标

1. 掌握预产期的推算、腹部检查、骨盆外测量及胎心听诊。
2. 掌握孕期常见症状处理及健康指导。
3. 熟悉电子胎心监测、胎盘功能及胎儿成熟度检查。
4. 了解高危妊娠的评分。

第一节　产前检查

我国目前全面实行孕产妇系统保健的三级管理，建立孕产妇系统保健手册制度，对高危妊娠进行筛查、监护和管理。目的是提高产科工作质量，降低"三率"（孕产妇死亡率、围生儿死亡率和病残儿出生率）。

围生医学又称围产医学，是研究胚胎的发育、胎儿的生理病理以及新生儿和孕产妇疾病的诊断与防治的一门学科。围生期是指产前、产时、产后的一段时期。国际上对围生期的规定有 4 种，我国选用其中一种，即围生期为从妊娠满 28 周（即胎儿体重 ≥1000 g 或身长 ≥35 cm）至产后 7 天。围生期死亡率是衡量产科和新生儿科质量的重要指标，因此，产前检查和孕期保健是围生期保健的关键。

考点提示▶　围生期是指满 28 周至产后 7 天。

一、产前检查的时间

首次产前检查从确诊早孕时开始并建档立卡，在妊娠 6~13^{+6} 周、14~19^{+6} 周各检查一次。从妊娠 20 周开始进行产前系统检查，妊娠 20~28 周期间每 4 周检查一次，妊娠 28~36 周期间每 2 周检查一次，妊娠 36 周以后 1 周检查一次，总次数约 9~11 次。属高危妊娠范畴的孕妇，应酌情增加产前检查次数。

二、首次产前检查

(一)健康史

1. 年龄

最佳生育年龄为 24~29 岁。年龄过小(<18 岁)易发生难产;年龄过大,尤其是 35 岁以上的高龄产妇,容易并发妊娠期高血压疾病、产力异常和产道异常等,应给予重视。

2. 职业

妊娠早期若接触放射线及有毒物质,可能引起流产或胎儿畸形。故应该在孕前调离可能接触放射线或汞、苯、铅及有机磷农药的工作岗位,并检测血常规及肝功能。

3. 月经史及婚育史

详细询问孕妇的末次月经日期、初潮年龄、月经周期、经期、经量、月经是否规律、有无痛经等。了解月经周期及末次月经日期有助于准确推算预产期。婚育史包括初婚年龄,丈夫健康状况,妊娠史和分娩的次数,分娩的方式,新生儿情况,有无流产、早产、死胎、死产史,有无产后出血史等。

4. 本次妊娠经过

重点询问孕妇妊娠期有无早孕反应出现,以及早孕反应的时间、严重程度,胎动开始时间,有无病毒感染史及用药情况。询问孕期有无阴道流血、头痛、眼花、心悸、气短、下肢水肿等症状。对孕期的饮食、睡眠、大小便等情况也应了解。

5. 既往史及家族史

重点了解既往有无高血压、心脏病、肝肾疾病、糖尿病、血液病、传染病等病史及疾病发病时间和治疗情况,有无胃肠道疾病史和食物过敏史,有无手术史及外伤史。了解夫妻双方家族中有无双胎史、遗传病史和精神病史。

6. 其他

教育背景、经济文化、饮食习惯、经济状况、婚姻状况等。了解孕妇的丈夫有无吸烟、饮酒等特殊嗜好及遗传性疾病等。

(二)预产期的推算

预产期(EDC)主要是通过末次月经来推算的,计算方法是从末次月经(LMP)开始的第 1 日起,月份加 9 或减 3,日期加 7。如末次月经是 2020 年 3 月 8 日,则预产期为 2020 年 12 月 15 日。若为农历月份仍是加 9 或减 3,而日期加 14。按照末次月经推算出的预产期,即是妊娠 40 周这一天。但孕妇实际分娩日期可以比推算的预产期提前或推后 1~2 周。如孕妇记不清末次月经的时间,则根据早孕反应出现时间、胎动出现时间、宫底高度及 B 超所测胎头双顶径值等综合判断。

> **考点提示** ▶ 掌握预产期的推算方法。

(三)身体检查

1. 全身检查

观察孕妇的营养、精神状态及步态。测量身高、体重和血压,身材矮小者(145 cm 以下)

常伴有骨盆狭窄；妊娠晚期体重每周增加不应超过 0.5 kg，超过者应注意是否有水肿或隐性水肿；血压正常情况下不应超过 140/90 mmHg，或与基础血压相比，升高不超过 30/15 mmHg。检查孕妇乳房发育情况及心、肺、肝、脾、肾功能有无异常，注意脊柱及下肢有无畸形。

2. 产科检查

包括腹部检查、骨盆测量、阴道检查、肛门检查和绘制妊娠图。检查前向孕妇简要介绍检查的目的、步骤，检查时动作尽可能轻柔，注意保护隐私，以取得配合。检查者若为男医生，应有女护士陪同。

考点提示 ▶ ┊　　产科检查的项目。

(1)腹部检查：检查者站于孕妇右侧。嘱孕妇排尿后仰卧于检查床上，头部稍抬高，露出腹部，双腿略屈曲分开，使腹壁放松。

1)视诊：观察腹形及腹部大小，有无妊娠纹、手术瘢痕和水肿。对腹部过大、宫底过高者，应考虑双胎、巨大儿、羊水过多；对腹部过小、宫底过低者，应考虑胎儿宫内发育迟缓、孕周推算错误；腹部向前突出(尖腹，多见于初产妇)或向下悬垂(悬垂腹，多见于经产妇)者，应考虑有骨盆狭窄的可能；腹形横向较宽而宫底较低者，应考虑肩先露。

2)触诊：注意腹壁肌肉的紧张度、羊水量的多少及子宫肌的敏感度。先测定宫底高度(简称宫高)、腹围值，然后进行腹部四步触诊。

宫高是宫底至耻骨联合上缘中点的长度，可用手测或用软尺测量。腹围是指用软尺经脐或沿腹部最膨隆处绕腰腹部一周的长度。通过腹部四步触诊法检查，可以了解子宫大小、胎产式、胎先露、胎方位及胎先露是否入盆(图5-1)。做前三步手法时，检查者面向孕妇的头部，第四步手法时则面向孕妇足部。

第一步：检查者两手置于宫底部触摸，了解子宫外形，估计胎儿大小与孕周是否相符。然后

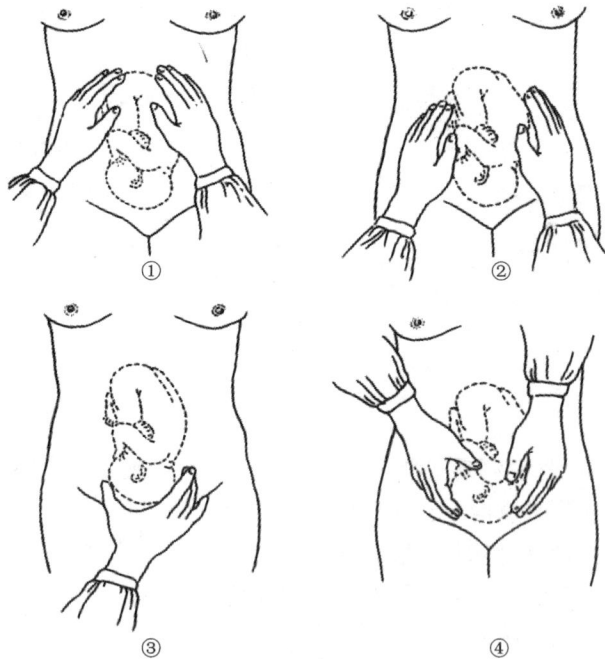

图5-1　四步触诊法

两手指腹相对交替轻推，判断宫底处的胎儿部分，若圆而硬有浮球感，则为胎头；若宽而软且形状不规则，则为胎臀。

第二步：检查者两手分别置于腹部两侧，一手固定，另一手轻轻深按检查，两手交替，分辨胎背及胎儿四肢的位置。平坦饱满者为胎背，高低不平且易变形者为胎儿四肢，有时可触到胎动。

第三步：检查者右手拇指与其余四指分开，置于耻骨联合上方，握住胎儿先露部，判断胎先露是胎头还是胎臀，并左右推动以了解胎先露是否衔接。若先露部不能被推动，表示已衔接（即已入盆），若先露部高浮可推动，表示尚未衔接（即尚未入盆）。

第四步：检查者转身面向孕妇足部，两手分别置于先露部两侧，沿骨盆入口方向向下轻轻深按，检查胎先露是否入盆及入盆的程度，并再次核对胎先露部诊断的正确性。

考点提示 ▶　　腹部四步触诊方法及检查者的体位。

3）听诊：妊娠 24 周前，胎心音听诊部位在脐下方。妊娠 24 周后，胎心音听诊多在靠近胎背上方的孕妇腹壁听得最清楚。枕先露时，胎心音在脐部左下方或脐部右下方；臀先露时，胎心音在脐部左上方或脐部右上方；肩先露时，胎心音在靠近脐部下方听得最清楚（图 5-2）。听诊时注意其节律和强弱。

考点提示 ▶　　妊娠 24 周后不同胎方位的听诊部位。

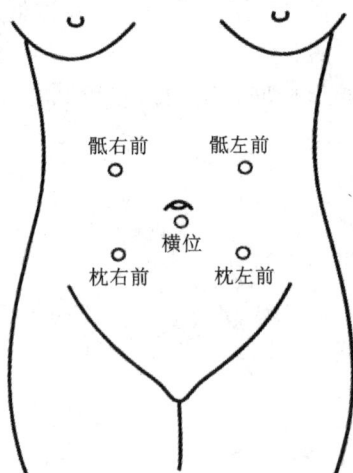

图 5-2　不同胎位胎心音听诊

（2）骨盆测量：骨盆的大小及形状对分娩方式的选择有直接影响，因此需通过骨盆测量来了解骨产道情况，以判断胎儿能否经阴道分娩。骨盆测量分为外测量和内测量。

1）骨盆外测量：能间接判断骨盆大小和形状，常测量以下各径线。

髂棘间径（IS）：孕妇取伸腿仰卧位，测量两侧髂前上棘外缘之间的距离，正常值为 23～26 cm（图 5-3）。

髂嵴间径（IC）：孕妇取伸腿仰卧位，测量两侧髂嵴外缘之间最宽的距离，正常值为 25～28 cm。（图 5-4）。

骶耻外径（EC）：孕妇取左侧卧位，左腿屈曲，右腿伸直，测量第五腰椎棘突下凹陷处至耻骨联合上缘中点的距离，正常值为 18～20 cm。第五腰椎棘突下缘相当于两侧髂嵴连线与脊柱相交点下 1.5 cm 处或腰骶部米氏菱形窝的上角。此径线可间接估计骨盆入口前后径的长短，是骨盆外测量中最重要的径线（图 5-5）。

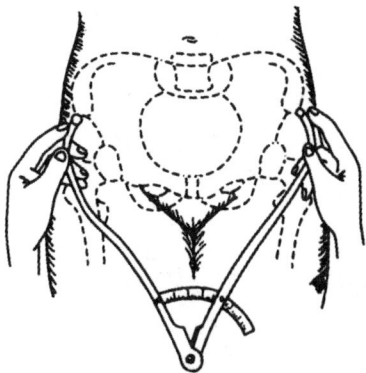

图 5-3　测量髂棘间径

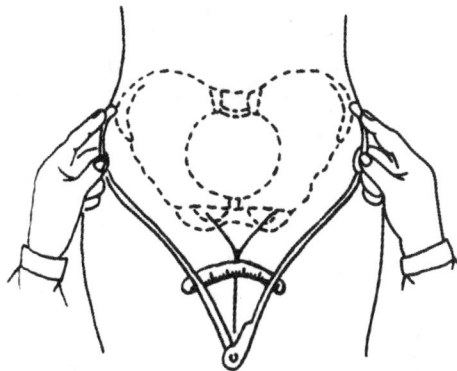

图 5-4　测量髂嵴间径

考点提示▶　骨盆外测量的方法及各径线的正常值。

坐骨结节间径(IT)：又称出口横径。孕妇取仰卧位，两腿屈曲屈髋外展，双手抱膝，露出坐骨结节。测量两侧坐骨结节内缘间的距离，正常值为 8.5～9.5 cm，平均值 9 cm。若此径线<8 cm，应测量出口后矢状径，为坐骨结节间径中点至骶骨尖端的长度，正常值为 8～9 cm。若坐骨结节间径与出口后矢状径之和>15 cm，一般正常大小的胎儿可以经后三角娩出(图 5-6)。

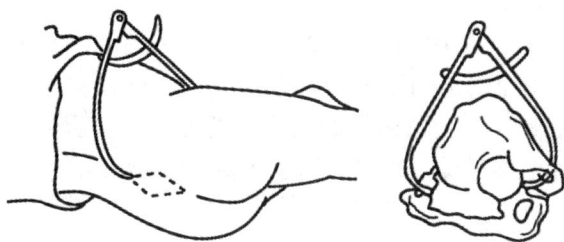

图 5-5　测量骶耻外径

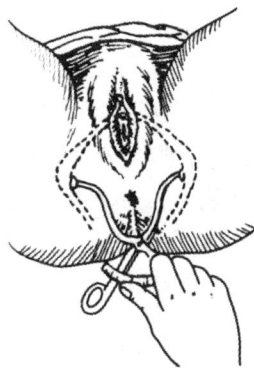

图 5-6　测量坐骨结节间径

耻骨弓角度：孕妇取截石位，用两拇指指尖斜着对拢，放于耻骨联合下缘，左右拇指平放在两侧耻骨降支上，测量两拇指间的角度即为耻骨弓角度，正常为 90°，<80°为异常。该角度可反映骨盆出口横径的宽度(图 5-7)。

2)骨盆内测量：阴道测量骨盆内径能较准确地反映骨盆大小，适用于骨盆外测量有狭窄者。测量时，孕妇取膀胱截石位，外阴消毒，检查者戴消毒手套并涂以润滑油，动作轻柔。在妊娠 24～36 周阴道松软且不易引起感染时测量为宜。

骶耻内径(DC)：即对角径，为耻骨联合下缘至骶岬上缘中点的距离，又称真结合径。检查者一手示指、中指伸入阴道，用中指尖触到骶岬上缘中点，示指上缘紧贴耻骨联合下缘，用另一手标记此接触点，测量中指尖至此接触点的距离，即为对角径(图 5-8)；正常值为

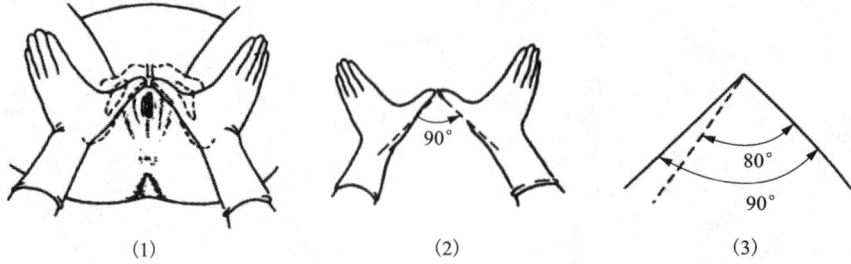

图 5-7　测量耻骨弓角度

12.5~13 cm。该值减去 1.5~2 cm，即为入口前后径的长度(11 cm)。测量时如中指尖触不到骶岬，说明此径线>12.5 cm。

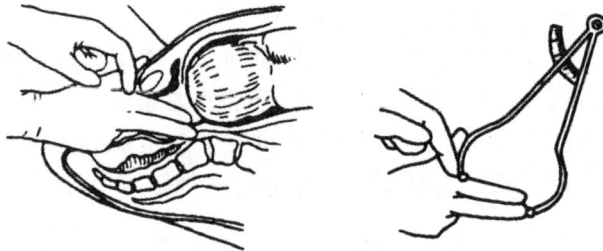

图 5-8　测量对角径

坐骨棘间径：测量两侧坐骨棘间的距离，正常值约 10 cm。检查者一手的示指和中指伸入阴道内，触及两侧坐骨棘，估计其间的距离。此径线小则影响胎头下降(图 5-9)。

坐骨切迹宽度：为坐骨棘与骶骨下部间的距离，即骶棘韧带的长度，代表中骨盆后矢状径。检查者将阴道内的示指、中指并排置于韧带上并移动，如能容纳 3 横指(5.5~6 cm)为正常，否则提示中骨盆狭窄(图 5-10)。

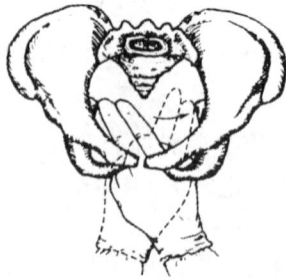

图 5-9　测量坐骨棘间径

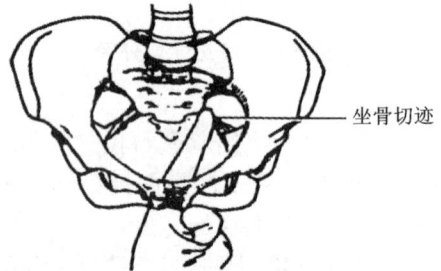

图 5-10　测量坐骨切迹宽度

(3)阴道检查：妊娠早期孕妇初次产检时，可行阴道双合诊检查。分娩前 1 个月应避免不必要的阴道检查，如确需检查，应严格消毒外阴和阴道，并戴消毒手套，以防感染。

(4)肛门检查：多在分娩期进行，检查者右手戴无菌手套，示指涂润滑油后轻轻伸入肛门检查。可了解胎先露、胎方位、坐骨棘间径、骶骨弯曲度、骶棘韧带宽度、坐骨切迹宽度、骶尾关节活动度及临产后宫口扩张和胎先露下降程度等。

（5）绘制妊娠图：将各项检查结果如胎位、胎心率、宫高、腹围、体重、血压等填于妊娠图中，并绘制曲线图，即为妊娠图（图5-11），其中宫高曲线是妊娠图中最重要的曲线。以便连续观察动态变化，及早发现和处理孕妇或胎儿的异常情况。

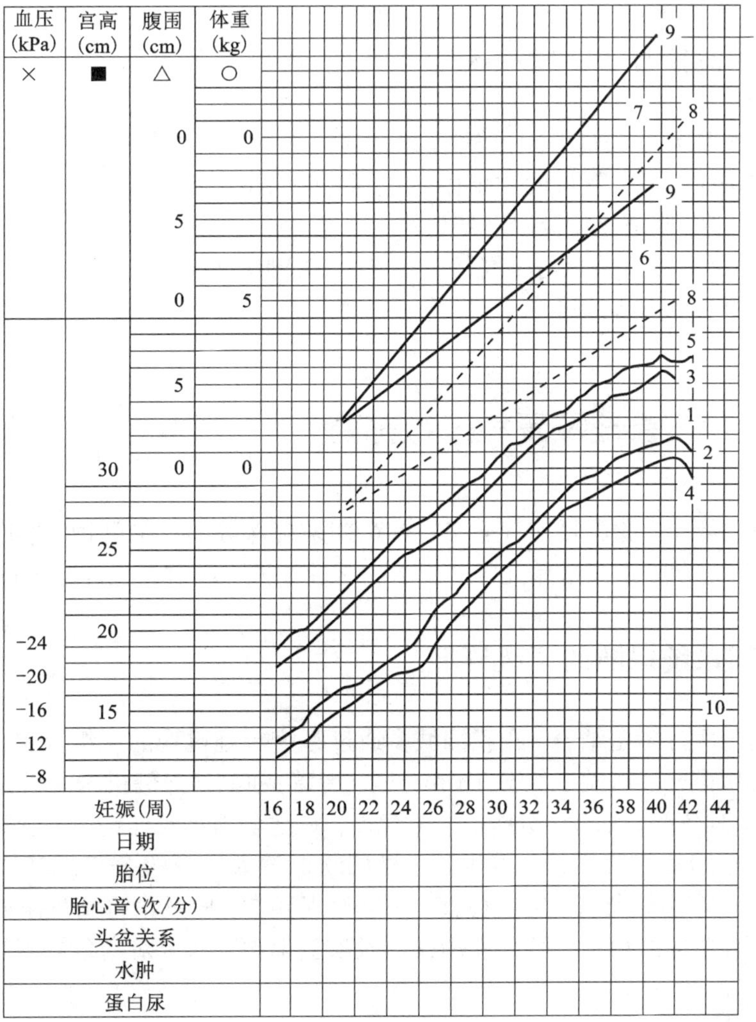

图5-11　妊娠图

1.宫高正常区；2.胎龄小样儿宫高警戒区；3.胎龄大样儿宫高警戒区；4.胎龄小样儿宫高异常区；5.胎龄大样儿宫高异常区；6.腹围正常区；7.体重正常区；8.腹围警戒线；9.体重警戒线；10.血压正常区

（三）辅助检查

1.常规检查

常规行血常规、尿常规、大便常规、血型、血糖、肝功能、肾功能、乙肝表面抗原抗体、心电图、阴道分泌物检查、胎心监护等检查。

2. B超检查

最早在妊娠第5周阴道B超可见到妊娠囊。妊娠中、晚期通过B超检查可以观察胎儿发育情况、估计孕龄及胎儿体重、羊水量、胎位、胎盘位置及成熟度。

3. 其他检查

对于高龄产妇、曾有死胎、死产或胎儿畸形史和患有遗传性疾病的孕妇，应进行唐氏筛查、血甲胎蛋白（AFP）测定、羊水检查等。

◈ 三、复诊产前检查

复诊产前检查是为了了解上次产检后有无其他不适，以便及早发现高危妊娠，及时处理。所以孕妇应按时产检。复诊的主要内容包括：询问孕妇前次检查后有无异常情况出现，如头痛、眼花、水肿、阴道流血及胎动变化等；测量血压、体重，检查有无水肿等异常；测量宫高、腹围，了解胎儿发育情况与孕周是否相符，腹部四步触诊复查胎位，听胎心音；进行孕期健康指导，预约下次复诊时间。

第二节 孕妇管理及高危妊娠筛查

根据卫生部的要求，我国目前普遍实行孕产期系统保健的三级管理，推广使用孕产妇系统保健手册，将高危孕妇及高危胎儿筛查出来，通过各种手段对高危妊娠进行监测和管理。

◈ 一、孕产期系统保健的三级管理

为做到预防与医疗紧密结合，在我国城乡通过医疗保健机构的三级分工，开展孕产妇系统保健管理。在城市开展医院三级分工（市、区、街道）和妇幼保健机构三级分工（市、区、基层卫生院），实行对孕产妇划片、分级、分工管理，并健全相互间挂钩、转诊等制度。在农村也开展县医院和县妇幼保健站、乡卫生院、村妇幼保健人员三级分工。基层医院或保健站（一级机构）对全体孕产妇负责，定期检查，一旦发现异常，应及早将高危孕妇转至上级医院进行监护处理，有条件的地区，可以利用仪器及实验监测手段，对高危妊娠进行监测，从而降低孕产妇的并发症。

◈ 二、孕产妇系统保健手册的使用

为加强对孕产妇的系统管理，制定了孕产妇系统保健手册制度，目的是为提高产科防治质量，从而降低孕产妇死亡率、围生儿死亡率和病残儿出生率。孕产妇系统保健手册从确诊早孕时开始使用，至产后6周结束。保健手册记录整个孕期主要病史、体征及处理情况，并填写在孕产妇的登记册上，凭保健手册在三级医疗保健机构定期进行产前检查。每次产前检查均应将检查结果填在手册中，住院分娩时交出手册，出院时将产妇住院分娩及产后母婴情况填写入手册后，将手册交给产妇居住的基层医疗保健组织，街道卫生院接到手册后对产妇进行产后访视 3 次。产后访视结束后将保健手册送至县、区妇幼保健所进行详细的统计分析。

三、高危妊娠筛查、监护和管理

(一)高危妊娠筛查

凡在妊娠前、妊娠中和分娩时具有某种并发症(病理因素)或致病因素可能危害孕妇、胎儿与新生儿或者可能导致难产等高危险的妊娠都属于高危妊娠范畴。具有高危妊娠因素的孕妇称高危孕妇。

1. 妊娠前的危险因素

(1)一般情况:年龄>35 岁或<18 岁,身高<145 cm,妊娠前体重<40 kg 或>90 kg 的孕妇容易出现骨盆狭窄、生殖道畸形,而产道异常往往影响产程的正常进展,导致产程延长、胎儿窒息等不良情况发生。

(2)异常孕产史:如自然流产、早产、各种难产及手术产、死胎、死产、异位妊娠、过期妊娠、新生儿溶血性黄疸、先天缺陷或遗传性疾病、新生儿死亡等。

(3)药物与放射线有害物质接触史:妊娠前或妊娠早期接触大量放射线、同位素、农药、化学毒物、CO 中毒及服用对胎儿有害药物。

(4)其他危险因素:有遗传病家族史,营养状态比较差,多年不育经治疗受孕者,曾患过影响骨骼发育的疾病,如结核病、佝偻病等。

2. 妊娠期的危险因素

(1)各种妊娠并发症,如妊娠期高血压疾病、前置胎盘、胎盘早剥、羊水过多或过少等。

(2)各种妊娠合并症,如糖尿病、心脏病、高血压、血液病、肾炎、病毒性肝炎、重度贫血、病毒感染(巨细胞病毒、风疹病毒、疱疹病毒)等。

(3)可能发生分娩异常者:如胎位异常、胎盘及脐带异常、巨大儿、多胎妊娠、胎盘功能不全、羊水过多或过少等。

(4)其他:妊娠早期病毒性感染,孕妇有饮酒、吸烟等不良习惯,盆腔肿瘤或曾有手术史,母婴血型不合、多年不育经治疗后怀孕等。

(二)高危妊娠评分

采用高危评分法早期识别高危人群,并进行动态监护。第一次产前检查开始时,按表 5-1 高危妊娠评分表对孕妇进行评分,10 分或 10 分以上为高危妊娠。

表 5-1　高危妊娠评分

	5 分(A 级)	10 分(B 级)	20 分(C 级)
基本情况	年龄≥35 岁或<20 岁 身高≤145 cm 体重≤40 kg 或≥80 kg 年龄 ≥ 30 岁伴结婚两年不孕 轻度智力低下	年龄>40 岁 身高≤145 cm 伴体重<40 kg 骨(软)产道畸形、骨盆狭窄 胸廓畸形 中度智力低下 精神病静止期	胸廓畸形伴肺功能不全 重度智力低下 精神病活动期

续表5-1

		5分(A级)	10分(B级)	20分(C级)
异常分娩史		流产≥2次 围生儿死亡史、畸形儿 阴道难产史	3次自然流产或早产≥2次，婴儿未存活，疤痕子宫(剖宫产史或肌瘤剥除史)	
妊娠合并症	心血管病	原发性高血压，BP持续≥17.3/12 kPa(130/90 mmHg)心肌炎史	原发性高血压，BP持续≥21.3/13.3 kPa(160/100 mmHg)，心肌病，心功能Ⅰ~Ⅱ级，心肌炎后遗症，心律失常	心脏病心功能Ⅲ~Ⅳ级，房颤，先心病(发绀型)
	肝病		肝内胆汁淤积症(ICP)急性肝炎或慢性肝炎	重症肝炎急性脂肪肝
	肾病		肾炎伴肾功能轻度损害	肾炎伴肾功能重度损害
	呼吸道疾病	肺结核稳定型	肺结核活动型，哮喘	开放性肺结核，粟粒型肺结核哮喘伴肺功能不全
	血液病	中度贫血	重度贫血(Hb<6克)血小板<5万	再障血小板≤2万
	内分泌病	甲亢、糖尿病不需用药者	甲亢、糖尿病需用药者	甲亢危象，糖尿病酮症酸中毒
	肿瘤		子宫肌瘤或卵巢囊肿≥6 cm	恶性肿瘤
	其他	偶发癫痫	癫痫需药物控制，自身免疫性疾病静止期	自身免疫性疾病活动期
	胎位不正	孕32~36孕周横位、臀位	≥37孕周横位、臀位	
	先兆早产胎膜早破	34~36周	<34周	
	过期妊娠	≥42孕周	≥42孕周伴胎盘功能低下	
	妊高征	轻度妊高征	中度妊高征	先兆子痫与子痫
	产前出血	产前出血(28孕周前)	产前出血(≥28孕周)	中央性前置胎盘，胎盘早剥
	羊水量异常	羊水过多	羊水过多伴症状或羊水过少	
	双胎，巨大儿		双胎，巨大儿	3胎及以上
	IUGR	宫高第10百分位	宫高<第10百分位	
	胎动		胎动<10次/10小时	胎动消失
	母儿血型不合	ABO溶血症	RH溶血症	

续表5-1

	5分(A级)	10分(B级)	20分(C级)
环境及社会因素	被动或主动吸烟≥20/日。酗酒,文盲,无产前检查,流动人员,家庭经济困难,卫生条件差,其中有2项者	早孕期接触农药,放射线等化学物理因素 家庭中受歧视	
备注	有两种及以上高危因素时总高危评分可由各项相加累计,但其高危级别则以单项中最高者记录。 例:2次流产史(A级5分),此次妊娠宫高<第10百分位(B级10分),总评分为5分+10分=15分		

(三)高危妊娠监护、管理

凡有高危因素的孕妇,要进行重点监护,专册登记,并在孕产妇健康手册上实行专案管理。对筛查的高危孕妇,由专人负责治疗追踪、定期随访,并按规定推荐孕妇去上级医疗机构进一步诊治。采取各种方式对未按时来诊的孕妇进行追踪随访,以掌握孕妇情况。高危孕妇应住院分娩,需要转诊、转院应填写转诊单。高危孕妇转诊必须有医护人员陪护。

根据高危因素对孕产妇影响的严重程度,结合胎盘功能和胎儿成熟度的检测,选择对母儿最有利的分娩方式,适时有计划地分娩。有妊娠禁忌证者,劝其尽早终止妊娠。尽可能提高高危妊娠管理和高危妊娠检出率、随诊率、住院分娩率,从而降低孕产妇死亡率、围生儿死亡率、病残儿出生率。

第三节 胎儿健康状况评估

◇ 一、胎儿宫内状况的监测

(一)确定是否为高危儿

具有下列高危因素的围生儿称高危儿:①早产儿(胎龄<37周)或过期儿(胎龄≥42周);②低体重出生儿(出生体重<2500 g);③大于胎龄儿或小于孕龄儿;④出生过程中或出生后情况不良,出生后1分钟Apgar评分为0~3分;⑤胎儿的兄姐有严重新生儿病史或新生儿期死亡者;⑥其他:产时感染、胎儿染色体异常、高危产妇所生的新生儿、手术产儿。

(二)胎儿生长发育情况的监测

1. 确定孕龄

根据末次月经、早孕反应时间、胎动出现时间等推算孕龄。

2. 测量宫底高度及腹围

测量子宫底高度所得数据与胎儿出生体重相关,所以测量子宫底高度可以预测胎儿的生长发育。

3. 绘制妊娠图

绘制妊娠图是反映胎儿在宫内发育及孕妇健康情况的动态曲线图。将孕妇腹围、胎位、胎心，宫底高度、水肿、蛋白尿、体重、血压、超声检查的双顶径等，制成一定的标准曲线，其中宫底高度曲线是妊娠图中最主要的曲线。检查所见及检查结果，随时记录于曲线图上，连续动态观察对比，可以了解胎儿的生长发育情况。

4. 胎动计数

胎动计数是监测胎儿在宫内安危状况的简易方法。因为胎儿在缺氧的早期躁动不安，常表现为胎动活跃，胎动次数增加。一般情况下，3~5 次/h，>30 次/12 h 为正常，若<10 次/12 h 提示胎儿缺氧。一般胎动消失 12~48 小时后胎心消失。

> **考点提示** ▶ 孕妇自我监测胎儿安危最简单有效的方法是胎动计数。

(三)胎儿宫内情况的监护

1. 多普勒胎心听诊

多普勒胎心听诊是临床普遍使用的胎心听诊的方法。妊娠 20 周开始，正常值 110~160 次/min。通过测胎心的强弱及节律，可判断胎儿是否存活、有无宫内缺氧。缺点是不能分辨瞬间变化，不能识别胎心率的变异。胎心率>160 次/min 为心动过速，>180 次/min 则胎儿病情危重。胎心率<110 次/min 为心动过缓，<100 次/min，则胎儿缺氧明显，需紧急抢救。

2. B 超检查

B 超检查不仅能显示胎儿数目、胎位、有无胎心搏动以及胎盘位置，而且能测量胎头的双顶径、胸径、腹径以估计孕周及预产期，还可估计胎儿体重、有无胎儿体表畸形、胎盘成熟度等。测量胎儿某一标志部分，如胎头双顶径(BPD)、腹围(AC)、股骨长度(FL)等来判断胎儿生长发育情况。

3. 胎儿电子监护

根据超声多普勒原理及胎儿心动电流变化，制成的各种胎心活动测定仪已在临床上广泛应用。其特点是可以连续观察并记录胎心率的动态变化而不受宫缩影响。再配以子宫收缩仪、胎动记录仪便可反映三者间的关系。凡有胎动或胎心异常、高危妊娠者，应于妊娠末期及临产后使用电子胎心监护，以准确观察和记录胎心率的连续变化。

由胎儿电子监测仪记录下的胎心率(FHR)可以有两种基本变化，即胎心率基线(BFHR)及胎心率一过性变化(PFHR)。

(1)胎心率基线(图 5-12)：是指在无胎动、无宫缩影响时，持续 10 分钟以上的胎心率(FHR)平均值。可从每分钟心搏次数(bpm)及胎心率变异两方面对 BFHR 加以估计。

胎心率 bpm 正常值为 110~160 次/min，胎心率大于 160 次/min 或小于 110 次/min，历时 10 min 以上为心动过速或心动过缓。

胎心率变异：又称基线摆动，包括胎心率变异的振幅和频率，变异的振幅指正常胎心率上下波动的范围，正常为 6~25 次/min。变异的频率指 1 分钟内胎心率波动的次数，正常为大于或等于 6 次/min。胎心率基线变异存在，表示胎儿有一定的储备能力，是胎儿健康的表现。胎心率基线变异消失，提示胎儿储备能力丧失。

(2)胎心率一过性变化：指与子宫收缩有关的胎心率变化，可有加速和减速两种情况。

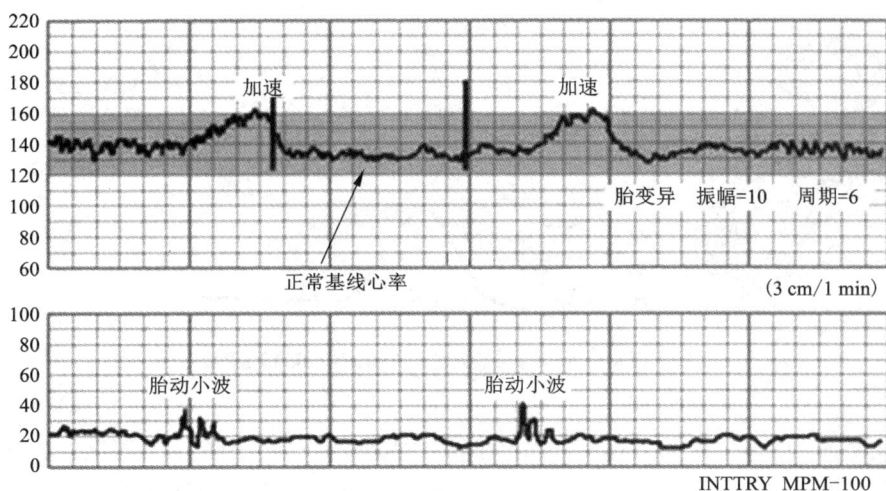

图 5-12　胎心率基线及摆动

1)加速：子宫收缩后胎心率加速，加速的范围大约为 15~20 bpm，加速的原因可能是胎儿躯干局部或脐静脉暂时受压。散发的、短暂的胎心率加速是无害的。但如脐静脉持续受压，则进一步发展为减速。

2)减速：指因宫缩出现的短暂性胎心率减慢。可分为三种(图 5-13)：

①早期减速：特点是它的发生与子宫收缩几乎同时开始，即胎心率曲线下降与宫缩曲线上升同时发生，子宫收缩后即恢复正常，下降幅度<50 bpm，持续时间短<15 秒，恢复快(图 5-14)。一般认为是宫缩时胎头受压，脑血流量一时性减少(一般无伤害性)的表现，不受孕妇体位或吸氧而改变。往往发生在第一产程后期。

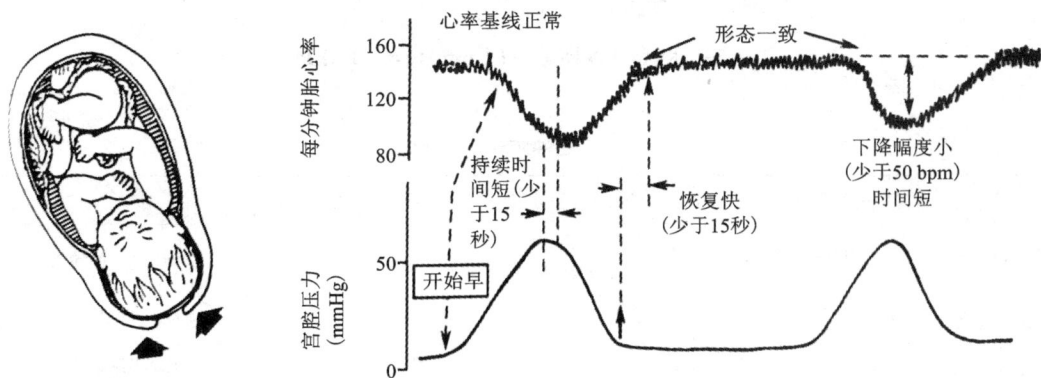

图 5-13　胎心率早期减速(1 mmHg=0.13 kPa)

②变异减速：特点是宫缩开始后胎心率不一定减慢，胎心率减速与宫缩的关系并不是恒定的，但出现后下降幅度大(>70 bpm)，持续时间长短不一，恢复也迅速(图 5-14)。一般认为系因宫缩时脐带受压兴奋迷走神经所致。

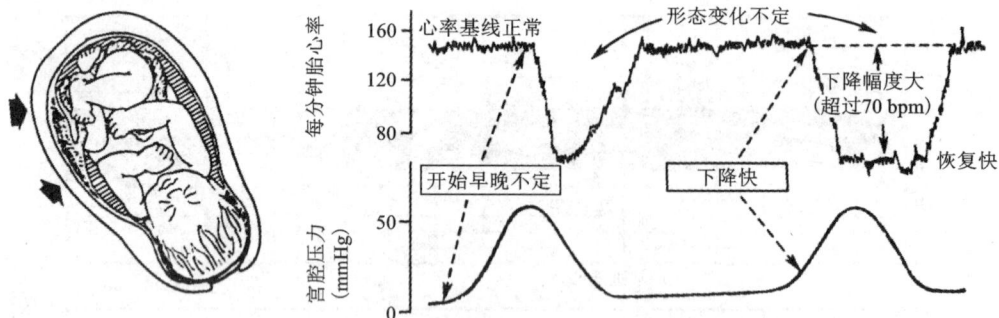

图 5-14 胎心率变异减速(1 mmHg＝0.13 kPa)

③晚期减速：特点是宫缩开始后一段时间(般在高峰后，时间差不多在 30～60 s)出现胎心率减慢，但下降缓慢，下降幅度＜50 bpm，持续时间长，恢复也缓慢(图 5-15)。晚期减速一般认为是胎盘功能不良、胎儿缺氧的表现，应予以高度重视。

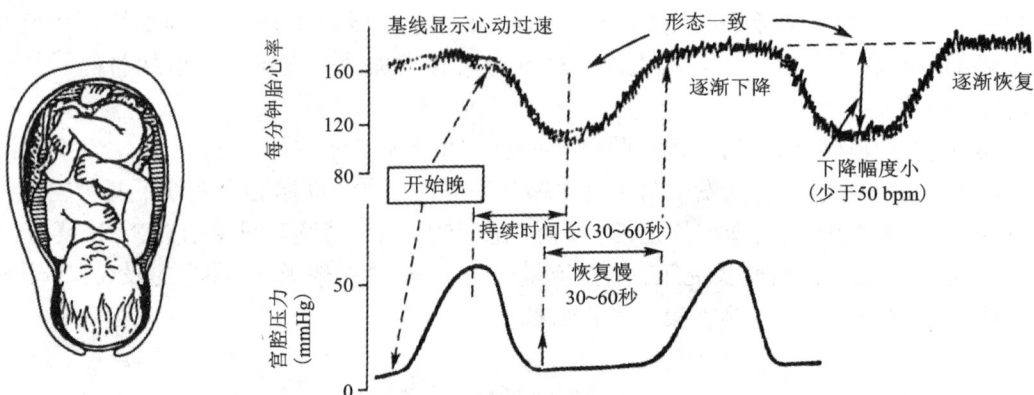

图 5-15 胎心率晚期减速(1 mmHg＝0.13 kPa)

表 5-2 三种减速情况比较

	开始时间	持续时间	减速幅度	原 因
早期减速	与宫缩同时开始	持续时间短 宫缩后恢复正常	＜50 次/分	胎头受压，脑血流量减少
变异减速	不定	不定	＞70 次/分	脐带受压，迷走神经兴奋
晚期减速	宫缩开始后一段时间	长	＜50 次/分	子宫胎盘功能不良 胎儿缺氧

(3)预测胎儿宫内储备能力：胎儿电子监护仪预测胎儿宫内储备能力包括以下两种：

1)无应激试验(NST)：主要观察在无宫缩、无外界负荷刺激下，胎心率基线的变异及胎动后胎心率增速等情况，了解胎儿的储备能力。在描记胎心率的同时，孕妇在自觉有胎动时，即用手按机钮在描记胎心率的纸上做出记号，至少连续记录 20 min。正常情况下，20

min 内至少有 3 次以上胎动伴胎心率加速>15 bpm，时间>15s 称 NST 有反应。若胎动少于 3 次或胎动时没有胎心率加速或胎心率加速<15bpm 称 NST 无反应，并被视为异常。正常胎心率存在变异是交感神经和副交感神经相互作用的结果，也表明胎儿大脑有充足的氧供应，脑缺氧时，这种变异消失。当 NST 无反应时，若孕周>36 周者应行缩宫素激惹试验。

2)缩宫素激惹试验(OCT)：又称宫缩应激试验(CST)。其原理为用缩宫素诱导宫缩并用胎儿监护仪记录胎心率的变化。如多次宫缩后连续重复出现晚期减速，胎心率基线变异减少，胎动后无 FHR 增快，为 OCT 阳性。OCT 阳性往往提示胎盘功能减退，胎儿缺氧。因假阳性多，意义不如阴性大，可加测尿雌三醇值或其他检查以进一步了解胎盘功能的情况。如胎心率基线有变异或胎动后 FHR 加快，无晚期减速，为 OCT 阴性。OCT 阴性提示胎盘功能良好，一周内胎儿无死亡危险。一周后可重复试验。

4. 胎儿心电图监测

胎儿心电图监测是经母体腹壁或经宫内胎儿体表所记录的胎儿心脏活动的电位及其心脏传导现象的图形。根据图形可推测胎儿宫内发育情况、胎盘功能及是否缺氧。

5. 羊膜镜检查

羊膜镜可在直视下观察胎膜内羊水性状及颜色。在消毒条件下，通过羊膜镜直接窥视羊膜腔内羊水性状，用以判断胎儿宫内情况有一定参考价值。正常见羊水呈透明淡青色或乳白色及胎发、漂浮胎脂片。若羊水混有胎粪则呈黄色、黄绿色甚至深绿色，提示胎儿宫内缺氧。胎死宫内时羊水呈棕色、紫色或红色混浊状。

6. 胎儿头皮末梢血 pH 测定

临产后，在宫颈扩张 1.5 cm 以上时，可采取胎儿头皮血测定 pH 值，以了解胎儿在宫腔内是否有缺氧和酸中毒。pH 7.25~7.35 为正常，pH<7.20 提示胎儿有严重缺氧，并因缺氧引起的酸中毒。

二、胎盘功能检查

(一)孕妇尿雌三醇(E3)测定

妊娠晚期测 24 h 尿雌三醇含量，>15 mg/24 h 为正常，10~15 mg/24 h 为警戒值，<10 mg/24 h 为危险值。若妊娠晚期连续多次测得此值<10 mg/24 h，表示胎盘功能低下。或前次测定值在正常范围，此次测定值突然减少达 50% 以上，均提示胎盘功能减退。

(二)孕妇尿雌激素与肌酐比值(E/C)测定

取任意尿测得 E/C，若 E/C>15 为正常，10~15 为警戒值，小于 10 为危险值。

(三)孕妇血清胎盘泌乳素(HPL)测定

采用放射免疫法。妊娠足月时正常为 4~11 mg/L，若足月妊娠时该值<4 mg/L 或突然降低 50%，表示胎盘功能低下。HPL 水平能较好地反映胎盘的分泌功能，是目前国际上公认的测定胎盘功能方法。连续动态监测更有意义。

(四)阴道脱落细胞检查

妊娠期阴道上皮受雌激素、孕激素作用，形成浓厚的中层细胞，这些细胞称为舟状细胞。涂片中舟状细胞成堆、无表层细胞、嗜酸性细胞指数(EI)<10%、致密核少者，提示胎盘功能

良好;舟状细胞极少或消失、有外底层细胞、嗜酸性细胞指数>10%、致密核多者,提示胎盘功能减退。

(五)B 超胎盘功能分级

从声像图反映胎盘的形象结构。根据绒毛膜板是否光滑、胎盘实质光点、基底板改变等特征,将胎盘分为 0~Ⅲ级。若见Ⅲ级胎盘,即绒毛膜板与基底板相连,形成明显胎盘小叶,表示胎盘成熟,提示胎儿已成熟。

三、胎儿成熟度检查

(一)胎龄及胎儿大小

以胎龄、胎儿估重及 B 超估计胎儿是否成熟。

(1)早产儿指胎龄<37 周;足月儿指胎龄为 37 周至 42 周,过期儿指胎龄>42 周。

(2)通过测量宫底高度、腹围估算胎儿大小,胎儿估重(g)= 宫高(cm)×腹围(cm)+200;胎儿估重<2500 g 为早产儿或足月小样儿,巨大儿的体重≥4000 g。

(3)B 超检查胎头双顶径(BPD)值>8.5 cm 者,提示胎儿成熟,双顶径值>10 cm 者,可能为巨大儿。

(二)羊水分析

1.肺成熟度

测定卵磷脂/鞘磷脂比值(L/S)了解胎儿肺成熟度,如比值≥2,提示胎儿肺成熟;<1.5 则提示胎儿肺尚未成熟,出生后可能发生新生儿呼吸窘迫综合征(RDS)。

2.肾成熟度

测定羊水肌酐值了解胎儿肾成熟度,若>2 mg/dL 提示肾成熟,<1.5 mg/dL 提示肾未成熟。

3.肝脏成熟度

测定胆红素了解胎儿肝脏成熟度,△OD450<0.02 提示胎儿肝脏成熟。

4.体重的大小

羊水中雌三醇含量与出生体重相关。体重<2500 g 时,$E_3<0.6$ mg/L;孕 37 周后,胎儿体重>2500 g,$E_3>1$ mg/L;如体重>3000 g,$E_3>2$ mg/L。

5.皮肤成熟度

测定胎儿脂肪细胞计数了解皮肤成熟度,橘黄色细胞>20%提示胎儿皮肤成熟。

四、胎儿先天畸形及遗传性疾病的宫内诊断

(一)染色体核型分析

妊娠早期(7~9 周)取绒毛行染色体核型分析,了解染色体数目及结构改变,用以诊断胎儿染色体异常疾病,如唐氏综合征等。

（二）羊水检查

1.羊水细胞染色体检查

妊娠中期（16~20周）抽取羊水行染色体核型分析，用以诊断染色体异常疾病，如鉴定遗传病携带者的胎儿性别，防止遗传性疾病患儿出生（如血友病、红绿色盲、进行性肌营养不良等），诊断唐氏综合征等。

2.甲胎蛋白及酶测定

可诊断开放性神经管缺陷畸形，如脊柱裂、无脑儿、脑脊膜膨出等。

3.抽取孕妇外周血提取胎儿细胞行遗传学检查

可进一步对可能存在的遗传病进行检查。

4.胎儿镜检查

对胎儿进行直接体表检查，检查五官、手、足、外生殖器等有无畸形；取血检查有无地中海贫血、血友病；取皮肤活检可了解有无先天性皮肤病。

5.B超检查

可观察胎儿体表畸形，如脊柱裂、无脑儿、脑积水等。

6.羊膜腔内胎儿造影

可诊断胎儿体表畸形及泌尿系统、消化系统畸形。

第四节　孕期常见症状处理及健康指导

一、孕期常见症状处理

（一）消化系统症状

妊娠早期由于胃酸分泌减少，胃排空时间延长出现恶心、呕吐的症状，是早孕反应的表现，由于贲门括约肌松弛，胃内容物反流至食管可出现烧心。轻者不需处理可自行缓解。症状明显者可给予维生素 B_6 10~20 mg，每天3次，口服；伴消化不良者，可给予维生素 B_1 20 mg、酵母片3片及胃蛋白酶0.3 g，每天3次，吃饭时与1 mL稀盐酸同服，也可服用开胃健脾理气的中药。若妊娠12周以后仍继续呕吐，甚至引起孕妇营养不良时，应考虑妊娠剧吐，需住院治疗，必要时给予药物，纠正水电解质紊乱。

（二）尿频、尿急

一般如无感染征象可给予解释，不必处理。孕妇无需通过减少液体摄入量来缓解症状，有尿意时应及时排空，不可憋尿。

（三）仰卧位低血压综合征

妊娠后期，孕妇长时间仰卧位，增大的子宫可压迫下腔静脉，使回心血量及心排血量骤然减少，出现一过性低血压，嘱孕妇不必紧张，若改为左侧卧位，下腔静脉受压减轻，回心血量增加，血压可迅速恢复正常，症状自然消失。

(四) 贫血

孕妇应适当增加含铁食物的摄入, 如动物肝脏、瘦肉、蛋黄、绿叶蔬菜、豆类等, 以预防缺铁性贫血的发生。妊娠后期胎儿生长迅速, 尤其是最后 2 个月, 靠食物补给明显不够, 可适当补充铁剂预防贫血, 如已出现贫血, 根据病情需要遵医嘱补充铁剂, 在餐后 20 分钟服用, 可与维生素 C、酸性果汁同服, 以促进铁的吸收。服用铁剂后大便可能会变黑, 或可能导致便秘、轻度腹泻, 应向孕妇说明, 不必担心。

(五) 下肢水肿

妊娠晚期由于增大的子宫压迫下腔静脉, 使下腔静脉回流受阻, 孕妇下肢常出现踝部及小腿以下轻度水肿, 一般情况下孕妇经休息后即可消退, 属于生理性水肿。嘱孕妇左侧卧位, 下肢可垫高 15°, 避免长久站立或坐位。宜低盐饮食, 不必限制水分。如下肢明显凹陷性水肿或经休息后不消退者, 应警惕妊娠期高血压疾病、妊娠合并肾脏疾病等应及时诊治。

(六) 下肢、外阴静脉曲张

妊娠期由于血容量增加及增大子宫的压迫, 下腔静脉压力明显增加, 部分孕妇可出现下肢、外阴静脉曲张。孕妇应避免两腿交叉或长久站立、行走, 并注意时常抬高下肢; 可穿弹力裤(袜), 以促进血液回流; 外阴静脉曲张者, 可抬高臀部休息。

(七) 下肢肌肉痉挛

妊娠后期胎儿对钙及其他矿物质需求量明显增多, 孕妇应避免腿部疲劳、受凉, 饮食中应增加钙的摄入, 特别在妊娠最后 2 个月内, 可出现下肢肌肉痉挛表现, 多发生于小腿腓肠肌, 常在夜间发作。如孕妇摄入量不足, 发生痉挛时, 孕妇可背屈肢体或站直前倾, 以伸展痉挛的肌肉, 或局部热敷按摩, 直至痉挛消失。必要时遵医嘱口服钙剂。

(八) 便秘

孕妇活动少, 肠蠕动及肠张力减弱, 容易出现便秘。嘱孕妇养成每日定时排便的习惯, 多吃水果及富含纤维素的蔬菜, 多饮水, 每日适当活动。必要时可使用开塞露、甘油栓外用, 使粪便润滑容易排出。禁用峻泻剂, 也不应灌肠, 以免引起流产或早产。

(九) 白带增多

孕妇应保持外阴部清洁, 每日清洗外阴, 严禁坐浴或阴道冲洗。穿透气性好的棉质内裤, 勤换内裤。

(十) 腰背痛

妊娠晚期由于关节各韧带松弛及增大的子宫向前突出, 而躯体重心后移, 腰椎则突向前, 使背伸肌处于持续紧张状态, 因此常出现轻微腰背痛。孕妇应穿平跟鞋, 在拾捡或抬举物品时, 保持上身直立, 弯曲膝部, 用两下肢的力量抬起。孕妇在休息时腰背部垫枕头可缓解疼痛, 必要时应卧床休息、局部热敷。严重者及时查找病因并治疗, 也可遵医嘱应用止痛剂。

(十一) 失眠

睡前用温水泡脚、喝热牛奶, 有助于入眠。每日坚持适量户外活动, 如散步, 保持心情愉快, 精神放松。

二、孕期健康指导

(一)日常生活指导

1.活动与休息

孕妇可坚持日常工作,妊娠 28 周后宜适当减轻工作量,避免长时间站立或重体力劳动。每日应保证至少 8 小时的睡眠,午休 1~2 小时,取左侧卧位,以增加胎盘血供。居室内保持安静、空气流通。妊娠第 4~7 个月期间保证适量的运动可增进食欲和睡眠。一切家务操作均可进行,但不要爬高负重。散步是孕妇最适宜的运动,但不要到人群拥挤的公共场所,以免发生流感、风疹病毒感染等;避免接触猫、狗等动物,以免发生弓形虫感染。但是在妊娠最初 3 个月及最后 3 个月则要注意休息,以避免流产及早产的发生。

2.个人卫生与衣着

怀孕后孕妇的新陈代谢旺盛,排汗量增多,应勤沐浴(宜淋浴或擦浴,禁止盆浴)、勤换内衣裤,养成良好的卫生习惯。衣着应柔软、宽松、舒适,注意保暖。不宜穿紧身衣裤或袜子,以免影响血液循环、胎儿发育和活动。孕期宜穿轻便舒适的平跟鞋,以保持身体平衡及舒适。

3.性生活指导

妊娠前 3 个月及后 3 个月,应避免性生活,以防流产、早产、感染及胎膜早破。

(二)饮食与营养

妊娠期为适应胎儿发育和自身的需要,孕妇对营养的需求量大大增加。若营养摄入不足,会直接影响胎儿生长发育;若营养摄入过多,又可导致胎儿过大,使难产机会增加。因此,孕期应科学增加营养。

(1)帮助孕妇制定合理的饮食计划:适当增加优质蛋白质的摄入,多食蛋类、乳制品、牛肉和瘦猪肉,有利于胎儿的体格和大脑发育。增加维生素的摄入。注意补充钙、铁、锌、碘等微量元素,保证胎儿生长发育的需要。妊娠中、晚期热量的需要量增加,孕妇宜合理摄入热量丰富的食物如谷物、豆类及蔬菜、植物油、动物性食品。

(2)选择易消化、无刺激性的食物,避免摄入酒、烟、咖啡、浓茶及辛辣食物。

(3)采用正确的烹饪方法,减少对营养物质的破坏。

(4)定期测量体重,监测体重增长情况。

(三)乳房护理

妊娠 24 周后孕妇可每日用温水毛巾清洁乳头和乳晕,以增强乳头的韧性,减少产后因新生儿吸吮导致的乳头皲裂;若乳头平坦或乳头内陷,孕妇可自行做乳头伸展和牵拉练习进行矫正。乳头伸展练习方法:两拇指平行放于乳头两侧,慢慢向外方牵拉乳晕处皮肤及皮下组织,使乳头向外突出;然后同法上、下纵形拉开。如此反复,每次 15 分钟,2 次/日。乳头牵拉练习方法:用一手托乳房,另一手的拇指和中、示指抓住乳头向外牵拉,重复 10~20 次,每日 2 次。

(四)孕期用药指导

妊娠 8 周前是胚胎各器官形成和发育的关键时期,也是药物致畸最敏感时期,许多药物可通过胎盘影响胚胎及胎儿，导致流产或畸形，此期用药应特别注意。孕期用药原则：用药必须有明确指针，避免不必要的用药；用药必须在医生指导下进行；能用一种药物，就要避免联合用药；用疗效较肯定的药物，避免用尚难确定对胎儿有无不良影响的新药；严格掌握药物剂量和用药持续时间，能用小剂量的药物，就要避免大剂量，同时注意及时停药；妊娠早期若病情允许，尽量推迟到妊娠中晚期再用药；由于病情所需在妊娠早期要使用对胚胎、胎儿有害的致畸药物，应先终止妊娠后再用药。

(五) 孕期自我计数胎动

胎动计数是孕妇自我监测胎儿宫内情况最简便有效的方法之一。随着孕周的增加，胎动由弱变强，至妊娠足月时，胎动因羊水减少和胎体增大而逐渐减弱。孕妇每日早、中、晚各计数 1 小时胎动，然后把 3 小时的胎动数相加再乘以 4，可得 12 小时的胎动计数。12 小时胎动数正常情况应>30 次。凡 12 小时内胎动累计数<10 次，或逐日下降大于 50% 而不能恢复者，均应视为子宫胎盘功能不足，胎儿缺氧。

(六) 胎教

胎教是有目的、有计划地为胎儿实施早期教育。主要的胎教方法有音乐胎教、语言胎教和触摸胎教，另外孕期保持良好的心态能促进胎儿身心发展。孕妇可经常听轻柔舒缓的音乐，触摸腹部并与孩子交流；触摸腹部能使胎儿获得安全感。有研究发现，胎儿的眼睛能随送入的光亮而活动，触其手足可产生收缩反应；外界音响可传入胎儿听觉器官，并能引起心率的改变。

(七) 异常症状的判断

孕妇出现下列症状时应立即就诊：阴道流血，妊娠 3 个月后仍持续呕吐，寒战发热，腹部疼痛，胸闷、心悸、气短、头痛、眼花，液体突然自阴道流出，胎动计数突然减少等。

(八) 产前准备

指导年轻准父母准备好产妇用物及新生儿用品。产妇应备卫生巾、纸、合适的衣物、毛巾，必要时准备好吸奶器、奶瓶等。新生儿衣物宜宽大、便于穿脱，质地柔软，以防摩擦新生儿皮肤。尿布应洁净、柔软、吸水性强、透气性好。还应备毛巾被、浴巾、婴儿香皂、爽身粉、澡盆、睡袋等。

二维码5-1

第六章

正常分娩

分娩是指妊娠满 28 周及以后,胎儿及其附属物从母体娩出的过程。其中,妊娠满 28 周至不足 37 周间分娩,称为早产;妊娠满 37 周至不足 42 周间分娩,称为足月产;妊娠满 42 周及其以后分娩,称为过期产。

第一节 影响分娩的因素

影响分娩的因素主要有四个,分别是产力、产道、胎儿及孕产妇的精神心理因素。各因素正常且相互适应时,胎儿能够顺利经阴道自然娩出,称为正常分娩;反之将会使分娩发生困难,发生难产。

一、产力

产力是指将胎儿及其附属物从子宫内逼出的力量,包括子宫收缩力(宫缩)、腹肌及膈肌收缩力(腹压)、肛提肌收缩力。

(一)子宫收缩力

子宫收缩力简称宫缩,是临产后的主要产力,贯穿于整个分娩过程中。临产后的规律性宫缩能使宫颈管缩短及消失、宫颈口扩张、胎先露下降,从而使胎儿及胎盘娩出。正常的子宫收缩力具有以下特点:

考点提示 ▶ 分娩的主要产力是子宫收缩力,贯穿于整个分娩过程中。

1. 节律性

节律性是临产的重要标志。正常宫缩是子宫体肌有节律、不随意的阵发性收缩并伴有疼痛。子宫收缩期、间歇期交替进行。每次收缩时宫腔内压力均由弱到强(进行期),达宫缩高峰时压力持续一定时间(极期)后又由强减弱(退行期),最后宫缩消失子宫肌松弛进入间歇期(图6-1)。间歇期后又开始下一次子宫收缩,如此反复出现,直至分娩全过程结束。在产程初期时,宫缩持续时间约30秒,间歇时间约5~6分钟。随着产程进展,宫缩持续时间逐渐延长,间歇时间逐渐缩短。在宫口开全后,宫缩持续时间可达60秒或更长,间歇时间可缩短至1~2分钟。

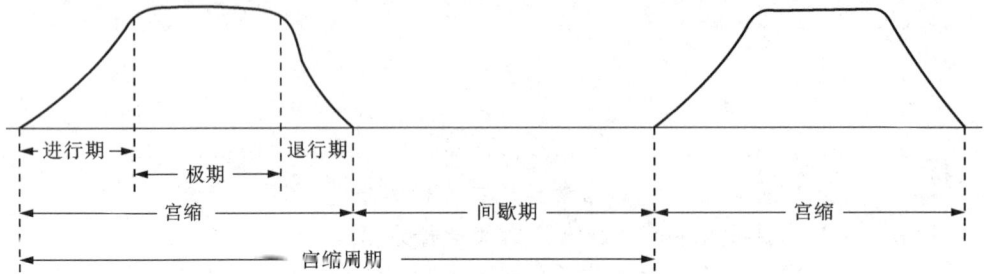

图6-1 临产后正常宫缩节律性

2. 对称性

正常宫缩从两侧子宫角部发起,以微波形式向宫底中线汇集,再以2 cm/s的速度向子宫下段扩散,左右对称,约15秒内均匀协调地扩展至整个子宫,称为子宫收缩的对称性(图6-2)。

3. 极性

子宫收缩力由子宫上部向下传递的过程中力量逐渐减弱,故宫缩以子宫底部最强最持久,宫体次之,子宫下段最弱。

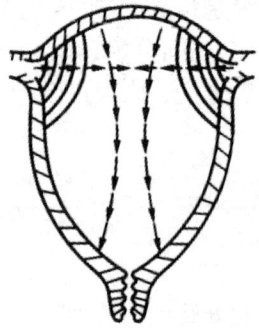

图6-2 宫缩的对称性和极性

4. 缩复作用

子宫收缩时,宫体肌纤维缩短变宽,间歇期肌纤维松弛,但不能完全恢复到原来的长度(略微缩短),经过反复收缩后,肌纤维越来越短,称为缩复作用。缩复作用可使宫腔内容积逐渐缩小,迫使胎先露不断下降、宫颈管逐渐缩短直至消失。

> **考点提示** ▶ 子宫收缩力的特点有节律性、对称性、极性及缩复作用。

(二)腹肌及膈肌收缩力

腹肌及膈肌收缩力,简称腹压,是第二产程胎儿娩出的重要辅助力量。宫口开全后,宫缩推动胎先露下降至盆底,每次宫缩,前羊水囊和胎先露部压迫盆底软组织及直肠,引起反射性排便感,产妇表现为主动屏气用力,使腹肌和膈肌有力地收缩,腹压增高,协助胎儿、胎盘娩出。腹压在第三产程还可促使已剥离的胎盘娩出。

> **考点提示** ▶ 腹肌及膈肌收缩力(腹压)是第二产程分娩时的重要辅助力量。

(三)肛提肌收缩力

肛提肌的收缩有助于胎先露内旋转和仰伸的完成。当胎头枕部露于耻骨弓下时,肛提肌收缩力还能协助胎头仰伸、娩出及胎盘娩出。

→ 二、产道

分为骨产道和软产道两部分，是胎儿娩出的通道。

（一）骨产道

骨产道即真骨盆，是胎儿娩出的通道。（详细内容见第一章第五节。）

（二）软产道

软产道是由子宫下段、子宫颈、阴道及骨盆底软组织构成的弯曲通道。

考点提示▶　　软产道由子宫下段、子宫颈、阴道及骨盆底软组织构成。

1. 子宫下段的形成

子宫下段是由子宫峡部伸展形成。子宫峡部在非孕期时长约 1 cm，妊娠 12 周后子宫峡部逐渐扩张成为宫腔的一部分，至妊娠末期逐渐拉长形成子宫下段。临产后规律性宫缩进一步使其拉长达 7~10 cm。由于子宫肌纤维的缩复作用，使子宫上段越来越厚，下段肌壁被牵拉扩张变得越来越薄，在上下段交界处形成一个明显的环状隆起，称生理性缩复环（图 6-3）。此环正常情况下不能从腹部见到。

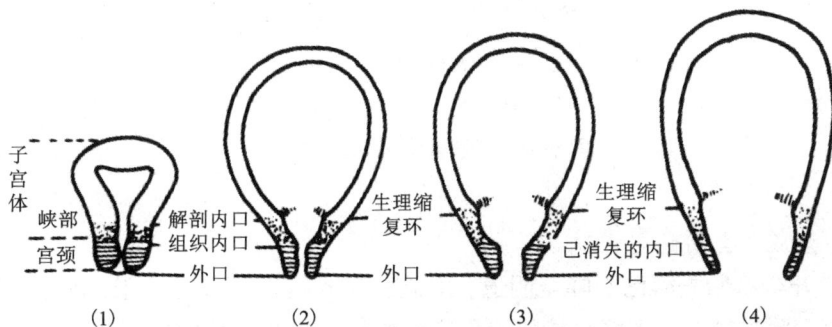

(1)非妊娠子宫；(2)足月妊娠子宫；
(3)分娩第一产程妊娠子宫；(4)分娩第二产程妊娠子宫

图 6-3　宫口扩张及子宫下段形成

2. 子宫颈的变化

（1）宫颈管消失：临产前宫颈管长约 2~3 cm，临产后子宫肌收缩牵拉宫颈内口的肌纤维及周围韧带向上向外扩张，胎先露部下降挤压前羊水囊，使宫颈管形成漏斗形，随后逐渐扩张变短、展平直至消失。初产妇多是宫颈管先消失，宫口后扩张，经产妇的宫颈管消失与宫口扩张同时进行（图 6-4）。

（2）宫口扩张：临产前，初产妇的宫颈外口仅容一指尖，经产妇可容一指。临产后，由于子宫肌肉的收缩、缩复，以及前羊水囊对宫颈的压迫，协助扩张宫颈口。随着分娩的进展，宫颈外口逐渐扩张，宫口近开全时胎膜破裂。破膜后，胎先露直接压迫宫颈，扩张宫口的作用更明显。当宫口开全（10 cm）时，足月胎头方能通过。

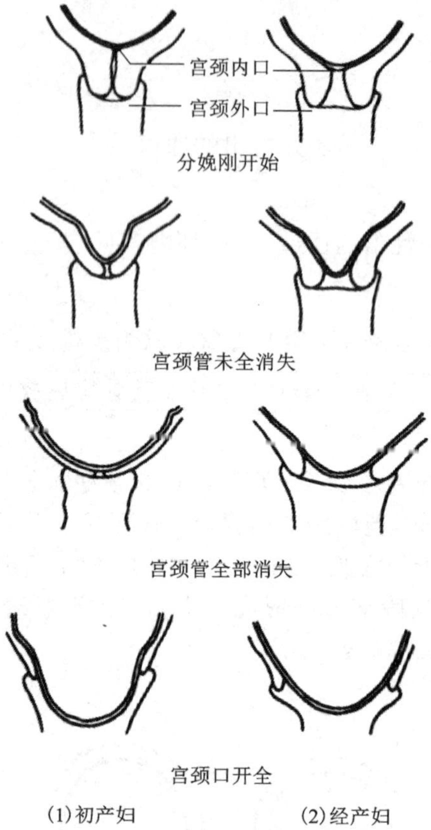

图 6-4　宫颈管消失与宫口扩张

3. 阴道、盆底与会阴的变化

子宫颈口开全后胎先露已下降至阴道，阴道黏膜皱襞展平被迫扩张，前羊膜囊先扩张阴道上部，破膜后胎先露继续下降直接压迫盆底软组织，软产道被胎先露扩张形成一个向前弯曲的长筒，前壁短，后壁长。盆底肌在胎先露压迫下向下及两侧扩展。当肛提肌高度扩张并向两侧伸展时，肌束分开，肌纤维拉长；会阴体由原来的 5 cm 厚度变薄变长为 2~4 mm 厚，以利于胎儿娩出。但会阴体极易撕裂，分娩时应注意保护。

三、胎儿

胎儿能否顺利经阴道娩出，除产力和产道因素外，胎儿大小和胎方位也是影响分娩的因素。

(一)胎儿大小

胎头是胎体最大的部分，也是胎儿通过产道最困难的部分。

1. 胎头颅骨

胎头由两块额骨、两块顶骨、两块颞骨及一块枕骨组成。颅骨之间的缝隙称为颅缝，两块额骨间为额缝,两块顶骨间为矢状缝,顶骨与额骨间为冠状缝,枕骨与顶骨间为人字缝,颞骨与顶骨间为颞缝。

两颅缝交界处的较大缝隙称为囟门。胎头前方颅缝汇合处菱形空隙称前囟(大囟门),胎头后方三角形空隙称后囟(小囟门)。颅缝与囟门均有软组织覆盖,使骨板有一定的活动余地,分娩中可轻度移位重叠使头颅变形,体积缩小,有利于胎头娩出,故胎头有一定的可塑性(图6-5)。

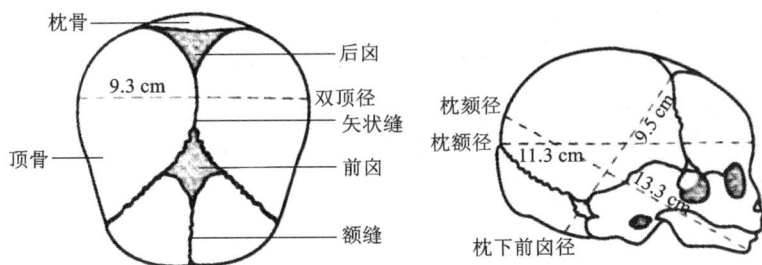

图6-5　胎头颅骨、颅缝、囟门及径线

2. 胎头径线

(1)双顶径:为两顶骨隆突间的距离,足月胎儿平均值为9.3 cm,是胎头最大横径,B超测量此径线可估计胎儿大小。

(2)枕下前囟径:也称小斜径,为前囟中点至枕骨隆突下方的距离,足月胎儿平均值为9.5 cm,胎头俯屈后以此径通过产道。

(3)枕额径:为鼻根上方(眉间)至枕骨隆突的距离,足月胎儿平均值为11.3 cm,胎头常以此径线衔接。

(4)枕颏径:也称大斜径,为颏骨下方中央至后囟顶部的距离,足月胎儿平均值为13.3 cm。

考点提示▶ 胎头径线最短的是双顶径。

(二)胎位

女性产道呈纵行,若胎位为纵产式,胎体纵轴与骨盆轴相一致,则胎儿容易通过产道。若胎位为横产式(肩先露)时,胎体纵轴与骨盆轴垂直,造成分娩困难,足月活胎不能通过产道,如勉强下降则对母儿威胁极大。

纵产式中头先露时,胎头先通过产道,在分娩过程中颅骨重叠,使胎头变形、周径变小,有利于胎头娩出。头先露中枕左前位、枕右前位是常见的正常胎位。臀先露时,胎臀先通过产道,由于胎臀较胎头周径小且软,产道不需充分扩张即可娩出,而当胎头娩出时无变形机会,易导致后出胎头困难。

◇ **四、产妇的精神心理因素**

分娩虽然是一种生理现象,但对于产妇确实是一种持久而强烈的应激源,分娩应激包括生理上和精神心理上的。产妇的精神心理状态也很大程度上影响着分娩的进行。有相当数量的初产妇对分娩有不同程度的害怕或恐惧，怕疼痛、怕出血、怕发生难产、怕胎儿性别不理想、怕有生命危险等，致使临产后情绪紧张，产生焦虑不安等心理状态。这种紧张、焦虑情绪会引起机体发生异常变化而影响分娩。现已证实，产妇情绪改变会使机体发生一系列变化，如心率加快、呼吸急促、肺内气体交换不足，致使子宫缺氧造成宫缩乏力、宫口扩张缓慢、胎先露下降受阻，产程延长，导致产妇疲劳衰竭。同时也促使产妇神经内分泌发生变化，交感神经兴奋，释放儿茶酚胺增多，引起血压升高，导致胎儿缺血缺氧发生宫内窘迫。

在分娩过程中，宫缩的阵痛逐渐变频变强，加之待产室陌生、嘈杂的环境，均会使产妇的紧张、恐惧加剧。因此，医护人员应该重视产妇的心理护理，耐心安慰产妇，告知分娩是生理过程，消除产妇的焦虑和恐惧心理，鼓励进食及正常排便，保持体力，教会产妇分娩时必要的呼吸技术和身体放松技巧。可开展家庭式产房，允许丈夫、家人或有经验的人员陪伴，使产妇顺利度过分娩全过程。

第二节　枕左前位分娩机制

分娩机制是指胎儿先露部在通过产道时，为适应骨盆各平面的不同形态，被动地进行一系列适应性转动，以其最小径线通过产道的全过程。临床上以枕左前位最多见，故本节以枕左前位为例讲解。

一、衔接

衔接又称入盆，是指胎头双顶径进入骨盆入口平面，颅骨的最低点接近或达到坐骨棘水平（图6-6）。一般初产妇在预产期前1~2周，经产妇在分娩开始后衔接。正常情况下胎头呈半俯屈状态，以枕额径入盆，胎头矢状缝位于骨盆入口平面的右斜径上，枕骨位于母体骨盆左前方。

> **考点提示▶** 　胎头以枕额径衔接，初产妇多在预产期前1~2周，经产妇多在临产后开始衔接。

二、下降

下降是指胎头沿骨盆轴前进的动作。下降呈间断性，即宫缩时胎头下降，间歇期时胎头又稍退回；但总体趋势仍为下降。下降贯穿于分娩全过程，与其他动作相伴随。临床上以胎头颅骨最低点与坐骨棘平面的关系判断胎头下降的程度。

> **考点提示▶** 　产程进展的重要标志是胎头下降，临床上以胎头颅骨最低点与坐骨棘平面的关系判断胎头下降的程度。

→ 三、俯屈

俯屈时胎头下颏部贴向胸壁，此时胎头由衔接时的枕额径(11.3 cm)变为枕下前囟径(9.5 cm)。胎头俯屈的发生是因为胎头以半俯屈状态到达骨盆底遇到肛提肌的阻力时，由于杠杆作用而发生的。俯屈使胎头以最小的径线适应产道，从而有利于胎儿继续下降(图6-7)。

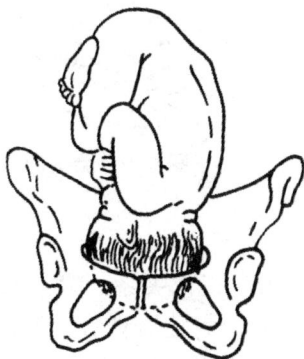

图 6-6　胎头衔接

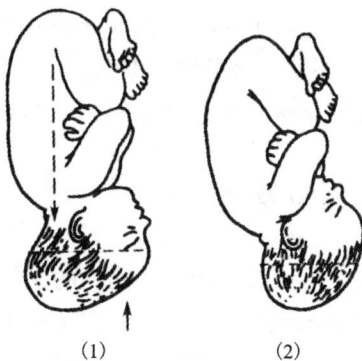

(1)　　　　　(2)

图 6-7　胎头俯屈

考点提示 ▶ 俯屈时胎头以枕额径变为枕下前囟径通过产道。

→ 四、内旋转

当胎头到达中骨盆平面时，由于中骨盆平面呈纵椭圆形，胎头在肛提肌阻力作用下枕部向右(中线)旋转45°，以适应中骨盆及出口前后径大于横径的解剖特点。内旋转完成后，胎头矢状缝与中骨盆及骨盆出口前后径相一致(图6-8)，有利于胎头通过中骨盆及出口平面。内旋转常于第一产程末完成，此时胎头转动而胎肩并未转动，呈头肩扭转状态。

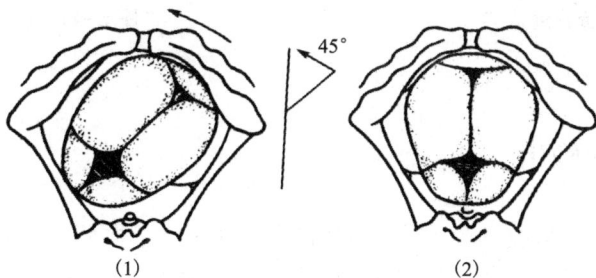

(1)　　　　　(2)

图 6-8　胎头内旋转

考点提示 ▶ 内旋转完成后，胎头矢状缝与中骨盆及骨盆出口前后径相一致。

◇ 五、仰伸

胎头在完成内旋转后继续下降通过了骨盆出口平面，当胎头下降达到阴道口时，宫缩和腹压迫使胎头下降，而肛提肌收缩将胎头向前推，三个力量的联合作用使得胎头向下向前移动(图6-9)。当枕骨抵达耻骨联合下方时，以此为支点，胎头逐渐仰伸，使顶、额、眼、鼻、口、颏相继娩出。此时双肩径沿骨盆左斜径入盆。

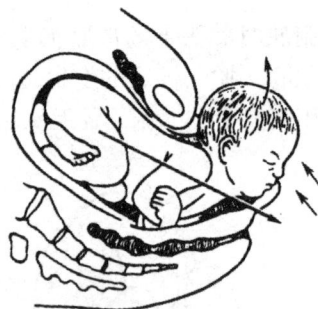

图6-9 胎头仰伸

◇ 六、复位及外旋转

复位是指胎头娩出后，枕部向左旋转45°以恢复胎头与胎肩正常关系。紧接着胎头会继续向左旋转45°，称为外旋转(图6-10)。外旋转的原因是胎儿双肩径沿骨盆左斜径下降抵达中骨盆时，为了适应中骨盆及出口前后径大于横径的特点，胎儿前(右)肩向左(中线)旋转45°，使双肩径与骨盆出口前后径一致，有利于胎肩的娩出；故胎头枕部随之在外继续向左旋转45°，以保持头肩的垂直关系(图6-11)。

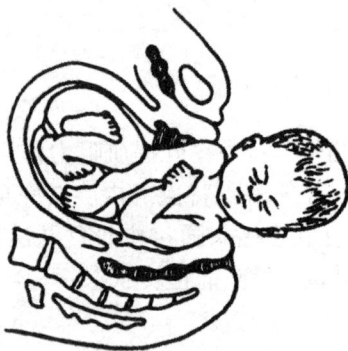

图6-10 胎头外旋转

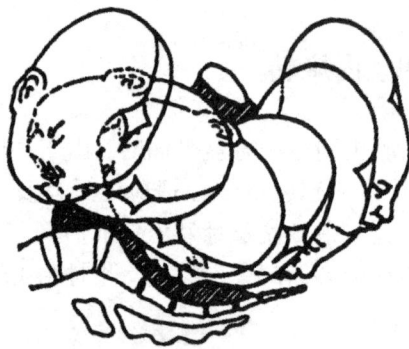

图6-11 胎头娩出过程

◇ 七、胎肩及胎身娩出

外旋转动作完成后，胎肩继续下降使前肩(胎儿右肩)于耻骨弓下先娩出，后肩(胎儿左肩)从会阴前缘娩出。然后胎儿躯干、臀部及下肢随之娩出(图6-12)。

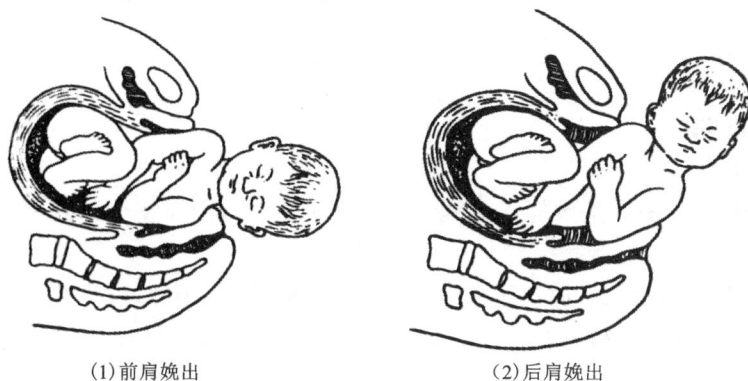

(1)前肩娩出　　　　　　　　　　(2)后肩娩出

图6-12　胎肩娩出

第三节　先兆临产、临产诊断与产程分期

→ 一、先兆临产

在分娩发动之前往往会出现一些征兆，预示着孕妇不久将临产，称为先兆临产。

1. 不规律宫缩

不规律宫缩又称假临产，往往在分娩前1~2周开始出现，是由于子宫较敏感所致。不规律的子宫收缩可引起下腹部轻微胀痛，特点是宫缩持续时间短，强度不增加，间歇时间长且不恒定，不伴有宫颈管消失与宫口扩张。以夜间多见，清晨消失。经休息或少量镇静药后即可缓解。

2. 胎儿下降感

多数初孕妇可在临产前1~2周出现。由于胎先露下降入盆使宫底也随之下降。孕妇自觉上腹部较轻松，而下腹部及腰骶部有胀满及压迫感，下肢行走不便，膀胱受压常出现尿频症状。

3. 见红

见红又称阴道血性分泌物，临产前24~48小时内，由于宫颈内口附近的胎膜与该处的宫壁分离，使毛细血管破裂而出现少量出血经阴道排出。见红是分娩即将开始的可靠征象。

考点提示 ▶ 见红是分娩即将开始的可靠征象。

→ 二、临产诊断

规律性的子宫收缩且逐渐增强是临产开始的标志。其特点是宫缩持续30~40秒以上，间歇5~6分钟，同时伴有进行性宫颈管消失、宫颈口扩张及胎先露下降。

三、产程分期

分娩全过程即总产程，是指从规律宫缩开始至胎儿及其附属物全部娩出的全过程。临床上分为三个产程：

第一产程（宫颈扩张期）：从规律宫缩开始至宫颈口开全（10 cm）为止。初产妇先有宫颈管消失，再出现宫口扩张，约需 11~22 小时，经产妇宫颈管消失与宫口扩张同时进行，约需 6~16 小时。

第二产程（胎儿娩出期）：从宫口开全至胎儿娩出为止。初产妇约需 40 分钟至 3 小时；经产妇往往数分钟至 2 小时。

第三产程（胎盘娩出期）：从胎儿娩出至胎盘娩出。初产妇和经产妇均约需 5~15 分钟，不应超过 30 分钟。

知识拓展

产程时间

第二产程未实施硬膜外麻醉者，初产妇最长不应超过 3 小时，经产妇不应超过 2 小时；实施硬膜外麻醉镇痛者，可在此基础上延长 1 小时，即初产妇最长不应超过 4 小时，经产妇不应超过 3 小时。值得注意的是，第二产程不应盲目等待至产程超过上述标准方才进行评估，初产妇第二产程超过 1 小时即应关注产程进展，超过 2 小时必须由有经验的医师进行母胎情况全面评估，决定下一步的处理方案。

第四节　第一产程临床经过及处理

一、临床经过

（一）规律宫缩

临产开始时子宫收缩持续时间约 30 s，间歇时间约 5~6 min。随着产程进展，宫缩持续时间逐渐延长，间歇时间逐渐缩短，在宫口接近开全或开全后，宫缩持续时间可达 60 s 或以上，间歇时间缩短至 1~2 min。另外，子宫收缩的强度也随着产程的进展逐渐增强。宫缩在临产初期时较弱,宫腔内的压力约为 25~30 mmHg,第一产程末压力增至 40~60 mmHg。产妇常因子宫收缩而感到腹部疼痛。宫缩时,子宫肌壁血管及胎盘受压,致使子宫血流量减少;宫缩间歇期,子宫壁放松,血流量恢复到原来水平。

(二)宫口扩张

临产后由于子宫肌肉的收缩、缩复,牵拉宫颈内口的肌纤维,胎先露部下降挤压前羊水囊,使宫颈受压;从而表现为宫颈管逐渐变软、变短展平、消失,宫颈口逐渐扩张。宫口扩张有一定规律,以初产妇最明显,开始宫口扩张速度较慢,后期速度加快,可分为潜伏期和活跃期。

1. 潜伏期

从规律性宫缩开始至宫口扩张 6 cm 称为潜伏期。此期宫口扩张缓慢,初产妇一般不超过 20 小时,经产妇不超过 14 小时。

2. 活跃期

从宫口扩张 6 cm 至宫口开全称为活跃期。此期约需 1.5~2 小时。

(三)胎先露下降

临产后伴随宫缩和宫颈口扩张,胎先露逐渐下降。其下降程度是决定胎儿能否经阴道分娩的重要观察指标。胎头下降程度以胎头颅骨最低点与坐骨棘平面关系来评定(图 6-13)。临床上常通过阴道检查来明确胎头颅骨最低点的位置,并作记录。胎头颅骨最低点平坐骨棘时,用"0"表示;一般宫口开大到 4~5 cm 时,胎头应达坐骨棘水平。胎头颅骨最低点在坐骨棘上 1 cm 时,用"-1"表示;胎头颅骨最低点在坐骨棘下 1 cm 时,用"+1"表示,依次类推。

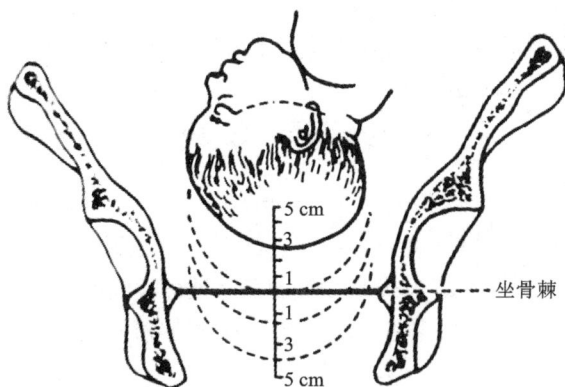

图 6-13　胎头高低的判断

> **考点提示** ▶ 胎头下降的程度以胎头颅骨最低点与坐骨棘平面关系来评定。

(四)胎膜破裂

又称破膜。随着产程进展,宫颈口逐渐扩张,胎先露不断下降,胎头与母体骨盆衔接后将羊水分隔为前后两部分,位于胎先露下方的羊水被称为"前羊水",前羊水约 100 mL,形成的前羊水囊有助于扩张宫口,位于胎先露上方的羊水被称为"后羊水"。随着产程的进展,宫缩继续增强,宫口逐渐扩张,当宫口近开全时胎膜由于缺乏有力的支撑加上羊膜腔内压力的增加使胎膜自然破裂。

考点提示 ▶ 破膜多发生在宫口近开全时。

二、产程观察及处理

(一)子宫收缩

常用观察子宫收缩的方法包括腹部触诊及仪器监测。

腹部触诊：最简单也是最重要的方法。助产人员将手掌放于产妇的腹部上，宫缩时可感到宫体部隆起变硬、间歇期松弛变软。了解子宫收缩的持续时间、间歇时间、强度及规律性。

仪器监护：最常用的是外监护，将电子监护仪的宫腔压力探头放置于孕妇腹壁宫体部，连续描记 40 分钟，可显示子宫收缩开始、高峰、结束及相对强度，十分钟内出现 3~5 次宫缩即为有效产力，可使宫颈管消失、宫口扩张和胎先露下降；10 分钟内 >5 次宫缩定义为宫缩过频。

(二)胎心

用胎心听诊器或多普勒胎儿监护仪于宫缩间歇期监测胎心变化。宫缩时，由于子宫血流量减少，致使胎盘灌注量随之减少，胎儿在宫内有缺氧的可能。随着产程进展，宫缩的强度逐渐增加的同时，宫缩持续时间逐渐延长，间歇时间逐渐缩短；宫缩的这些特点均会提高胎儿缺氧的概率，故进入产程后胎心听诊的频率会随着产程进展逐渐增加。潜伏期每隔 1~2 小时，活跃期每隔 15~30 分钟听胎心 1 次，每次听诊 1 分钟并记录。正常情况下胎心为 110~160 次/分，子宫收缩时胎心率变慢，宫缩后胎心率迅速恢复。若宫缩后胎心率不能恢复或胎心率 <110 次/min 或 >160 次/min，均提示胎儿宫内窘迫，应及时给予处理。有条件可用胎儿监护仪监测胎心。

考点提示 ▶ 胎心听诊应在宫缩间歇期进行，潜伏期每隔 1~2 小时，活跃期每隔 15~30 分钟听诊胎心 1 次。

(三)宫口扩张与胎先露下降

临产后可通过肛门检查或阴道检查来判断宫口扩张程度和胎先露下降程度。初产妇临产初期每隔 4 小时检查 1 次，宫缩频繁者或经产妇，应增加检查次数。

1. 肛门检查

通过肛门检查可了解宫颈软硬度、厚薄、宫口扩张程度，确定胎位及胎先露下降程度，了解骨盆腔的形状与大小。产妇仰卧、两腿屈曲分开，检查者站在产妇右侧，用消毒纸遮盖阴道口避免粪便污染阴道，右手示指戴指套蘸肥皂水轻轻伸入直肠，隔着直肠壁和阴道后壁进行指诊。进入直肠内的示指首先向后触及尾骨尖端，了解尾骨的活动度，再查两侧坐骨棘是否突出并确定胎头高低；然后用指端掌侧探查宫口，摸清其四周边缘，估计宫口扩张的厘米数(图 6-14)。当宫口开全时，则摸不到宫口边缘。胎膜未破时，在胎头前方可触到有弹性的前羊膜囊。

由于肛门检查是隔着直肠壁和阴道后壁进行指诊，准确率低，且有潜在增加产道感染的机会，目前国内外提倡应以阴道检查替代肛门检查。

考点提示 ▶ 　第一产程观察的重点是宫口扩张与胎先露下降情况。

2.阴道检查

检查前应严格消毒外阴,防止产道感染。阴道检查不仅能直接触清胎头矢状缝及囟门,判断胎方位、胎头有无水肿、颅骨重叠程度,还能检查宫口扩张及胎先露下降程度、是否破膜、有无脐带先露或脐带脱垂等,并能全面了解盆腔内部情况。

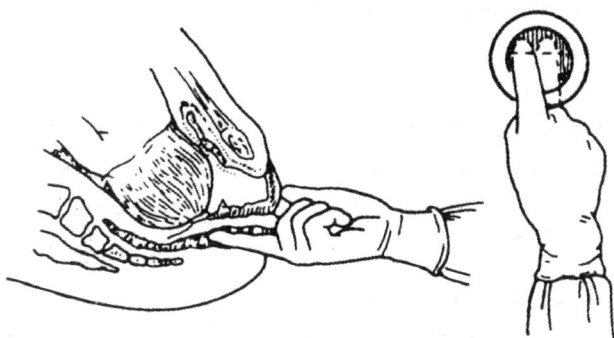

图 6-14　肛门检查

做阴道检查或肛门检查之后,要记录检查结果并及时绘制在产程图中。临床上多采用产程图来描记和反映宫口扩张及胎头下降的情况,并指导产程处理。产程图的横坐标为产程时间(小时),纵坐标左侧为宫口扩张程度(cm),右侧为胎先露下降程度(cm)。通过绘制宫口扩张曲线和胎头下降曲线(图 6-15),能动态监测产程进展,如有异常能及时发现并处理。

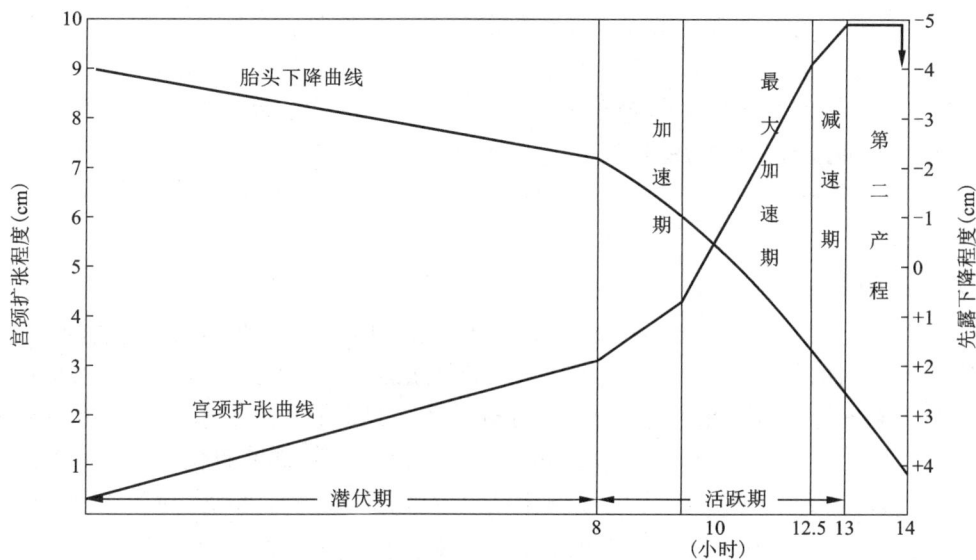

图 6-15　产程图

知识拓展

新产程标准及处理的专家共识(2014年)

　　2014年，在综合国内外相关领域文献资料的基础上，结合美国国家儿童保健和人类发育研究所、美国妇产科医师协会、美国母胎医学会等提出的相关指南及专家共识，中华医学会妇产科学分会产科学组专家对新产程的临床处理达成以下共识，以指导临床实践。

　　1.第一产程

　　(1)潜伏期：潜伏期延长(初产妇>20小时，经产妇>14小时)不作为剖宫产指征；破膜后且至少给予缩宫素静脉滴注12~18小时，方可诊断引产失败；在除外头盆不称及可疑胎儿窘迫的前提下，缓慢但仍然有进展(包括宫口扩张及先露下降的评估)的第一产程不作为剖宫产指征。

　　(2)活跃期：以宫口扩张6 cm作为活跃期的标志。活跃期停滞的诊断标准：当破膜且宫口扩张≥6 cm后，如宫缩正常，而宫口停止扩张≥4小时可诊断活跃期停滞；如宫缩欠佳，宫口停止扩张≥6小时可诊断活跃期停滞。活跃期停滞可作为剖宫产的指征。

　　2.第二产程

　　(1)第二产程延长的诊断标准：①对于初产妇，如行硬脊膜外阻滞，第二产程超过4小时，产程无进展(包括胎头下降、旋转)可诊断第二产程延长；如无硬脊膜外阻滞，第二产程超过3小时，产程无进展可诊断。②对于经产妇，如行硬脊膜外阻滞，第二产程超过3小时，产程无进展(包括胎头下降、旋转)可诊断第二产程延长；如无硬脊膜外阻滞，第二产程超过2小时，产程无进展则可以诊断。

　　(2)由经验丰富的医师和助产士进行阴道助产是安全的，鼓励对阴道助产技术进行培训。

　　(3)当胎头下降异常时，在考虑阴道助产或剖宫产之前，应对胎方位进行评估，必要时进行手转胎头到合适的胎方位。

(四)胎膜破裂

　　当宫口近开全时胎膜自然破裂，破膜时随着羊水的流出，脐带脱垂的可能性增加。另外，妊娠晚期羊水的颜色正常情况下为无色但略混浊的液体；若为头先露，羊水呈黄色、黄绿色甚至棕黄色，均提示胎儿窘迫，应及时处理。故一旦胎膜破裂，应立即听胎心音并记录破膜时间，观察羊水的性状、颜色和流出量。破膜后胎头未入盆或臀位者，应绝对卧床，抬高床尾，防止脐带脱垂。破膜超过12小时未结束分娩者，应遵医嘱给予抗生素预防感染。

考点提示▶ 一旦胎膜破裂应立即听胎心音，观察羊水的性状、颜色和流出量。

(五)血压

　　产妇在宫缩时血压常升高5~10 mmHg，间歇期复原。产程中应每隔4~6小时测血压一次，若发现血压升高，应增加测量次数，并予以相应处理。

(六)精神安慰

在分娩过程中,初产妇往往对自然分娩信心不足,加上子宫收缩的阵痛,以及待产室陌生、嘈杂的环境,均使产妇感到紧张、焦虑,少数产妇甚至出现恐惧症状。产妇的精神状态能够影响宫缩和产程进展,助产人员应安慰产妇并耐心讲解分娩是生理过程,以增强产妇对自然分娩的信心。若产妇精神过度紧张,宫缩时喊叫不安,应指导产妇在宫缩时做深呼吸动作,或用双手轻柔下腹部。若产妇腰骶部胀痛,用手拳压迫腰骶部,常可减轻不适感。

(七)活动与休息

临产后胎膜未破、宫缩不强者,鼓励产妇在室内适当活动,以促进宫缩,利于宫口扩张和胎先露下降。若胎膜已破且胎头尚未衔接者,嘱产妇取左侧卧位并抬高臀部以防脐带脱垂。

(八)排尿与排便

膀胱位于子宫前方,若膀胱充盈则会影响宫缩及胎先露下降。临产后应每2~4 h嘱产妇排尿1次。腹部检查时触诊耻骨上区,以判断膀胱是否充盈。尿潴留者经诱导排尿无效时,可行导尿术。

温肥皂水灌肠既能清除粪便,防止分娩时排便造成污染,又能反射性加强宫缩有利于产程进展。初产妇宫口扩张<4 cm、经产妇<2 cm时,可行温肥皂水灌肠。但阴道流血、胎位异常、胎头未衔接、胎膜早破、有剖宫产史、宫缩强估计1小时内分娩及严重心脏病等情况时不宜灌肠。

知识链接

关于第一产程是否灌肠的问题解释

根据本科第6版《妇产科护理学》课本及新大纲内容,分娩初期肥皂水灌肠对促进产程无效,现已不用。

(九)补充能量

鼓励产妇在宫缩间歇期进食,以补充体力消耗。进食高热量、易消化、清淡饮食,少量多餐,注意补充足够水分,保持水、电解质平衡。

第五节　第二产程临床经过及处理

一、临床经过

(一)宫缩增强

宫口开全后,子宫收缩频率及强度进一步增强,宫缩持续时间约1 min或以上,间歇时间 1～2 min，宫腔内压力增强甚至达 100～150 mmHg。此时胎膜多已自然破裂。若仍未破膜，常影响胎先露下降，应行人工破膜。

（二）疼痛与排便感

宫口开全后，胎先露已下降至阴道，由于对盆底组织的压迫及会阴的扩张，产妇常会感到会阴痛，并向大腿内侧放射。随着宫口开全与宫缩加强，胎头已降至骨盆出口压迫盆底组织，产妇有排便感并不自主地向下屏气，使用腹压。会阴逐渐膨隆、变薄，肛门括约肌松弛且张开。

（三）胎头拨露、胎头着冠

胎头拨露是指胎头于宫缩时显露于阴道口，宫缩间歇时又缩回于阴道内（图 6-16）。经过几次拨露，胎头外露部分不断增大，直至胎头双顶径越过骨盆出口平面，胎头在宫缩间歇时也不再缩回，称胎头着冠（图 6-17）。

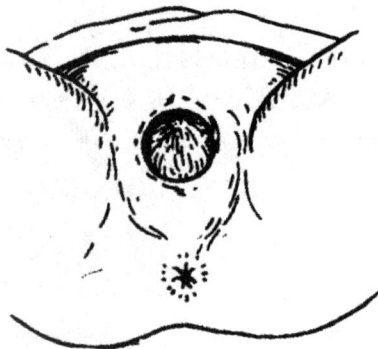

图 6-16　胎头拨露

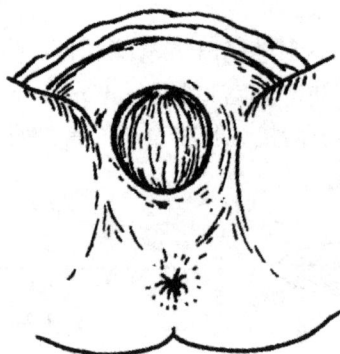

图 6-17　胎头着冠

（四）胎儿娩出

产程继续进展，当胎头枕骨露出于耻骨弓下时，胎头开始仰伸，胎儿额、鼻、口、颏部相继娩出。随后胎头复位和外旋转，前肩和后肩相继娩出，胎体娩出，后羊水随之涌出，子宫迅速收缩，宫底降至脐平。

◆ 二、产程观察及处理

（一）密切监测胎心

由于宫缩强度及频率增加，易致胎儿宫内缺氧，应勤听胎心，一般宫缩间歇期每 5～10 分钟听 1 次胎心，每次听 1 分钟，直至胎儿娩出。有条件者可用胎儿监护仪监测胎心率，及时发现异常情况并及时处理。

考点提示▶ 第二产程每5~10分钟听诊1次胎心。

(二)指导产妇正确运用腹压

进入第二产程后首要的护理措施是指导产妇正确运用腹压。产妇取膀胱截石位，双脚蹬踏在产床上，双手握持把手，宫缩时深吸气屏住，然后向下用力(如排大便样)以增加腹压。宫缩间歇时，嘱产妇全身肌肉放松休息，均匀呼吸。等下次宫缩出现时，再重复屏气运用腹压，以加速产程进展。但是，在胎头着冠后，为了避免宫缩加腹压的力量过强，防止胎儿娩出过快造成的会阴裂伤；应该宫缩时让产妇哈气，在间歇期让产妇稍微用力，此时单一的腹压推动胎头缓慢娩出，有利于防止会阴的撕裂。

考点提示▶ 进入第二产程后首要的护理措施是指导产妇正确运用腹压。

(三)接产准备

初产妇宫口开全后，经产妇宫口开大4 cm且宫缩规律有力时，将产妇送至分娩室，做好接产准备，进行产时外阴冲洗、消毒。让产妇仰卧于产床上，两腿屈曲分开，露出外阴部，在臀下放置便盆，为防止液体进入阴道，冲洗时注意用纱布或棉球盖住阴道口。用无菌卵圆钳夹消毒纱布1块蘸肥皂液擦洗外阴部，顺序：阴阜、大腿内上1/3、大阴唇、小阴唇、会阴及肛门周围。然后用温开水冲洗干净，顺序同上，会阴冲洗完毕后取下阴道口的纱布。最后用聚维酮碘(碘伏)消毒外阴部，顺序为：大阴唇、小阴唇、

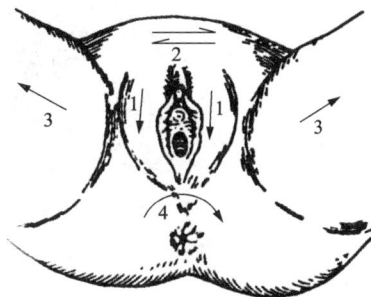

图6-18 会阴消毒顺序

阴阜、大腿内上1/3、会阴及肛门周围(图6-18)。随后移去便盆，臀下垫消毒巾。接产者按无菌操作常规洗手、穿手术衣、戴无菌手套，打开产包，铺好消毒巾准备接产。

考点提示▶ 会阴消毒的顺序为：大阴唇、小阴唇、阴阜、大腿内上1/3、会阴及肛门周围。

(四)接产

1. 评估会阴条件

以下因素的存在会诱发会阴裂伤，如会阴过度缺乏弹性、耻骨弓过低、会阴水肿、胎儿过大、胎儿娩出过快等，应适时行会阴侧切术，防止会阴撕裂。

2. 接产要领

正确保护会阴，协助胎头俯屈，使胎头以最小的径线(枕下前囟径)在宫缩间歇期缓慢通过阴道口，是预防会阴撕裂的关键。

3. 接产步骤

考点提示▶ 胎头拨露使阴唇后联合紧张时，开始保护会阴；当胎儿双肩娩出后保护会阴的右手方可松开。

(1)保护会阴：接产者站在产妇右侧，当胎头拨露使阴唇后联合紧张时，开始保护会阴，其目的是避免会阴裂伤，控制胎儿娩出速度，协助胎儿完成分娩机制的动作，促使胎儿安全

娩出。会阴切开后也需保护。方法：在会阴部盖上消毒巾，接产者右肘支在产床上，右手拇指与其余四指分开，利用手掌大鱼际顶住会阴部。每当宫缩时应向上向内方托压，同时左手应轻轻下压胎头枕部，协助胎头俯屈。宫缩间歇时，保护会阴的手稍放松，以免压迫过久引起会阴水肿。当胎头枕部在耻骨弓下露出时左手协助胎头仰伸，右手仍注意保护会阴，使胎头缓慢娩出。

（2）协助胎头俯屈、仰伸：在右手保护会阴的同时，左手轻压胎头枕部，协助胎头俯屈。当胎头枕部在耻骨弓下露出时，嘱产妇宫缩时张口哈气解除腹压，防止过强的产力造成会阴撕裂，间歇期时稍向下屏气用力；此时，左手应协助胎头仰伸，使胎头慢慢娩出（图6-19）。

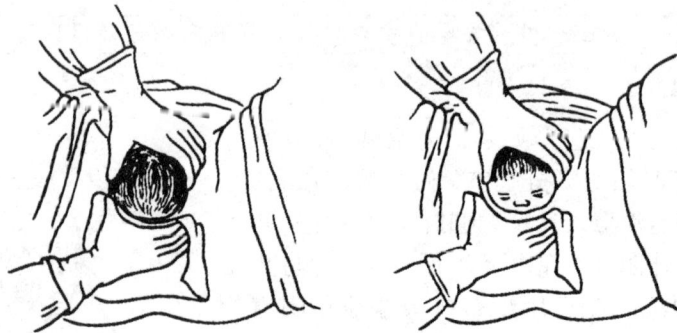

(1)保护会阴,协助胎头俯屈　　　　(2)协助胎头仰伸

图6-19　协助胎头俯屈、仰伸

（3）挤出口鼻内黏液、羊水：当胎头娩出后，右手需继续保护会阴；左手拇指与其余四指分开，四指从胎儿鼻根向下挤压的同时，拇指从下颏向上挤压，挤出口鼻腔内的黏液和羊水。

（4）协助胎头复位、外旋转：左手协助胎头复位及外旋转。枕左前位时，胎儿枕部向产妇左侧旋转90°，枕右前位时，胎儿枕部向产妇右侧旋转90°；使胎儿双肩径与骨盆出口前后径一致。

（5）协助胎肩及胎体娩出：接产者左手向下轻压胎儿颈部，使前肩从耻骨弓下先娩出；接下来左手再反手轻托胎儿颈部向上，使后肩从保护会阴的右手上方娩出（图6-20）。胎儿

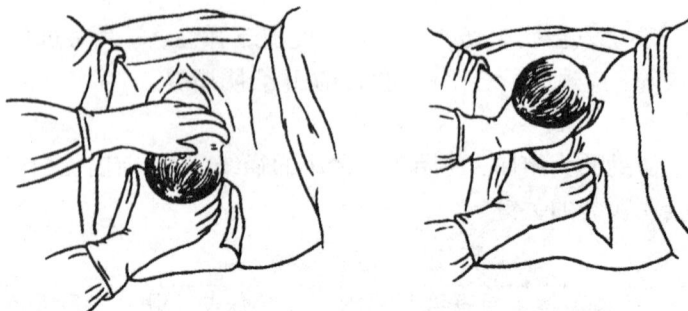

(1)助前肩娩出　　　　(2)助后肩娩出

图6-20　协助胎肩娩出

双肩娩出后，保护会阴的右手方可松开。然后用双手扶住胎肩两侧，协助胎体及下肢以侧位

娩出。胎儿娩出后,将一弯盘置于阴道口下方,接取阴道流血,记录胎儿娩出时间和出血量。

当胎头娩出后,若发现脐带绕颈一周且较松,可用左手将脐带从胎头滑下或随前肩娩出而上推脐带;若脐带绕颈较紧或绕两周或以上,可用两把血管钳夹住颈部一段脐带,在两钳之中剪断脐带,注意勿伤及胎颈。松解脐带后,再协助胎儿娩出(图6-21)。

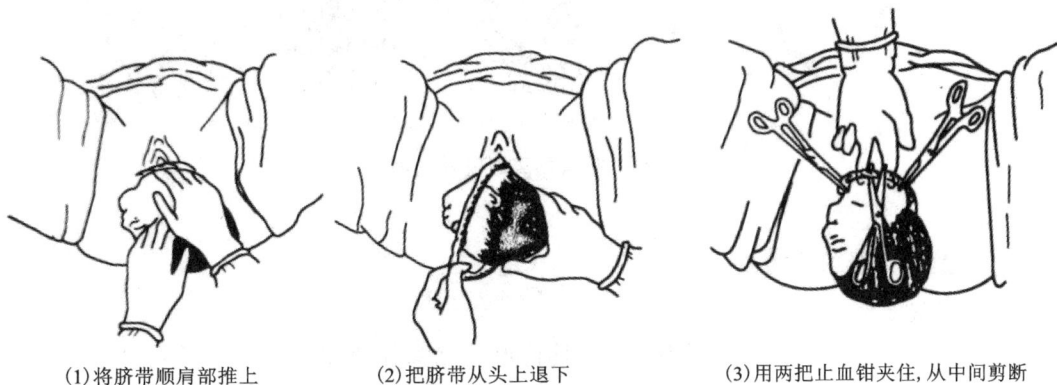

(1)将脐带顺肩部推上　(2)把脐带从头上退下　(3)用两把止血钳夹住,从中间剪断

图6-21 脐带绕颈的处理

第六节 第三产程的临床经过及处理

一、临床经过

随着胎儿娩出,第三产程产妇突然感觉轻松,此时宫底下降至平脐,宫缩暂停,数分钟后又重新开始收缩。由于子宫收缩使宫腔缩小,但胎盘不能相应收缩,而与子宫壁发生错位剥离;当子宫继续收缩,胎盘剥离面积不断扩大,最终胎盘全部剥离而娩出。

(一)胎盘剥离征象

(1)宫体变硬呈球形,胎盘剥离后随即降至子宫下段,宫体被推向上呈狭长形,使宫底升高达脐上(图6-22)。

(2)阴道有少量流血。

(3)剥离的胎盘降至子宫下段,阴道口外露的脐带自行下降延长。

(4)用左手掌尺侧在耻骨联合上缘向下轻压子宫下段时,子宫底上升而外露的脐带不再回缩(因胎盘与宫壁分离)。

考点提示▶ 掌握胎盘剥离的征象。

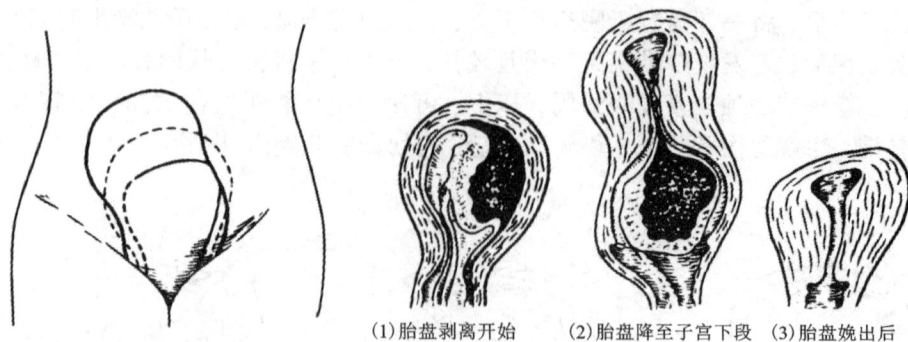

(1)胎盘剥离开始　(2)胎盘降至子宫下段　(3)胎盘娩出后

图 6-22　胎盘剥离时子宫的形状

(二)胎盘剥离及娩出方式

1. 胎儿面娩出式

指胎盘从中央先剥离,然后周围剥离;其特点是胎盘先排出,后见少量阴道出血(图 6-23)。该娩出式较多见。

2. 母体面娩出式

指胎盘从边缘先剥离,血液沿胎盘剥离面流出,然后中央再剥离;其特点是先有较多量的阴道流血,然后胎盘母体面排出(图 6-23)。该娩出方式较少见。

胎盘娩出后,宫底降至脐下 1~2 横指处。胎盘娩出前后,子宫出血量约 150~300 mL。

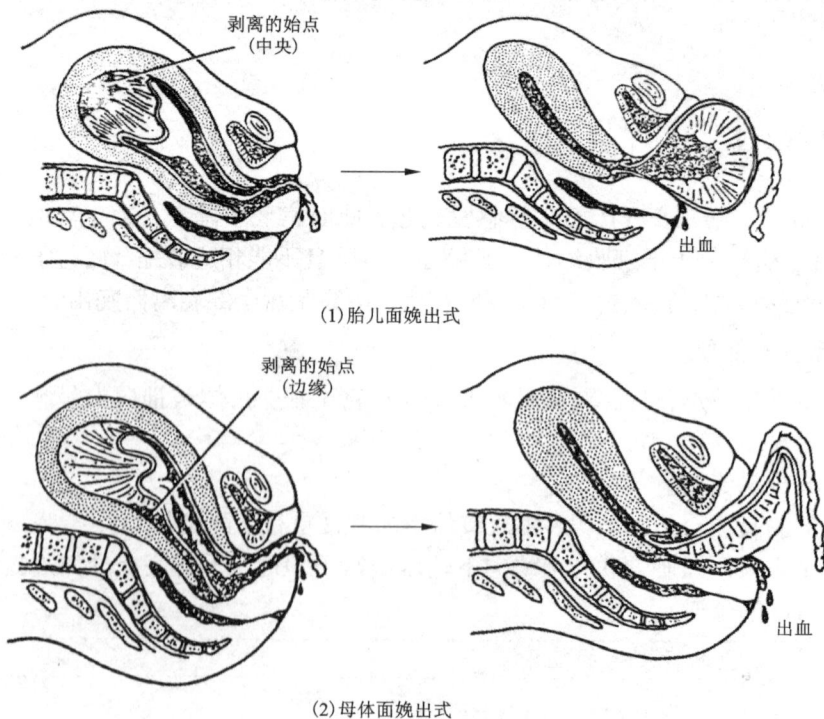

剥离的始点
(中央)

出血

(1)胎儿面娩出式

剥离的始点
(边缘)

出血

(2)母体面娩出式

图 6-23　胎盘娩出方式

二、产程观察及处理

(一) 新生儿处理

1. 清理呼吸道

新生儿娩出后,立即清理呼吸道。胎儿娩出断脐后,立即用新生儿吸痰管或洗耳球吸净口、咽部和鼻腔的黏液及羊水,以免发生吸入性肺炎。清理呼吸道后新生儿常大声啼哭,表示呼吸道已通畅,正常呼吸已建立。确认已吸净而仍无啼哭时,可用手轻弹新生儿足底或摩擦背部,刺激其啼哭。再用无菌毛巾快速擦干新生儿全身的黏液及羊水。

> **考点提示** ▶ 新生儿娩出后首要的护理措施是清理呼吸道。

2. 阿普加(Apgar)评分及其意义

阿普加评分是以新生儿出生后 1 分钟内的心率、呼吸、肌张力、喉反射及皮肤颜色为依据,判断有无新生儿窒息及窒息的严重程度。其中,5 项体征每项 0~2 分,满分为 10 分;8~10 属正常新生儿;7 分以上只需一般处理;4~7 分缺氧较严重,为轻度窒息(青紫窒息),需清理呼吸道、人工呼吸、吸氧、用药等措施才能恢复;0~3 分缺氧严重,为重度窒息(苍白窒息),需紧急抢救,行喉镜直视下气管内插管并给氧。缺氧严重的新生儿应在出生后 5 分钟、10 分钟再次评分(表 6-1)。

> **考点提示** ▶ 新生儿阿普加评分的五项依据及评分方法。

表 6-1　新生儿 Apgar 评分表

体征	0分	1分	2分
心率	无	<100 次/分	≥100 次/分
呼吸	无	浅慢而不规则	佳
肌张力	松弛	四肢稍屈	四肢活动
喉反射	无反应	有些动作如皱眉等	咳嗽、恶心
皮肤颜色	口唇青紫、全身苍白	躯干红润、四肢青紫	全身红润

3. 处理脐带

新生儿啼哭后,在距脐根 10~15 cm 处用两把止血钳钳夹,于两钳之间剪断脐带。结扎脐带的方法有气门芯、脐带夹、血管钳及粗丝线结扎法等,目前常用气门芯套扎法。具体方法为:先把消毒后带丝线的气门芯套在弯止血钳上,距离脐根上方 0.5 cm 处用止血钳夹住脐带,在止血钳上方 0.5 cm 处剪断脐带,用 5% 聚维酮碘消毒脐带断端,牵拉丝线,将气门芯滑过止血钳,套扎至脐根处,查看结扎部位,注意不可套住脐周部位的皮肤,然后取下止血钳,挤出残余血液,用 75% 乙醇或 5% 聚维酮碘溶液消毒脐带断面,用无菌纱布覆盖。除气门芯结扎法外,也可用粗丝线分别在距脐根 0.5 cm、1.0 cm 处结扎两遍,注意用力适当,必须扎紧,以防脐带出血,同时勿用力过猛造成脐带断裂。处理脐带的过程中要注意新生儿保暖。

考点提示 ▶ 掌握处理脐带的方法。粗丝线结扎法的 3 个 0.5 cm 是指在距离脐根上方 0.5 cm 处用粗丝线结扎第一遍，第一个结的上方 0.5 cm 处用粗丝线结扎第二遍，第二个结的上方 0.5 cm 剪断脐带。

4. 处理新生儿

擦净新生儿皮肤上的血迹及足底胎脂，打足印及产妇拇指印于新生儿病历上。经详细体格检查后，系以标明新生儿性别、体重、出生时间、母亲姓名和床号的手腕带和包被。新生儿娩出后半小时内，将新生儿抱给母亲，俯卧于母亲胸前，让母亲将新生儿抱在怀中进行皮肤早接触，并吸吮母亲双侧乳头。早接触、早吸吮可促进乳汁分泌、预防产后出血，同时也可增进母婴的情感交流。

（二）协助胎盘娩出

正确处理胎盘娩出，可减少产后出血的发生。接产者切忌在胎盘尚未完全剥离时用手按揉、下压宫底或牵拉脐带，以免引起胎盘部分剥离而出血或拉断脐带，甚至造成子宫内翻。当确认胎盘已完全剥离时，宫缩时以左手握住宫底并按压，其中左手拇指放于子宫前壁，其余四指放于子宫后壁；同时，右手轻拉脐带，以协助胎盘娩出。当胎盘娩出至阴道口时，接生者用双手捧住胎盘，向一个方向旋转并缓慢向外牵拉，协助胎盘胎膜完整娩出（图 6-24）。若在胎盘娩出过程中，发现胎膜部分断裂，可用止血钳夹住断裂上端的胎膜，继续向原方向旋转，直至胎膜完整娩出。胎盘胎膜娩出后，按摩子宫以刺激子宫收缩，减少出血，同时注意观察并记录出血量。

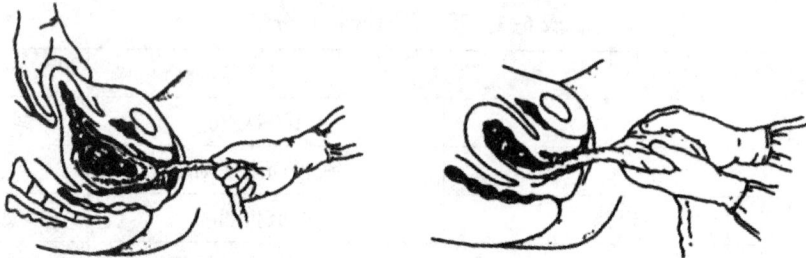

图 6-24　协助胎盘娩出

（三）检查胎盘及胎膜

先将胎盘母体面铺平，检查胎盘小叶有无缺损。然后将脐带提起，检查胎膜是否完整，胎盘胎儿面边缘有无断裂的血管，及时发现副胎盘。副胎盘是与正常胎盘分离的小胎盘，两者间有血管相连（图 6-25）。若有胎盘小叶缺损、大块胎膜残留或疑有副胎盘时，应在无菌操作下，徒手进入宫腔取出残留组织。如确认仅有少许胎膜残留，给予子宫收缩药待其自然排出，但应严密观察阴道出血情况。

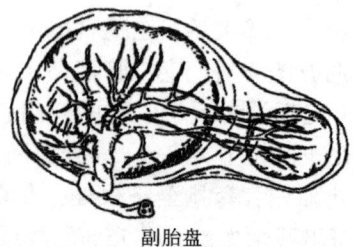

副胎盘

图 6-25　副胎盘

(四)检查软产道

检查胎盘胎膜后，应仔细检查会阴、小阴唇内侧、尿道口周围、阴道及宫颈有无撕裂伤，如有裂伤应立即修补缝合。

(五)预防产后出血

胎盘胎膜娩出后，应立即按摩子宫，刺激其收缩以减少出血。对宫缩乏力的产妇或有产后出血史者，在胎儿前肩娩出时用缩宫素 10U 加入 10% 葡萄糖溶液 20 mL 缓慢静脉注射，加强宫缩促使胎盘剥离减少出血。如胎盘未全部剥离而出血量多时，应立即采用手取胎盘术。胎盘娩出后出血多时，用麦角新碱 0.2 mg 肌内注射或经下腹部直接注入子宫体肌壁内，或缩宫素 10~20U 加入 5% 葡萄糖溶液 500 mL 静脉滴注。

(六)评估阴道流血量

正常分娩出血量不超过 300 mL。评估阴道流血量，首先要把弯盘中收集的血液倒入量杯内，以测量流血量。而敷料上的血量用称重法来评估，失血量(mL)≈[血污敷料重(g)−干敷料重(g)]/1.05(血液比重 g/mL)。

(七)填写分娩记录单

及时、准确地填写分娩记录单。

(八)产后观察

产后应在产房观察 2 小时，因为这一时期容易发生产后出血及母体循环障碍。

1. 观察重点

应评估产妇子宫收缩情况及宫底高度，注意阴道流血量、会阴阴道有无血肿，膀胱是否充盈等，同时还要监测体温、脉搏、呼吸、血压及产妇的一般情况。

> **考点提示** ▶ 产后 2 小时内应观察产妇子宫收缩情况、宫底高度、阴道流血量、会阴阴道有无血肿、膀胱是否充盈。

2. 异常情况处理

若宫缩乏力导致大量阴道流血，及时按摩子宫并应用子宫收缩剂。如子宫收缩不良、宫底升高，但阴道流血不多，提示有宫腔积血；应挤压宫底排出积血，并给予子宫收缩剂。如产妇软产道有裂伤经缝合处理后，自觉肛门坠胀，提示有阴道后壁血肿的可能，应进行肛查确诊后及时给予处理。膀胱充盈可影响宫缩，易引起产后出血，应鼓励产妇排尿。

3. 一般护理

第三产程处理完后，移去产妇臀下被污染的敷料，为产妇擦身并垫好消毒会阴垫，更换衣服、床单，让产妇感到清洁、舒适。由于分娩中的体力消耗，产后应及时补充水分及能量，以帮助产妇恢复体力。若产妇对新生儿的性别不满意，应帮助产妇接受新生儿，建立母子情感。若新生儿有畸形、疾病或新生儿出现窒息需要复苏抢救及后续治疗等，应安慰产妇，重视产妇的心理护理。

知识拓展

分娩镇痛

分娩时产生的剧烈疼痛可导致体内一系列神经内分泌反应,使产妇发生血管收缩、胎盘血流减少、酸中毒等,对产妇和胎儿不利。因此,正确并有效的分娩镇痛有重要意义。

分娩镇痛遵循自愿、安全的原则,以达到最大程度地降低产妇产痛、最小程度地影响母婴结局为目的。分娩镇痛首选椎管内分娩镇痛(包括连续硬膜外镇痛和腰-硬联合镇痛)。当产妇存在椎管内镇痛禁忌证时,而产妇强烈要求实施分娩镇痛情况下,根据医院条件可酌情选择静脉分娩镇痛方法,但必须加强监测和管理,以防危险情况发生。

分娩镇痛前对产妇系统的评估是保证镇痛安全及顺利实施的基础。评估内容包括:病史、体格检查、相关实验室检查等。分娩镇痛适应证:①产妇自愿;②经产科医师评估,可进行阴道分娩试产者(包括瘢痕子宫、妊娠期高血压及子痫前期等)。禁忌证:①产妇拒绝;②经产科医师评估不能进行阴道分娩者;③椎管内阻滞禁忌:如颅内高压、凝血功能异常、穿刺部位及全身性感染等,以及影响穿刺操作等情况。

二维码6-1

第七章

正常产褥

学习目标

1. 掌握产褥期概念、临床表现及处理。
2. 熟悉产褥期母体的生理变化。
3. 掌握母乳喂养的优点、指导及乳房护理。
4. 了解产褥期的心理变化。

第一节　产褥期母体的变化

产褥期是从胎盘娩出至产妇全身各器官除乳腺外恢复或接近未孕状态所需的一段时期。一般为6周。

考点提示▶ 产褥期的概念、时间。

一、产褥期的生理变化

(一)生殖系统的变化

考点提示▶ 产后6周，子宫恢复至未孕期大小。

产褥期的变化中生殖系统的变化最明显，其中又以子宫的变化最大。

考点提示▶ 产褥期的变化中生殖系统的变化最明显，其中又以子宫的变化最大。

1. 子宫

子宫自胎盘娩出后逐渐恢复至未妊娠状态的过程称为子宫复旧，一般为6周。

(1)子宫体肌纤维缩复：由于子宫肌纤维不断缩复，肌细胞胞浆蛋白被分解排出，使肌细胞体积缩小，子宫体逐渐缩小。产后1周，子宫体缩小至约妊娠12周大小；产后10天，子宫降至骨盆腔内，腹部检查已摸不到子宫底；产后6周，子宫恢复至非孕期大小。子宫重量也逐渐减少，分娩结束时约为1000 g，产后1周时约为500 g，产后2周时约为300 g，直至产后6~8周逐渐恢复到未孕时的50~60 g。

(2)子宫内膜再生：胎盘、胎膜娩出后，宫腔内遗留的蜕膜表层变性、坏死脱落，随恶露排出。蜕膜的基底层逐渐再生新的功能层，使内膜逐渐修复；产后3周除胎盘剥离面外，宫腔表面的内膜已再生修复，而胎盘附着部位的内膜完全修复约需6周。

考点提示▶ 产褥期中胎盘附着部位的内膜完全修复约需6周，子宫颈恢复至正常形态需4周。

（3）子宫颈复原及子宫下段变化：胎盘娩出后，宫颈松软、壁薄，状如"袖口"。产后宫颈逐渐复原，产后1周子宫颈外形恢复，内口关闭。产后4周子宫颈恢复至正常形态。因分娩时宫颈外口多在3点及9点处有轻度裂伤，使初产妇的宫颈外口由产前圆形（未产型），变为产后"一"字形横裂（已产型）。产后子宫下段肌纤维缩复，逐渐恢复为非孕时的子宫峡部。产后子宫血供减少，随子宫复旧，子宫壁间的血管逐渐受压闭塞，为新生的小血管代替。

2. 阴道及外阴

分娩后扩大的阴道腔逐渐缩小，松弛的阴道壁肌张力逐渐恢复，黏膜皱襞约在产后3周重新出现，但阴道于产褥期结束时不能完全恢复至未孕时的紧张度。分娩后外阴常有轻度水肿，产后2~3日可自行消退。会阴部轻度裂伤或会阴切口缝合后一般3~5日可愈合。处女膜在分娩时撕裂形成残缺痕迹，称处女膜痕。

3. 盆底组织

盆底肌及其筋膜在分娩时过度扩张致弹性降低，且常伴有肌纤维部分断裂导致盆底肌肉的托力下降。产褥期坚持做产后健身操，盆底肌有可能恢复至接近未孕状态。若盆底组织损伤严重或产褥期过早参加重体力劳动，可导致阴道膨出，甚至子宫脱垂。

考点提示▶ 产褥期过早参加重体力劳动，可导致阴道膨出，甚至子宫脱垂。

（二）乳房

乳房的主要变化是泌乳，一般产后2~3日开始泌乳。其原因是分娩后产妇体内的雌激素、孕激素、胎盘生乳素水平迅速下降，解除了对垂体泌乳素功能的抑制，乳汁开始分泌。哺乳时婴儿的吸吮刺激，反射性地引起神经垂体释放更多的泌乳素和缩宫素，在促进乳汁分泌的同时，缩宫素使乳腺泡周围的肌上皮细胞收缩，迫使乳汁从腺泡中经导管进入乳窦而喷出乳汁，此过程称为喷乳反射。

考点提示▶ 一般产后2~3日开始泌乳。

（三）循环系统及血液的变化

妊娠期血容量约增加35%，于产后2~3周恢复至未孕状态。在产后最初的3日内，由于子宫缩复及子宫胎盘血液循环停止，大量血液从子宫涌入体循环，加之妊娠期过多的组织间液回吸收，使产妇的体循环血容量增加15%~25%，尤其是产后24小时内，心脏负荷加重，应注意预防心力衰竭的发生。

考点提示▶ 产后2~3周血容量恢复至未孕状态。

产褥初期血液仍处于高凝状态，胎盘剥离创面可迅速形成血栓，减少产后出血。产后红细胞计数和血红蛋白值逐渐回升至孕前水平，中性粒细胞和血小板数增多，白细胞总数可达$(15~30)×10^9$/L，一般产后1~2周恢复正常；红细胞沉降率于产后3~4周降至正常。

（四）消化系统

妊娠期胃酸分泌减少，胃肠肌张力及蠕动力减弱的状态，产后需1~2周恢复。由于产时体力消耗及失血，产妇常感口渴，食欲缺乏，1~2 日恢复。产妇因长时间卧床，腹肌及盆底组织松弛，易发生便秘和肠胀气。

(五)泌尿系统

由于分娩过程中膀胱受压，致使膀胱黏膜水肿、充血及肌张力降低，也可因会阴伤口疼痛或不习惯卧床排尿等原因，易发生尿潴留，尤其在产后 24 小时内。因妊娠期体内潴留大量的液体在产褥早期主要由肾脏排出，所以产后第 1 周尿量明显增多。妊娠期扩张的肾盂及输尿管产后需 2~8 周恢复正常。

考点提示▶ 产后 1 周内尿量增多。

(六)内分泌系统

随着胎盘的娩出，产后雌、孕激素水平急剧下降，产后 1 周时降至未孕水平。胎盘生乳素于产后 6 小时已测不出。垂体催乳素高于非孕水平，尤其是吸吮乳汁时催乳素明显增高，不哺乳者产后 2 周降至非孕水平。

产后月经及排卵的恢复时间与是否哺乳有关。不哺乳产妇一般产后 6~10 周月经复潮，产后 10 周左右恢复排卵。哺乳产妇月经复潮延迟，有的在哺乳期间月经一直不来，平均产后 4~6 个月恢复排卵。因此哺乳期产妇月经未复潮前多有排卵，并有受孕的可能，须注意避孕。

(七)腹壁

妊娠期下腹正中线的色素沉着在产褥期逐渐消退。初产妇腹部紫红色的妊娠纹，在产褥期逐渐变成永久性银白色妊娠纹。腹壁由于妊娠时的过度膨隆，部分弹力纤维断裂，使腹直肌呈不同程度分离，故产后腹壁明显松弛，其紧张度约在 6~8 周后有所恢复。

二、产褥期的心理变化

产褥期妇女的心理变化较大，产妇需要从妊娠期和分娩期的不适、疼痛、焦虑中恢复，并接纳家庭新成员和新家庭，这一过程也称为心理调适。

产褥期由于体内激素水平迅速下降、愿望和能力之间的差异、角色转变、个人及家庭经济和谐情况以及新生儿性别等原因，造成产褥期产妇的心理处于脆弱和不稳定状态。受产妇年龄、分娩的感受及家庭环境和家庭支持等多种因素的影响，产后妇女可能会经历希望、高兴、幸福感、压抑、焦虑及失落等多种感受。因此，产褥期的心理指导和支持是十分重要的。

产褥期妇女的心理调适主要表现在确立家长与孩子的关系和承担母亲角色的责任两方面。Rubin 在 1960 年提出，产褥期妇女的心理调适一般要经历 3 个时期，分别是依赖期、依赖-独立期和独立期。

考点提示▶ 依赖期是在产后 1~3 日，最易发生抑郁的时期是产后 3~14 日。

1. 依赖期

产后 1~3 日。这一时期内，产妇因分娩时体力的消耗、外阴伤口等需要修养，故产妇的很多需求及对新生儿的照顾、喂养等，均需要通过别人来帮助。丈夫和家人的关心帮助，医务人员的关心指导都是极为重要的。此期产妇喜欢用语言表达对孩子的关心，较多地谈论自己妊娠和分娩的感受。

2.依赖-独立期

产后3~14日。随着产妇身体的逐渐恢复，这一期表现出较为独立的行为，改变依赖期中接受特别照顾和关心的状态。但由于照顾新生儿的疲惫、家人关爱的转移及体内激素水平的下降等因素，产妇容易产生压抑。消极者表现为哭泣，对周围漠不关心，拒绝哺乳和照顾新生儿，少数产妇甚至发展为产褥期抑郁症。此期应及时提供新生儿喂养和护理知识，耐心指导哺乳和护理新生儿，及时与产妇沟通，鼓励产妇表达自己的心情，促进产妇平稳地度过此期。

3.独立期

产后2周至1个月。新家庭形成并运作，夫妇两人共同分享欢乐和责任，开始逐渐恢复分娩前的家庭生活；但是，由于兴趣与需要、事业与家庭间的矛盾，哺育孩子、承担家务及维持夫妻关系等各种角色的矛盾，产妇及丈夫会承受更多的压力。

第二节　产褥期的临床表现、处理及保健

一、产褥期临床表现

(一)生命体征

产后体温多在正常范围内。若分娩中产程延长致产妇过度疲劳时，体温可在产后24小时内略升高，一般不超过38℃。产后3~4日，当乳房开始大量泌乳使乳腺管极度充盈时，体温可达38℃~39℃，一般持续4~16小时后，体温恢复正常，为生理现象，称为泌乳热。产妇分娩后脉搏每分钟60~70次，呼吸深慢，14~16次/分。正常产妇产褥期血压平稳，妊娠高血压疾病的产妇血压明显降低或者恢复正常。

考点提示 ▶ 产后24小时内体温略升高，一般不超过38℃。

(二)产后宫缩痛

在产褥早期因子宫收缩引起下腹部阵发性剧烈疼痛，称为产后宫缩痛。产后宫缩痛一般在产后1~2日出现，持续2~3日自然消失，哺乳时加重，与新生儿吸吮时产妇神经垂体分泌缩宫素有关；不需特殊用药，多见于经产妇。

考点提示 ▶ 产后宫缩痛在产后1~2日出现，持续2~3日自然消失，哺乳时加重。

(三)子宫复旧

胎盘娩出后，子宫收缩呈球形，圆而硬，宫底在脐下1横指。产后1日因盆底张力开始恢复，使宫颈外口上升达坐骨棘水平，故宫底上升平脐，以后每日下降1~2 cm，至产后10日子宫降入骨盆腔内，腹部扪不到宫底。

考点提示 ▶ 产后宫底每日下降1~2 cm，产后10日在耻骨联合上方扪不到子宫底。

(四)恶露

产后随子宫蜕膜的脱落，含有血液、坏死蜕膜组织、宫腔渗液等物质经阴道排出，称为

恶露。正常恶露有血腥味，无臭味，持续4~6周，总量250~500 mL。随着子宫复旧，恶露在色、量、成分上也有改变，分为以下三种。

1. 血性恶露

持续3~4日，色鲜红，量多，含有大量血液、少量胎膜及坏死蜕膜组织。

2. 浆液性恶露

持续10天左右，色淡红，含有少量血液，较多浆液、坏死蜕膜组织、宫颈黏液及细菌。

3. 白色恶露

持续约3周，色泽较白而黏稠，含大量白细胞、坏死蜕膜组织、表皮细胞及细菌。

若恶露增多、血性恶露持续时间长，应注意有无子宫复旧不全、宫缩乏力或胎盘残留；若恶露有臭味且子宫有压痛，提示有宫腔感染。

> **考点提示** ▶ 　　产后血性恶露持续的时间为3~4日，浆液性恶露持续10日左右，白色恶露持续约3周。

(五)褥汗

产后1周内皮肤排泄功能旺盛，排出大量汗液，以夜间睡眠和初醒时更明显。

二、产褥期处理

(一)产后2小时内的处理

产后2小时内极易发生严重并发症，如产后出血、子痫、心力衰竭等，故应在产房内严密观察产妇的生命体征、子宫收缩及阴道流血情况，注意宫底高度及膀胱是否充盈等。如发现子宫收缩乏力、阴道大量流血、宫腔积血、阴道后壁血肿、膀胱充盈等情况，均要及时处理。产后2小时内还应协助产妇首次哺乳(早吸吮)及母婴皮肤接触。如产后2小时无异常，将产妇和新生儿送回病室，但仍需勤巡视。

(二)观察子宫复旧及恶露

每日应于同一时间手测宫底高度和观察恶露情况。测量前应嘱产妇排空膀胱，按摩子宫使其收缩后再测量，同时观察恶露量、颜色及气味。若子宫复旧不全，血性恶露增多且持续时间延长，应及早给予子宫收缩剂。若合并感染，恶露有臭味且子宫有压痛，应给予广谱抗生素控制感染。

(三)饮食和营养

正常产后1小时可让产妇进流食或清淡半流食，以后逐渐改为普通饮食。食物应富有营养、容易消化且有足够热量和水分。若哺乳应多进食蛋白质、热量丰富的食物，并适当补充维生素和铁剂，推荐补充铁剂3个月。

(四)排尿与排便

产后4~6小时内鼓励产妇自行排尿。若发生排尿困难，可采取以下方法促进产妇排尿：①热敷下腹部，按摩膀胱，刺激膀胱肌收缩；用温水冲洗尿道外口周围诱导排尿。②针刺关元、气海、三阴交、阴陵泉等穴位。③肌内注射甲硫酸新斯的明1 mg，兴奋膀胱逼尿肌促进排尿。若上述方法均无效时，可考虑在严格消毒的情况下给予导尿，必要时留置导尿管1~2

日。待其水肿、充血消失后，张力自然恢复，即可自行排尿，并给予抗生素预防感染。

产后产妇容易发生便秘，应注意饮食结构，鼓励产妇多吃蔬菜、水果，早日下床活动。若发生便秘，可用缓泻药或开塞露通便，如无效可用温肥皂水灌肠。

考点提示▶ 产后尿潴留的处理方法，导尿不能作为首选。

(五) 会阴处理

1. 会阴及会阴伤口

每日用 0.05% 聚维酮碘或 1:2000 苯扎溴铵(新洁尔灭)溶液冲洗或擦洗会阴 2 次，擦洗顺序为由上至下，由内向外，会阴切口单独擦洗。大便后温水冲洗，保持会阴清洁干燥。

会阴有伤口时，每日应观察伤口有无渗血、红肿、水肿、硬结及分泌物，预防伤口感染。并嘱产妇向会阴伤口对侧卧位。正常会阴伤口产后 3~5 日拆线，若伤口感染化脓，应提前拆线引流，及时换药，全身抗感染治疗，产后 7~10 日后可给予高锰酸钾溶液坐浴。

2. 会阴水肿

用 95% 乙醇或 50% 硫酸镁湿热敷外阴部，每日 2 次；产后 24 小时后可用红外线灯照射会阴。

3. 会阴血肿

较小血肿可在分娩 24 小时后局部热敷或用红外线灯照射，较大血肿应配合医生切开处理。

考点提示▶ 会阴伤口在急性炎症期不宜坐浴，产后 7~10 日后可给予高锰酸钾溶液坐浴。

三、产褥期保健

(一) 生活指导

1. 居室环境

保持产妇房间光线充足。冬季保持室内空气清新，定时通风、注意保暖，避免产妇上呼吸道感染和新生儿硬肿症的发生；夏季开门窗通风透气，不可过分强调"捂"，以免发生中暑或诱发感染；在通风时，要避免产妇吹对流风后受凉。保持床单、被子干净整洁，衣被温暖适宜，保证产妇充分的休息和睡眠。

2. 清洁卫生

产妇因出汗多，要经常温水擦浴；也可淋浴，但要避免受凉。勤换内衣裤、会阴垫、床单被褥。每天洗脸、刷牙、梳头、清洗外阴、洗脚，饭前、便后、哺乳前洗手，做好个人的清洁卫生工作。

3. 饮食

清淡、合理饮食，均衡营养，保证蛋白质、脂肪、无机盐、谷类、蔬菜及水果等的补充，多进食汤。

4. 其他

产妇休息时应左右交替侧卧位，避免长时间仰卧位。若会阴有侧切伤口，应向健侧卧位；以促进伤口局部的血液循环，利于伤口的早期愈合。由于产后盆底肌肉松弛，产褥期应避免过早参加重体力劳动或下蹲，以防子宫脱垂。

(二)适当活动

产后尽早适当活动。经阴道分娩的产妇，产后 6~12 小时内可起床轻微活动，产后第 2 日可在室内随意走动；会阴切开或剖宫产的产妇，可适当推迟下床活动时间。早期活动有利于子宫复旧及恶露排出，促进肠蠕动，增进食欲，防止便秘。

(三)心理调适

产妇在产后的 3~10 日情绪不稳定，较为脆弱，可出现不同程度的焦虑和抑郁。应及时对产妇进行心理护理，帮助产妇稳定情绪、消除焦虑和抑郁，顺利康复。

1. 建立良好关系

医护人员对产妇要热情、耐心和体贴，当产妇诉说分娩经历和不快时，要耐心听取，积极回答问题，对产妇的叙述表示同情和认同。了解产妇对孩子和家庭的看法和想法，满足产妇的需求，建立良好的医患关系，提供正确的产褥期生活方式。

2. 建立亲子关系

母婴同室，让产妇更多地接触孩子，让产妇及早参与新生儿的日常护理。并对产妇的行为给予肯定和鼓励。培养母子亲情，稳定产妇的情绪。

3. 提供护理知识

产妇往往缺乏产褥期保健知识和育儿知识，对产褥期妇女及早进行产褥期保健知识宣教，培养产妇护理新生儿技能，提供新生儿喂养、沐浴指导的知识和方法，告知其自身及新生儿常见问题的观察和处理方法等。以减少产妇的困惑及无助感，减轻焦虑。

4. 心理适应

帮助产妇树立自信心，在掌握护理、喂养新生儿的技能的基础上，心理上尽快适应新的家庭成员和新的家庭模式的形成，指导产妇的丈夫或家人参与照顾新生儿，例如给新生儿换衣服、换尿布、沐浴等，建立和适应新的家庭模式。同时，保证产妇正常的休息，让产妇感到来自家人的关心及帮助。

(四)产后康复锻炼

产褥期保健操可以促进腹壁、盆底肌肉张力的恢复。正常分娩的产妇，产后 24 小时可下床轻微活动，产后第 2 日可以根据产妇情况，循序渐进地开始做产后保健操，直至产后 6 周后改用其他方式坚持锻炼。产后保健操共 7 节，每节做 8~16 次(图 7-1)。

(1)第 1 节(调整呼吸运动)：仰卧，深吸气，收腹部，然后呼气。

(2)第 2 节(缩肛运动)：仰卧，两臂直放于身旁，进行交替缩肛与放松动作。

(3)第 3 节(伸腿运动)：仰卧，两臂直放于身旁，双腿轮流上举和并举，与身体呈直角。

(4)第 4 节(腹背运动)：仰卧，双上肢屈曲撑于床上，髋与腿放松，分开稍屈，脚底放在床上，尽力抬高臀部及背部，反复数次。

(5)第 5 节(仰卧起坐运动)：仰卧于床上，慢慢坐起后躺下，反复数次。

(6)第 6 节(腰部运动)：跪姿，双膝分开，肩肘垂直，双手及前臂平放于床上，腰部进行左右旋转活动。

(7)第 7 节(全身运动)：跪姿，双手撑于床前，挺胸收腹，左右交替向背后高举，反复数次。

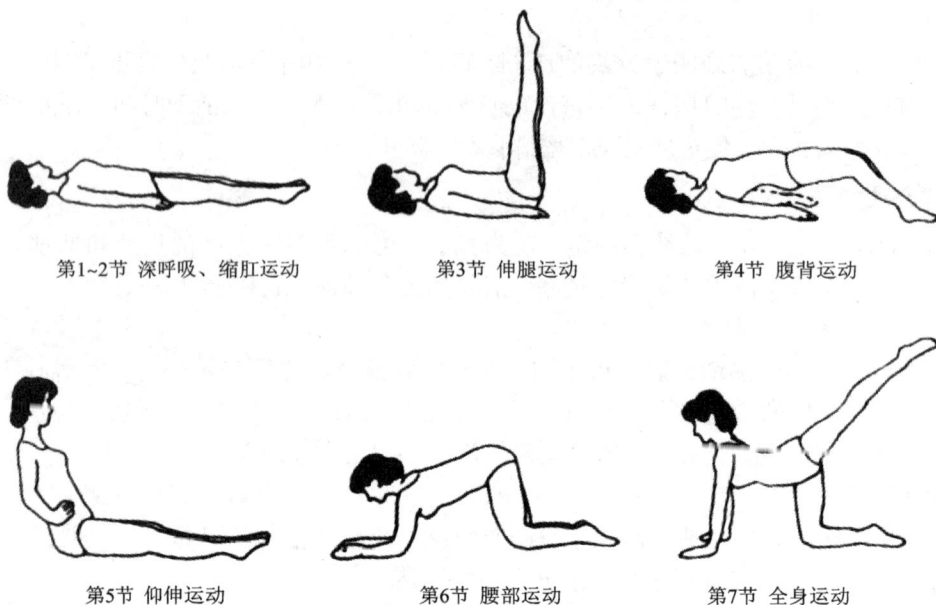

第1~2节 深呼吸、缩肛运动   第3节 伸腿运动   第4节 腹背运动

第5节 仰伸运动   第6节 腰部运动   第7节 全身运动

图7-1　产褥期保健操

(五)计划生育指导

产褥期内禁止性生活,防止产褥感染。产后6周应采取避孕措施。告知避孕方法,指导产妇选择适当的避孕措施。一般不哺乳者采取口服避孕药,哺乳者采用工具避孕。

(六)产后检查

1.产后访视

产后访视至少3次,分别为出院后3日、产后14日、产后28日。访视中应观察产妇子宫复旧、恶露及伤口情况,观察新生儿脐带脱落、黄疸、生理性体重下降情况,了解产妇饮食、睡眠及心理状况,给予母乳喂养、心理护理及健康指导。

2.产后健康检查

产后42日(6周)母婴应到医院进行健康检查。测产妇血压,查血、尿常规;检查乳房、生殖器官的恢复、会阴伤口愈合等情况。测新生儿身长、体重、头围,检查囟门大小、肝脾心肺;了解新生儿喂养及大小便情况。发现问题给予处理和指导。

考点提示 ▶ 产后访视、复查的时间。

第三节　母乳喂养与乳房护理

一、母乳喂养

母乳是婴儿最适宜的天然食品，母乳喂养对新生儿的心智发育和身体健康最有利，是优先推荐的喂养方法，而且提倡纯母乳喂养，纯母乳喂养是指婴儿从出生至产后4~6个月，除母乳外，不给婴儿添加任何食物（包括糖水）。若母乳不足或其他原因不能采取纯母乳喂养者，可选用混合喂养或人工喂养。

产后7日内分泌的乳汁称初乳，浑浊呈淡黄色，含丰富的蛋白质、β胡萝卜素、矿物质及分泌型IgA，脂肪及糖类较少，极易消化，是新生儿早期理想的天然食物。产后7~14日分泌的乳汁为过渡乳，蛋白含量逐渐减少，脂肪和乳糖逐渐增多。产后14日以后分泌的乳汁为成熟乳，呈白色，蛋白质约占2%~3%，脂肪约占4%，糖类约占8%~9%，无机盐约占0.4%~0.5%，还有维生素等。初乳及成熟乳均含有大量免疫球蛋白，可保护新生儿的肠胃系统，由于大多数药物可经母血渗入到乳汁，哺乳期用药应考虑对婴儿的不良影响。

考点提示 ▶ 初乳是产后7日内分泌的乳汁，含有分泌型IgA能增强机体免疫力。

（一）优点

1. 营养丰富、易消化吸收

母乳含有丰富的优质蛋白质，乳清蛋白遇胃酸后形成的乳凝块小，易消化吸收。母乳中脂肪球颗粒小，含有脂肪酶及较多的人体必需不饱和脂肪酸（亚油酸）。母乳以乙型乳糖为主，促进肠道双歧杆菌、乳酸杆菌生长，使婴儿减少腹泻。母乳中钙磷比例适宜（2：1），对胃酸中和作用弱，有利于消化。是婴儿生长发育最理想的天然食物。

2. 增强机体免疫力

母乳中乳铁蛋白可抑制大肠埃希菌和白假丝酵母菌的生长。初乳中含有分泌型IgA（SIgA），能分布在新生儿呼吸道表面，提高呼吸道的抗病能力。此外，母乳还含有大量免疫活性细胞，能增强机体免疫力，降低婴儿患病率和死亡率。

3. 温度适宜、安全方便、无污染、经济实惠

乳汁温度及泌乳速度适宜，无加工环节，也不需要使用奶瓶喂养，不易被污染，可直接喂哺，新鲜且经济方便。

4. 有利于产后母亲康复

产后哺乳可促进乳汁分泌和刺激子宫收缩，促进子宫复旧，预防产后出血。母亲在哺乳期月经推迟，可起到一定的避孕作用，还可降低妇女乳腺癌和卵巢癌的发生率。

5. 增进母子感情

哺乳使母子间紧密接触，能增进母子感情。母亲的抚摸和温柔的细声喃语以及母子间的目光对视均带给婴儿深刻、微妙的心理暗示和情感交流，使婴儿获得安全感，有利于婴儿早期心理和智力开发。

考点提示 ▶ 母乳喂养的优点。

(二) 指导

1.哺乳时间、次数

提倡母婴同室，按需哺乳，做到早接触、早吸吮。一般产后半小时内开奶，通过新生儿的吸吮刺激母亲泌乳素的分泌，使其尽快分泌乳汁。待产后2~3日泌乳后，哺乳的时间及频率取决于新生儿的需要及乳母奶胀情况。产后1周内，每1~3小时哺乳一次，开始每次吸吮时间3~5分钟，以后逐渐延长，但一般不超过15~20分钟，以免乳头浸泽、皲裂。

考点提示 ▶ 早开奶是指产后半小时内开奶，母乳喂养中实行按需哺乳。

2.哺乳方法

(1)哺乳前母亲应洗手并用温开水清洁乳房及乳头，按摩或用毛巾热敷乳房，促进乳腺管扩张，刺激排乳。

(2)哺乳姿势：母亲体位舒适，心情愉快，肌肉松弛，才有利于乳汁排出。可采用坐位或者卧位，坐位时足下放一脚凳，背后可放一靠垫，母亲全身放松抱好婴儿(图7-2)。一手托住婴儿背部和臀部，使婴儿头与身体呈一直线，尽量把婴儿身体贴紧母亲身体，做到"三贴"：胸贴胸、腹贴腹、下颌贴乳房。母亲的另一手拇指放在乳房上方，其余四指放在乳房下方，呈"C"型托住乳房，在哺乳前先将乳头触及婴儿口唇，诱发觅食反射，当婴儿口张大、舌向下的一瞬间，迅速将乳头和乳晕塞入婴儿口内(图7-3)。此时可见婴儿嘴张得很大，下唇外翻，舌呈勺状环绕乳房，面颊鼓起呈圆形，含接时可见到上方的乳晕比下方多，有慢而深的吸吮，有时会有暂停，能看到吞咽动作和听到吞咽声音，哺乳时应避免乳房堵住新生儿鼻孔。

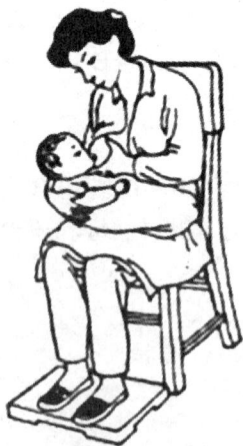

图7-2 坐位哺乳姿势

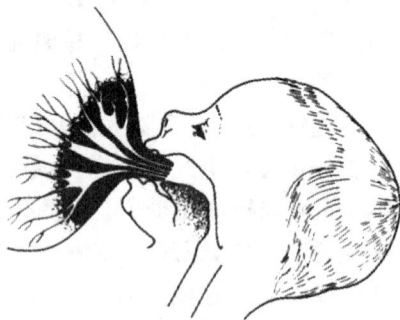

图7-3 婴儿正确的含乳姿势

母乳喂养姿势有四种：分别是摇篮式、橄榄球式(环抱式)、交叉式、侧卧式。

1)摇篮式：这是最传统的姿势。用一只手的手臂内侧支撑宝宝的头部，另一只手放在乳房、乳晕上。在宝宝身下垫一个垫子，哺乳起来会更轻松。

2)交叉式：相比于摇篮式的姿势，把宝宝的身体稍微倾斜一点，这样宝宝吃奶时，嘴的角度会有所变化，更容易吸奶。

3）橄榄球式（环抱式）：这个哺乳姿势特别适合剖宫产的妈妈，可以避免宝宝压迫在妈妈腹部手术切口。乳房很大、宝宝太小或是喂双胞胎的妈妈也很适合。就像在腋下夹一个橄榄球那样，用手臂夹着宝宝的双腿放在身体侧腋下，宝宝上身呈半坐卧位姿势正对妈妈胸前，用枕头适当垫高宝宝，手掌托住宝宝的头，另一只手指张开呈"八字形"贴在乳头、乳晕上。

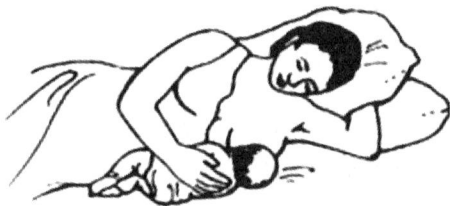

图 7-4　侧卧位哺乳姿势

4）侧躺式：这种姿势适合产妇身体不便或夜间哺乳，身体侧卧，用枕头垫在头下。婴儿侧身和妈妈正面相对，腹部贴在一起（图 7-4）。为了保证宝宝和妈妈紧密相贴，最好用一个小枕头垫在宝宝的背后。

（3）哺乳后每次哺乳后，应将新生儿抱起轻拍背部 1~2 分钟，排出胃内空气以防吐奶。

考点提示▶ 吸吮是保持不断泌乳的关键。

3. 影响乳汁分泌的因素

吸吮是保持不断泌乳的关键，不断排空乳房也是维持泌乳的重要条件。此外，乳汁的分泌还与产妇的营养、睡眠、情绪及健康状况密切相关。因此，哺乳期母亲要有足够的营养和睡眠，生活规律，心情舒畅，保持身体健康，有利于高品质乳汁的分泌。哺乳时应心情愉快、体位舒适、全身放松，既有利于乳汁的排出和婴儿的吸吮，还对减轻乳母疲劳及对产妇的康复有积极作用。

4. 注意事项

（1）防止边吃边睡：母亲在哺乳时注视婴儿，观察其吸吮状态，注意与婴儿情感互动，鼓励婴儿吸吮。若婴儿在吃奶时打瞌睡，边吃边睡或吃吃睡睡，可以轻轻敲一下脚掌或下颚，或轻捏其耳垂，促使婴儿专心吸吮。

（2）双侧乳房轮流喂哺：每次哺乳时应双侧乳房轮流排空，先吸空一侧，再吸另一侧；下次则先吸上次未排空的一侧，保证乳房有空虚的时候，以刺激乳汁分泌。

（3）防止口腔负压时拉出乳头：婴儿吸吮时口腔形成负压，紧紧包裹住乳头及部分乳晕，如强行拔出乳头可造成剧烈疼痛或乳头皮肤损伤，故哺乳结束时可用示指轻轻向下按婴儿下颏，待口腔负压解除后抽出乳头。每次哺乳后挤少许乳汁涂在乳头和乳晕上，能取到保护乳头的作用。

（4）禁止和暂停哺乳的情况：当母亲有传染病或精神病及身体严重疾病时，不宜哺乳应退乳；当患急性传染病、乳腺炎时暂停哺乳，可把乳房定时挤空以保证泌乳，待痊愈后继续哺乳。

◇ 二、乳房护理

正确指导哺乳方法，哺乳前，母亲应洗手并用温开水清洁乳房及乳头。哺乳时，母亲及新生儿均应选择最舒适位置。哺乳中母亲要观察新生儿吸吮情况，特别是要防止乳房堵住新生儿鼻孔。哺乳后佩戴合适棉质乳罩。哺乳期以 1 年为宜，并可根据母亲及婴儿的意愿持续更久。乳汁确实不足可增添按比例稀释的牛奶。

哺乳期可能出现的情况及处理：

1. 乳汁不足

鼓励乳母树立信心，及时调整饮食，多进汤汁类食物，保证充足睡眠。指导哺乳方法，也可服用药物催乳。

2. 乳房胀痛

多因乳房过度充盈及乳腺管阻塞所致，最常见是发生在产后 3~4 日，乳房胀，有硬结，触之疼痛，还可有轻度发热。应尽早哺乳，让新生儿多吸吮；哺乳前湿热敷乳房 3~5 分钟，然后从乳房边缘向乳头中心按摩，促进乳腺导管通畅。必要时可用手法挤出或吸乳器吸乳，以排空乳房，也可口服维生素 B_6 或散结通乳中药。

考点提示 ▶ 产妇乳房胀，乳汁排出不畅时，首先应让新生儿多吸吮。

3. 乳头皲裂

好发于初产妇，往往是婴儿频繁吸吮加上吸吮姿势错误所致。预防乳头皲裂应该注意婴儿吸吮时含接姿势正确，婴儿的口应包住乳头和大部分乳晕；每次哺乳结束后应挤少许乳汁涂在乳头和乳晕上，能起到一定的保护作用。

乳头皲裂轻者可继续哺乳。哺乳前湿热敷 3~5 分钟，挤出少许乳汁，使乳晕变软，以利新生儿含吮乳头和大部分乳晕。哺乳时可先喂健侧后喂患侧乳房，或先喂损伤轻的一侧乳房。哺乳后挤少许乳汁涂在乳头和乳晕上，短暂暴露和干燥。皲裂严重者应停止哺乳，可挤出或用吸乳器将乳汁吸出后喂给新生儿，或用乳头罩间接哺乳；哺乳结束后在皲裂处涂抗生素软膏或 10%复方苯甲酸酊，下次喂奶时洗净。

考点提示 ▶ 乳头皲裂时为减轻喂养时的不适，哺乳后挤少许乳汁涂在乳头和乳晕上。

4. 退奶

产妇因病不能哺乳，应尽早退奶。最简单的退奶方法是停止哺乳，不排空乳房，少食汤汁，但有半数产妇会感到乳房胀痛。应佩戴合适胸罩，口服镇痛药物，2~3 日后疼痛减轻。退奶的方法有：①生麦芽 60~90 g，水煎当茶饮，每日 1 剂，连服 3~5 日；②芒硝 250 g 分装两纱布袋内，敷于两乳房并包扎，湿硬时更换；③维生素 B_6 200 mg 口服，每日 3 次，共 5~7 日。目前不推荐用雌激素或溴隐亭退奶。

二维码7-1

第八章

妊娠并发症

学习目标

1. 掌握流产、异位妊娠、妊娠期高血压疾病、前置胎盘、胎盘早剥的定义、临床表现、诊断及治疗。
2. 熟悉流产、异位妊娠、妊娠期高血压疾病、前置胎盘、胎盘早剥的病因、对母儿的影响和预防。
3. 了解羊水过多、羊水过少、早产、过期妊娠的定义、病因、临床表现、诊断、治疗及对母儿的影响。

第一节 自然流产

案例导入

张女士，停经 50 天，近 2 天来出现少量阴道流血伴轻微下腹疼痛。妇科检查：阴道少量血液，宫颈口关闭，子宫增大如孕 50 天大小。尿妊娠试验阳性，B 超显示孕囊正常。

请对张女士的疾病作出诊断，并拟定治疗方案。

妊娠不足 28 周、胎儿体重不足 1000 g 而终止者，称为流产。根据流产发生的时间分早期流产和晚期流产，发生在妊娠 12 周以前者，称为早期流产；发生于 12 周以后者，称为晚期流产。根据流产的方式分自然流产和人工流产。自然流产的发病率占全部妊娠的 10% ~ 15%，多数（80%）为早期流产。流产不仅影响女性健康，甚至可因急性出血或严重感染而威胁到女性生命。

考点提示 ▶ 掌握流产的定义及分类。

◇ 一、病因

（一）胚胎因素

胚胎（或胎儿）染色体异常是早期流产最常见原因，约占 50% ~ 60%，主要包括数目异常和结构异常。除遗传因素外，感染、药物等因素也可引起胚胎染色体异常。

(二) 母体因素

1. 全身性疾病

病人全身性疾病导致严重感染或高热可刺激子宫收缩导致流产；某些细菌毒素和病毒通过胎盘进入胎儿血循环，使胎儿死亡可导致流产。TORCH 感染虽对孕妇影响不大，但可感染胎儿导致流产。此外，病人患心力衰竭、严重贫血或慢性肾炎、高血压等，可导致胎儿宫内缺氧或胎盘发生梗死而引起流产。

2. 生殖器官异常

子宫畸形(如子宫发育不良、子宫纵隔、双角子宫等)、子宫肌瘤(如黏膜下肌瘤等)、子宫腺肌症、宫腔粘连等，均可影响胚胎着床发育而导致流产。宫颈内口松弛、宫颈重度裂伤可导致胎膜早破而发生流产，是引起晚期流产的主要原因。

3. 内分泌异常

女性内分泌功能异常(黄体功能不全、多囊卵巢综合征、高催乳素血症)，甲状腺功能减退、糖尿病血糖控制不良等，均可导致流产。

4. 不良习惯

吸烟、酗酒、吸毒等可导致流产。

5. 强烈应激与不良习惯

妊娠期严重精神创伤和躯体不良刺激(如过度紧张、手术、腹部撞击、性交过频等)均可导致流产。孕妇过量吸烟、酗酒，过量饮咖啡、海洛因等毒品，均有导致流产的报道。

(三) 胎盘因素

滋养细胞发育或功能不全是胚胎早期死亡并流产的重要原因之一，胎盘早剥引起的胎盘血循环障碍可导致晚期流产。

(四) 免疫功能异常

妊娠类似同种异体移植，如果妊娠期间母体对胚胎和胎儿的免疫耐受降低，则可导致流产。与流产有关的危险因素有人白细胞抗原(HLA)、母儿血型不合、封闭抗体不足、抗磷脂抗体产生过多及存在抗精子抗体等。

(五) 环境因素

外界不良因素可以直接或间接对胚胎或胎儿造成损害。妊娠期过多接触放射线和砷、铅、苯、甲醛、氯丁二烯、氧化乙烯等化学物质，均可能引起流产。

> **考点提示** ▷ 　早期流产最常见的病因是染色体异常，晚期流产的主要病因是宫颈重度裂伤、宫颈内口松弛。

◆ 二、病理

妊娠 8 周前的早期流产，胚胎多数先死亡，随后底蜕膜出血，造成胚胎绒毛与底蜕膜层分离、出血，已分离的胚胎组织如同异物，引起子宫收缩而被排出。由于此时胎盘绒毛发育尚不成熟，与子宫蜕膜联系不牢固，胚胎绒毛容易完全与子宫壁剥离，发生完全流产，出血一般不多。

在妊娠 8~12 周时，胎盘尚未形成，但胎盘绒毛发育茂盛，与子宫蜕膜联系紧密，流产的妊娠产物不易完整排出，影响子宫收缩，容易发生不全流产，出血量较多。

妊娠 12 周后，胎盘已完全形成，流产过程与足月分娩相似，往往先出现腹痛，然后排出胎儿、胎盘。胎儿在宫腔内死亡过久，但未立即排出，胚胎周围有多次少量出血，多层血块包围形成血样胎块而引起出血不止。时间过长，也可因血红蛋白被吸收而形成肉样胎块，或胎儿钙化后形成石胎。还可见纸样胎儿，是指双胎或多胎妊娠中，因胎儿生长受限，早期死亡被其他胎儿压成薄片的胎儿。

三、诊断

（一）临床表现

主要症状为停经后阴道流血和下腹疼痛。根据患者就诊时的情况，流产可分为以下几种类型，实际是一般流产的发展过程。

考点提示▶ 流产的主要症状为停经后阴道流血和下腹疼痛。

1. 先兆流产

停经 28 周前出现少量阴道流血，常为暗红色或血性白带，无或伴有轻微下腹痛、腰部坠痛。妇科检查：子宫大小与停经周数相符，宫颈口未开，胎膜未破，妊娠产物未排出。经休息与治疗后症状消失，可继续妊娠；若阴道流血量增多或腹痛加剧，则可能发展为难免流产。

2. 难免流产

指流产已不可避免。在先兆流产的基础上，阴道流血量增多，阵发性下腹痛加剧，或出现阴道流液（胎膜破裂）。妇科检查：宫颈口已扩张，有时可见胚胎组织或胎囊堵塞在宫颈口，子宫与停经周数相符或略小。

3. 不全流产

难免流产继续发展，部分妊娠物排出宫腔，尚有部分残留在宫腔内或嵌顿于宫颈口处，影响子宫收缩，导致大量出血，甚至发生失血性休克。妇科检查：宫颈口扩张，妊娠产物堵塞于宫颈口及持续性血液流出，子宫小于停经周数。

4. 完全流产

妊娠物已完全排出，阴道流血逐渐停止，腹痛逐渐消失。妇科检查：子宫接近正常大小，宫颈口已关闭。

自然流产的发展过程，如下：

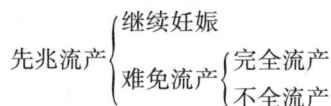

$$先兆流产\begin{cases}继续妊娠\\难免流产\begin{cases}完全流产\\不全流产\end{cases}\end{cases}$$

图 8-1 自然流产发展过程

5. 流产特殊类型：

（1）稽留流产：指胚胎在子宫内死亡已超过两个月，但仍未自然排出者。如时间不足 2

个月者，称胚胎发育终止或胚胎死亡。患者主诉有停经及早孕反应，可曾有先兆流产的症状，随妊娠周数增加，子宫不再增大或反而缩小。若已至妊娠中期，孕妇腹部不见增大，胎动消失，妇科检查子宫颈口关闭，子宫小于妊娠周数，质地不软，未闻及胎心音。

（2）习惯性流产：指同一性伴侣自然流产连续发生 3 次或 3 次以上者。其临床特征与一般流产相同。早期流产的原因有黄体功能不全、精神因素、甲状腺功能低下、染色体异常、精子缺陷等。晚期流产最常见的原因是宫颈内口松弛、子宫畸形、子宫肌瘤、母儿血型不合等。

（3）流产合并感染：流产过程中，若阴道流血时间长，有组织残留于宫腔内或非法堕胎等，则有可能引起宫腔感染，严重时感染可扩展到盆腔、腹腔甚至全身，并发盆腔炎、腹膜炎、败血症及感染性休克等，称为流产感染。

考点提示 ▶　掌握不同类型流产的临床表现。

（二）辅助检查

1. 测定 β-HCG、孕酮、雌二醇

如明显低于正常水平，提示滋养细胞及胎盘功能不足，可能流产。临床上常用 β-HCG 测定，判断胚胎胎儿预后。

2. B 型超声检查

流产时，可用 B 超观察有无孕囊及孕囊形态、胎心及胎动，确定胚胎是否存活，鉴别流产类型及某些流产原因，指导正确治疗方法。如孕囊形态异常或位置下降，提示预后不良。不全流产及稽留流产 B 超可显示宫腔内有残留物，均可借助 B 超检查协助确诊。

（三）鉴别诊断

首先，应鉴别流产的类型，鉴别诊断要点见表 8-1。早期自然流产应与异位妊娠、葡萄胎、功能失调性子宫出血及子宫肌瘤相鉴别。

表 8-1　各种类型流产的鉴别诊断

类型	症状			妇科检查		辅助检查	
	腹痛	阴道流血	组织排出	宫颈口	子宫大小	尿-HCG	B 超
先兆流产	轻或无	量少	无	未开	与妊娠周数相符	（+）	正常胎囊及胎心搏动
难免流产	加剧	增多	无	扩张，有时见组织物阻塞宫口	相符或略小	（+）/（-）	胎囊塌陷或移位
不全流产	减轻	少→多	部分排出	扩张，有时见组织物阻塞宫口	小于妊娠周数	（-）	宫内有残留妊娠物
完全流产	消失	少→无	全部排出	闭合	正常大小或略大	（-）	宫腔空虚无胎心

四、治疗

流产是妇产科常见病，首先应重视孕期保健与卫生，预防流产的发生。一旦出现流产的症状，则应根据流产的不同类型，给予相应处理。

(一)先兆流产

应卧床休息，禁止性生活，阴道检查操作要轻柔，必要时给予对胎儿危害小的镇静剂。黄体功能不全者，每日或隔日 1 次肌注黄体酮 20 mg，维生素 E 每日口服 30～50 mg，以促进胚胎发育。甲状腺功能低下者，每日口服甲状腺素 0.03～0.06 g。经治疗 2 周，若阴道流血停止，B 型超声检查提示胚胎存活者可继续妊娠。除了休息和服药外，更重要的是重视心理治疗，稳定情绪，解除思想顾虑，增强自信，生活有规律，加强营养等。

(二)难免流产

一旦确诊，应尽早促使胚胎及胎盘组织完全排出，防止大出血及感染。早期流产应及早行刮宫术，刮出物送病理检查。如有可能争取做绒毛染色体核型分析，对明确流产原因有帮助。晚期流产时，子宫较大，出血较多，可用缩宫素 10～20U 与 5% 葡萄糖注射液 500 mL 一起静脉滴注，促进子宫收缩。对于宫腔内残留的妊娠物，必要时给予刮宫，并用抗生素预防感染。

(三)不全流产

确诊后立即行刮宫术或钳刮术，尽快清除宫腔内残留组织。若阴道出血量多，伴有休克者，应同时输血输液，补充血容量，纠正休克。术后抗生素预防感染，刮出物送病理检查。

(四)完全流产

若无感染征象，一般不需特殊处理。

(五)稽留流产

胎盘组织机化，与子宫壁紧密粘连，致使刮宫困难。晚期流产稽留时间过长可能发生凝血功能障碍，导致弥散性血管内凝血，造成严重出血。故诊断确定后尽早排空宫腔内妊娠物。术前应检查血常规、血小板计数和凝血功能，并做好输血准备。若凝血功能正常，先口服炔雌醇 1 mg，每日 2 次，连用 5 日，或苯甲酸雌二醇 2 mg 肌内注射，每日 2 次，连用 3 天，可提高子宫平滑肌对缩宫素的敏感性。子宫小于 12 孕周者，可行刮宫术，术中肌内注射缩宫素，手术应特别小心，避免子宫穿孔；若一次不能刮干净，5～7 天后再次刮宫。子宫大于 12 孕周者，可使用米非司酮加米索前列醇，或静脉滴注缩宫素，促使胎儿、胎盘排出。若出现凝血功能障碍，应及早使用肝素、纤维蛋白原及输新鲜血、新鲜冰冻血浆等，待凝血功能好转后再行刮宫。

(六)习惯性流产

以预防为主，考虑染色体异常的夫妇应于孕前进行遗传咨询，夫妇双方进行必要的检查，查明原因，确定是否可以妊娠。夫妇一方或双方有染色体结构异常，仍有可能分娩健康胎儿，但其胎儿有可能遗传异常的染色体，必须在孕中期进行产前诊断。黏膜下肌瘤应在宫腔镜下行摘除术，影响妊娠的肌壁间肌瘤可考虑行剔除术。子宫中隔、宫腔粘连应在宫腔镜下行中隔切除、粘连松解术。宫颈功能不全应在孕 14~18 周行宫颈环扎术，术后定期随诊，提前住院，待分娩发动前拆除缝线，若环扎术后有流产征象，治疗失败，应及时拆除缝线，以免造成宫颈撕裂。

（七）流产合并感染

治疗原则为控制感染的同时尽快清除宫腔残留物。阴道流血不多者，先选用广谱抗生素 2~3 日，待感染控制后再行刮宫。阴道流血多者，静脉滴注抗生素及输血的同时，先用卵圆钳将宫腔内残留大块组织夹出，使出血减少，切不可用刮匙全面搔刮宫腔，以免造成感染扩散。术后继续使用广谱抗生素，待感染控制后再行彻底刮宫。若已合并感染性休克者，应积极进行抗休克治疗，待病情稳定后再行彻底刮宫。若子宫感染严重或盆腔脓肿形成，应行手术引流，必要时切除子宫。

考点提示 ▶ 掌握不同类型流产的处理原则。

第二节　异位妊娠

案例导入

> 某妇女停经 50 天，近 3 天来有少量阴道流血，今晨突感下腹撕裂样剧痛来院就诊。体格检查：T 36.3℃，P 106 次/分，R 20 次/分，BP 88/55 mmHg；右下腹明显压痛、反跳痛，叩诊有移动性浊音。妇科检查：阴道少量出血，后穹隆饱满、触痛，宫颈举痛，子宫稍大、质软，右侧附件触及边界不清、压痛明显的包块。尿妊娠试验阳性；B 超提示：宫内空虚，腹腔有液性暗区；血红蛋白 70 g/L。
>
> 请对该妇女的疾病作出诊断，并拟定治疗方案。

凡受精卵在子宫腔以外的任何部位着床者，称异位妊娠，习称宫外孕。根据着床部位不同，有输卵管妊娠、卵巢妊娠、腹腔妊娠、宫颈妊娠及子宫残角妊娠、阔韧带妊娠等。异位妊娠是妇产科常见的急腹症之一，发病率约为 1/100，是孕产妇的主要死亡原因之一。其中以输卵管妊娠最常见，约占 95%。本节主要介绍输卵管妊娠。

考点提示 ▶ 掌握异位妊娠的定义。

输卵管妊娠是妇产科常见急腹症之一，当输卵管妊娠流产或破裂急性发作时，可引起腹腔内严重出血，如不及时诊断及积极抢救，可危及生命。输卵管妊娠的发生部位以壶腹部最多，约占 78%，其次为峡部、伞部，间质部妊娠较少见（图 8-2）。

考点提示 ▶ 异位妊娠最常见的类型是输卵管妊娠，输卵管妊娠以壶腹部妊娠最多见。

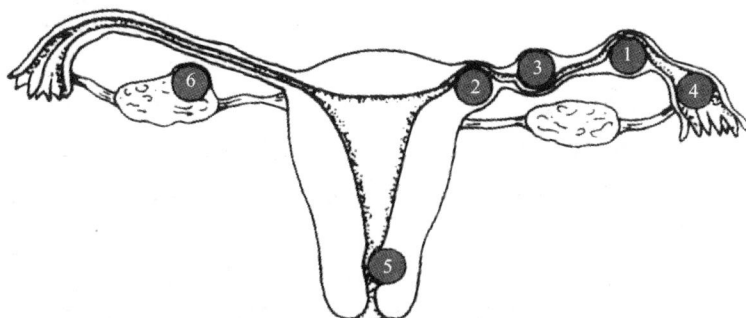

①壶腹部；②间质部；③峡部；④伞部；⑤子宫颈妊娠；⑥卵巢妊娠

图8-2　异位妊娠的发生部位

一、病因

1.输卵管炎症

输卵管炎症是异位妊娠的主要病因，可分为输卵管黏膜炎和输卵管周围炎。输卵管黏膜炎使输卵管管腔黏膜粘连，管腔变窄，纤毛功能受损，受精卵的运行受阻而于此处着床；输卵管周围炎常造成输卵管扭曲，管腔狭窄，输卵管蠕动功能减弱而影响受精卵的运行。淋病奈瑟菌和沙眼衣原体感染所致的输卵管炎常累及黏膜，而流产和分娩后感染往往引起输卵管周围炎。

2.输卵管妊娠史或手术史

曾有输卵管妊娠史，再次妊娠复发的几率是10%。有输卵管绝育史及手术史者，输卵管妊娠的发生率为10%~20%。尤其是腹腔镜下电凝输卵管及硅胶环套术绝育者，曾因不孕接受过输卵管粘连分离术、输卵管成形术者，再妊娠时输卵管妊娠的可能性也增加。

3.输卵管发育不良或功能异常

输卵管过长、肌层发育差、黏膜纤毛缺乏、输卵管憩室等可造成输卵管妊娠。雌、孕激素分泌失常使输卵管肌层的蠕动、纤毛的摆动以及上皮细胞的分泌功能异常，影响受精卵的正常运行。此外，精神因素也可引起输卵管痉挛和蠕动异常，阻碍受精卵运送。

4.辅助生殖技术

近年来辅助生育技术的应用使输卵管妊娠的发生率增加，特别是以前少见的异位妊娠，如卵巢妊娠、宫颈妊娠、腹腔妊娠的发生率有所增加。

5.其他

宫内节育器避孕失败，子宫肌瘤或卵巢肿瘤压迫输卵管，子宫内膜异位症等，均可增加输卵管妊娠的可能性。

考点提示▶　　输卵管炎症是异位妊娠的主要病因。

◆ 二、病理

（一）输卵管妊娠的结局

输卵管妊娠时，由于输卵管的管腔狭小，管壁薄弱且缺乏黏膜下组织，黏膜不能形成完整的蜕膜层，不利于胎儿的生长发育，当输卵管膨大到一定程度，常出现以下结局：

1. 输卵管妊娠流产

多见于输卵管壶腹部妊娠，常发生在妊娠 8～12 周。受精卵种植在输卵管黏膜皱襞内，由于形成的蜕膜不完整，发育中的囊胚常向管腔突出，最终突破包膜而出血，囊胚与管壁分离（图 8-3）。若整个囊胚剥离落入管腔，刺激输卵管逆蠕动，囊胚经输卵管伞端排出到腹腔，即形成输卵管妊娠完全流产，出血一般不多。若囊胚剥离不完整，妊娠产物部分排出到腹腔，部分仍然附着于输卵管壁，即为输卵管妊娠不全流产，此时，滋养细胞继续侵蚀输卵管壁，导致反复出血，血液不断流出并积聚在子宫直肠陷凹，形成盆腔积血，量多时甚至流入腹腔，导致腹膜刺激症状，同时引起休克。

2. 输卵管妊娠破裂

多见于输卵管峡部妊娠，常发生在妊娠 6 周左右。受精卵着床于输卵管黏膜皱襞间，囊胚生长发育时绒毛侵蚀管壁的肌层及浆膜层，最终穿破浆膜层，形成输卵管妊娠破裂（图 8-4）。由于输卵管肌层血管丰富，一旦破裂，出血远较输卵管妊娠流产严重，短期内即可发生大量腹腔内出血，使患者出现休克，也可反复出血，在盆腔与腹腔内形成血肿。输卵管间质部妊娠虽少见，但结局几乎均为输卵管妊娠破裂，由于输卵管间质部肌层较厚，破裂常发生于孕 12～16 周，其破裂如同子宫破裂，症状极为严重，往往在短时间内出现低血容量休克症状，后果严重。

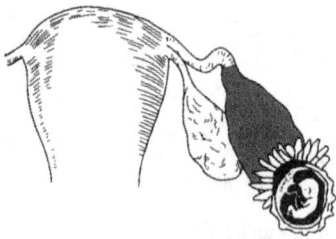

图 8-3　输卵管妊娠流产

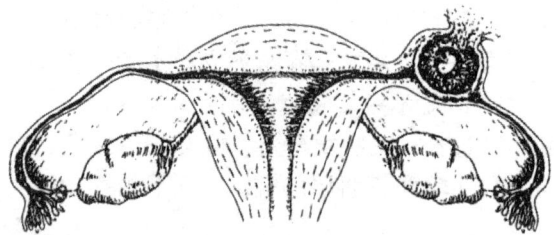

图 8-4　输卵管妊娠破裂

3. 陈旧性宫外孕

输卵管妊娠流产或破裂未得到及时治疗，长期反复内出血形成的盆腔血肿不消散，血肿机化变硬并与周围组织粘连，临床上称为陈旧性宫外孕。机化性包块可存在多年，甚至钙化形成石胎。

4. 继发性腹腔妊娠

输卵管妊娠流产或破裂，排到腹腔或阔韧带内的胚胎多数死亡，偶有存活者。若存活胚胎的绒毛组织附着于原位或重新种植而获得营养，可继续生长发育，形成继发性腹腔妊娠。

考点提示▶　┊　　　输卵管妊娠有哪四个结局?　　　　　　　　　　　　　　　　　　　　　┊

(二)子宫的变化

输卵管妊娠与正常妊娠一样,合体滋养细胞产生的 β-HCG 维持黄体生长,使甾体激素分泌增加,子宫增大变软,子宫内膜出现蜕膜反应。若胚胎死亡,蜕膜退行性变,可排出三角形蜕膜管型,若将排出的蜕膜置于清水中,肉眼见不到漂浮的绒毛,镜检也无滋养细胞。内膜表现出增生期变化,有时可见 Arias-stella(A-S)反应。

◆ 三、诊断

(一)临床表现

输卵管妊娠的临床表现与受精卵在输卵管的着床部位、有无流产或破裂、腹腔内出血量多少及发病时间有关。输卵管妊娠流产或破裂前,症状和体征均不明显,其过程与早孕或先兆流产相似。

1. 症状

典型症状为停经后腹痛与阴道出血。

(1)停经:除间质部妊娠停经时间较长外,大多停经6~8周,有20%~30%患者无明显停经史,会将异位妊娠时出现的不规则阴道流血误认为是月经,或由于月经过期仅数日而不认为是停经。

(2)腹痛:是患者就诊的主要症状。输卵管妊娠发生流产或破裂前,常表现为一侧下腹部隐痛或酸胀感。当发生流产或破裂时,突感一侧下腹部撕裂样疼痛,常伴恶心、呕吐。若血液局限于病变区,表现为下腹局部疼痛;血液积聚于直肠子宫陷凹时,肛门有坠胀感;当血液流向全腹,疼痛则由下腹向全腹扩散;血液刺激膈肌时,可引起肩胛放射性疼痛。

(3)阴道出血:胚胎死亡后,常有不规则阴道出血,色暗红,量少,一般不超过月经量,但淋漓不净。可伴有蜕膜管型或蜕膜碎片排出,系子宫蜕膜剥离所致。阴道流血一般常在病灶去除后停止。

(4)晕厥与休克:由于腹腔内急性出血,可引起血容量减少及剧烈腹痛,轻者常有晕厥,重者出现休克,其严重程度与腹腔内出血速度和出血量成正比,即出血量越多越急,症状出现越迅速越严重,但与阴道出血量不成正比。

(5)腹部包块:输卵管妊娠发生流产或破裂时所形成的血肿时间较久者,由于血液凝固或与周围组织或器官发生粘连,形成包块,包块较大或位置较高者腹部检查可扪及。

考点提示▶　┊　　　掌握输卵管妊娠的临床表现。腹痛是输卵管妊娠患者就诊的主要症状。　　┊

2. 体征

(1)一般情况:腹腔内出血较多时,呈急性贫血貌,可出现面色苍白、四肢厥冷、脉搏快而细弱及血压下降等休克症状。

(2)腹部检查:下腹部有明显压痛及反跳痛,尤以患侧为剧烈,但腹肌紧张较轻,出血较多时叩诊有移动性浊音,历时较长后形成血凝块,下腹可触及软性肿块,反复出血使肿块增大变硬。

（3）盆腔检查：阴道后穹隆饱满，触痛。宫颈有明显举痛，将宫颈轻轻上抬或向左右摇动时，即可引起剧烈疼痛。子宫稍大而软，内出血多时，子宫有漂浮感。子宫一侧或后方可触及边界不清、大小不一、触痛明显的肿块。

（二）辅助检查

1. 妊娠试验

尿或血 HCG 是早期诊断异位妊娠的重要方法。由于异位妊娠患者体内的 HCG 水平较正常妊娠时低，须采用敏感的 β-HCG 放射免疫法或单克隆抗体酶标法进行检测，连续测定血 β-HCG，若倍增时间大于 7 日，则异位妊娠可能性极大。

2. B 型超声诊断

B 型超声有助于诊断异位妊娠，还可以明确其部位和大小。阴道 B 型超声检查较腹部 B 型超声检查准确性高。若宫腔内未探及妊娠囊，宫旁出现低回声区，其内探及卵黄囊、胚芽及原始心管搏动，可确诊异位妊娠。有时宫内可见假妊娠囊（蜕膜管型血液形成），应注意与宫内妊娠的鉴别，以免误诊。

3. 阴道后穹隆穿刺

阴道后穹隆穿刺是一种简单可靠的诊断方法（图 8-5），适用于怀疑有腹腔内出血的患者。如果抽出暗红色不凝血液，说明腹腔内有内出血。陈旧性宫外孕时，可抽出小血块或不凝固的陈旧血液。若未能抽出不凝血，不能排除输卵管妊娠，可能是无内出血、内出血量很少、血肿位置较高或直肠子宫陷凹有粘连等。若穿刺针头误入静脉，则血液较红，将标本放置 10 分钟左右即可凝结。

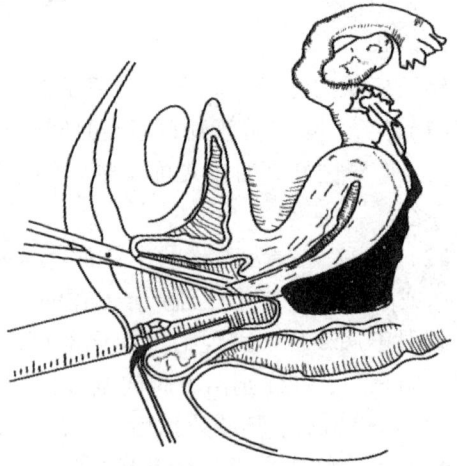

图 8-5　阴道后穹隆穿刺

4. 腹腔镜检查

目前腹腔镜检查是诊断异位妊娠的金标准，而且在确诊的同时可采取镜下手术治疗。但约有 3%~4% 的患者因妊娠囊过小而被漏诊，主要适用于原因不明的急腹症鉴别及输卵管妊娠的早期。大量腹腔内出血或伴有休克者，禁止做腹腔镜检查。

5. 子宫内膜病理检查

很少用，诊断性刮宫仅适用于妊娠试验和 B 型超声不能确诊者，目的是排除宫内妊娠。宫腔排出物应常规送病理检查，如仅见蜕膜而无绒毛，虽应考虑为异位妊娠，但不能确诊。如见到绒毛，可诊断为宫内妊娠。

考点提示 ▶ 阴道后穹隆穿刺是诊断输卵管妊娠的一种简单可靠方法；超声是确诊的主要手段；腹腔镜检查是输卵管妊娠诊断的金标准。

◇ 四、治疗

治疗原则主要以手术治疗为主，非手术治疗为辅。

(一)药物治疗

1. 化学药物治疗

主要适用于早期异位妊娠,要求保存生育能力的年轻妇女。且符合以下条件:①无药物治疗的禁忌证;②输卵管妊娠未发生破裂或流产;③血 β-HCG<2000IU/L;④输卵管妊娠包块直径≤4 cm;⑤无明显内出血。化疗一般采用全身用药,常用甲氨蝶呤(MTX)治疗,常用剂量是 0.4 mg/ kg/d,肌内注射,5 日为一疗程。亦可采用局部用药,在 B 超引导下穿刺或在腹腔镜下将甲氨蝶呤直接注入输卵管的妊娠囊内。

2. 中药治疗

治疗原则为活血化瘀,止血消症,既可免除手术创伤,又可治疗局部炎症和粘连,保留患侧输卵管。但应严格掌握指征,凡输卵管间质部妊娠、腹腔内大量出血、保守治疗效果不佳及胚胎继续生长者,不宜采用中药治疗,应尽早手术。

(二)手术治疗

分为保守手术和根治手术。保守手术为保留患侧输卵管,根治手术是切除患侧输卵管。手术治疗主要适用于:①生命体征不稳定或有腹腔内出血征象者;②持续性异位妊娠者;③异位妊娠有进展者(如血 β-HCG 处于高水平、有胎心搏动、附件区大包块等);④随诊不可靠者;⑤药物治疗禁忌证或无效者。

1. 保守手术

适用于有生育要求的年轻妇女,特别是对侧输卵管已经切除或有明显病变者。近年异位妊娠早期诊断率明显提高,输卵管妊娠在流产或破裂前确诊者增多,采用保守手术明显增多,根据受精卵着床部位及输卵管病变情况选择术式,若为伞部妊娠可行挤压将妊娠产物挤出;壶腹部妊娠行输卵管切开术,取出胚胎再缝合,峡部妊娠行病变节段切除及断端吻合。手术若采用显微外科技术可提高术后的妊娠率。输卵管妊娠行保守手术后,残余滋养细胞有可能继续生长,再次发生出血,引起腹痛等,称为持续性异位妊娠。术后应密切监测血 HCG水平,每周复查一次,直至正常水平。如术后血 HCG 水平升高,术后一日血 HCG 下降<50%,或术后 12 天血 HCG 未下降至术前值的 10% 以下,均可诊断为持续性异位妊娠,应及时给予甲氨蝶呤治疗,必要时需再次手术。

2. 根治手术

适用于无生育要求的输卵管妊娠、内出血并发休克的急症者。

应在积极纠正休克的同时迅速打开腹腔,提出病变输卵管,用卵圆钳钳夹出血部位,暂时控制出血,并加快输血、输液,待血压上升后继续手术切除输卵管,并酌情处理对侧输卵管。

输卵管间质部妊娠应争取在破裂前进行手术,避免发生可能威胁生命的大出血,手术应做子宫角部楔形切除及患侧输卵管切除,必要时切除子宫。

输卵管妊娠手术可经腹或经腹腔镜完成,其中腹腔镜手术是近年治疗异位妊娠的主要方法,除非生命体征不稳定,需要快速开腹止血并完成手术,其余均可行腹腔镜手术。多数输卵管妊娠可在腹腔镜直视下穿刺输卵管的妊娠囊,吸出部分囊液后注入药物或行输卵管切除术。与开腹手术相比,腹腔镜手术的手术时间、住院时间更短,术后康复更快。

考点提示 ▶   掌握输卵管妊娠的治疗原则及具体治疗方法。

第三节   妊娠剧吐

大多数孕妇在早孕时出现头晕、倦怠、择食、食欲不振、轻度恶心呕吐等症状，称早孕反应。早孕反应一般对生活与工作影响不大，不需特殊治疗，多在妊娠 12 周前后自然消失。少数孕妇发展为频繁呕吐、不能进食，以致发生营养障碍、体重较妊娠前减轻≥5%，以及水电解质失衡、代谢性酸中毒等，排除其他器质性疾病后称妊娠剧吐，发生率 0.5%~2%。

➡ 一、病因

病因迄今未明，可能主要与体内激素作用和精神状态的平衡失调有关。临床所见提示本病与血中绒毛膜促性腺激素(HCG)水平增高关系密切，但症状的轻重不一定和 HCG 成正比。此外，还有精神心理因素、上消化道运动异常、内分泌因素、神经因素、维生素缺乏、幽门螺杆菌感染等。

➡ 二、诊断

(一)临床表现

几乎所有的妊娠剧吐均发生于孕 9 周以前，这对鉴别诊断尤为重要。典型表现为孕 6 周左右出现恶心、呕吐并随妊娠进展逐渐加重，至孕 8 周左右发展为持续性呕吐，不能进食和饮水，呕吐物中有胆汁或咖啡渣样物质，极为严重者出现嗜睡、意识模糊、谵妄甚至昏迷、死亡。妊娠剧吐可单独出现，也可伴随其他症状同时出现。严重呕吐导致脱水、电解质紊乱及体重下降，体重较妊娠前减轻≥5%。孕妇出现明显消瘦、极度疲乏、口唇干裂、皮肤干燥、脉搏增快、体温轻度升高、眼球下陷及尿量减少等症状。由于长期不能进食，脂肪分解的中间产物酮体积聚引起代谢性酸中毒。孕妇肝肾功能受损出现黄疸。

考点提示 ▶   掌握妊娠剧吐的临床表现。

(二)辅助检查

根据病史及临床表现，首先应确定是否为正常妊娠，通过 B 超检查显示子宫增大如孕周。其诊断至少应具备：每日呕吐≥3 次，尿酮体阳性，体重较妊娠前减轻≥5%。为了解病情还需做以下辅助检查：

1.尿液检查

测定尿量、尿比重、尿酮体，注意有无蛋白尿及管型尿。

2.血液检查

测定红细胞数、血红蛋白含量、血细胞比容、全血及血浆黏度，了解有无血液浓缩。动脉血气分析测定血液 pH、二氧化碳结合力等，了解酸碱平衡情况。还应检测血钾、血钠、血氯含量、凝血功能、肝肾及甲状腺功能。

3.超声检查

排除多胎妊娠、滋养细胞疾病等。

4.必要时行眼底检查及神经系统检查。

三、治疗

1.一般处理及心理疗法

保证孕妇充分休息，给予安慰和支持，解除其思想顾虑。应尽量避免接触容易诱发呕吐的气味、食品等。避免早晨空腹，鼓励少量多餐。

2.补液止吐、纠正酸中毒及电解质失衡

妊娠剧吐严重者应住院治疗，禁食。根据化验结果明确失水量及电解质紊乱情况，酌情补充水分及电解质。每日补液量至少维持 3000 mL，补充维生素 B_1、维生素 C，连续输液至少 3 日，维持每日尿量 ≥1000 mL。孕妇常不能进食，可按照一定比例将葡萄糖、胰岛素、10%氯化钾配成极化液，静脉输注补充能量。补钾时要注意监测血清钾离子水平和心电图。

止吐剂一线用药为维生素 B_6 或维生素 B_6-多西拉敏复合制剂。

对合并代谢性酸中毒者，可给予碳酸氢钠纠正。营养不良者可静脉补充必需氨基酸、脂肪乳。一般经上述治疗 2~3 天后病情多可好转，若患者体重减轻大于 5%~10%，不能进食，可选择鼻饲管或中心静脉全胃肠外营养。应注意先补充维生素 B_1 后再输注极化液，以防止发生 Wernicke 脑病。

3.必要时终止妊娠

经过上述处理病情无改善，持续出现黄疸或蛋白尿，体温在 38℃ 以上，心率超过 120 次/分，伴发 Wernicke 脑病应考虑终止妊娠。

第四节 妊娠期高血压疾病

案例导入

> 某 35 岁初孕妇，孕 28 周，无高血压病史。近 1 周来经常出现头晕、头痛伴双下肢水肿。体查：BP 152/95 mmHg，水肿位于双膝关节以下，腹软、无宫缩，胎心 142 次/分，尿蛋白(+)。
> 请对该孕妇的疾病作出诊断，并拟定治疗方案。

妊娠期高血压疾病是妊娠期特有的疾病，发生率约 5%~12%。多发生在妊娠 20 周以后至产后 24 h 内。临床表现主要为高血压、蛋白尿、水肿，严重时出现抽搐、昏迷、心肾功能衰竭，甚至母婴死亡。是孕产妇和围生儿病死率升高的主要原因。

一、病因

(一)高危因素

(1)年轻初产妇(年龄≤18岁)或高龄孕产妇(年龄≥35岁)。

(2)子宫张力增高,如多胎妊娠、羊水过多、巨大儿。

(3)精神过度紧张或受刺激使中枢神经系统功能紊乱。

(4)寒冷季节或气候变化过大。

(5)有原发性高血压、慢性肾炎、糖尿病等病史。

(6)严重营养不良,如低蛋白血症和缺钙、贫血。

(7)有子痫前期家族史、妊娠间隔时间≥10年、低社会经济状况等。

(8)体形矮胖者,即体重指数>24。

(9)抗磷脂抗体阳性。

(二)病因

确切病因目前至今尚无定论,可能与以下因素有关:

1. 免疫机制

妊娠被认为是成功的自然同种异体移植,胎儿在妊娠期内不受排斥,主要是胎盘的免疫屏障作用。研究者发现患本病者同种异体抗原超负荷,使母胎免疫平衡失调,封闭抗体产生不足,从而导致妊娠期高血压疾病的发生。

2. 子宫螺旋小动脉重铸不足

正常妊娠时,子宫螺旋小动脉管壁平滑肌细胞、内皮细胞凋亡,代之以绒毛外滋养细胞,且深达子宫壁的浅肌层。但妊娠期高血压患者的滋养细胞浸润过浅,只有蜕膜层血管重铸,俗称"胎盘浅着床"。螺旋小动脉重铸不足使胎盘血流量减少,引发子痫前期一系列表现。造成子宫螺旋小动脉重铸不足的机制尚待研究。

3. 血管内皮细胞受损

细胞毒性物质和炎症介质可引起血管内皮细胞损伤,当血管内皮细胞受损时,导致血管的收缩因子和舒张因子比例失调,致使血压升高,从而导致一系列的病理变化。

4. 遗传因素

妊娠高血压疾病具有家族倾向性,提示遗传因素与该病发生有关,但遗传方式尚不明确。

5. 营养缺乏

已发现多种营养如低蛋白血症、钙、镁、锌、硒等缺乏与子痫前期发生发展有关。有研究发现饮食中钙摄入不足者血清钙下降,导致血管平滑肌细胞收缩。硒可防止机体受脂质过氧化物的损害,提高机体的免疫功能,避免血管壁损伤。锌在核酸和蛋白质的合成中有重要作用。维生素E和维生素C均为抗氧化剂,可抑制磷脂过氧化作用,减轻内皮细胞的损伤。这些证据还需要进一步核实。

6. 胰岛素抵抗

近年研究发现有妊娠期高血压疾病患者存在胰岛素抵抗,高胰岛素血症可导致NO合成下降及磷脂代谢紊乱，影响前列腺素 E_2 的合成，增加外周血管的阻力，使血压升高，因此认为胰岛素抵抗与妊娠期高血压疾病的发生密切相关。

二、病理生理

本病基本病理生理变化是全身小血管痉挛（以小动脉痉挛为主），引起全身各器官各脏器的血液灌流量减少，对母儿造成危害，严重时可导致母儿死亡。

考点提示▶ 妊娠期高血压疾病的基本病理变化是全身小动脉痉挛。

1. 脑

脑血管痉挛导致脑组织缺氧、脑水肿，出现头晕、头痛、呕吐，严重时可发生抽搐、昏迷等症状；脑血管痉挛时间较长可发生脑血栓，加重抽搐和昏迷；颅内压增高可导致脑出血、脑疝甚至死亡。

2. 肾脏

肾血管痉挛使肾小球缺血、缺氧，血管壁通透性增加，血浆蛋白自肾小球漏出形成蛋白尿。蛋白尿的多少标志着妊娠期高血压疾病病情的严重程度。由于血管痉挛，肾脏血流量及肾小球滤过率下降，导致血浆尿酸浓度及肌酐值升高，肾脏功能损害严重时可致少尿及肾衰竭。

3. 肝脏

子痫前期可出现肝功能异常，各种转氨酶水平升高，血浆碱性磷酸酶升高。肝损害严重时出现门静脉周围坏死，肝包膜下血肿形成，甚至发生肝破裂危及母儿的生命。

4. 心血管

血管痉挛，血压升高，外周阻力增加，导致心肌缺血、间质水肿、心肌点状出血或坏死，严重时导致心力衰竭。

5. 血液

由于全身小动脉痉挛，血管壁渗透性增加，血液浓缩，大部分患者血容量不能像正常孕妇那样增加，而使血细胞比容上升。另外，在妊娠期孕妇的血液已处于高凝状态。患妊娠期高血压疾病重症患者可发生微血管病性溶血，主要表现为：血小板减少 $<100\times10^9/L$，肝酶升高、溶血（也称 HELLP 综合征），反映了凝血功能的严重程度及疾病的严重程度。

6. 内分泌及代谢

由于血浆孕激素转换酶增加，妊娠晚期盐皮质激素、去氧皮质酮升高可导致钠潴留，血浆胶体渗透压降低，细胞外液可超过正常妊娠引起水肿，但水肿与妊娠高血压疾病的严重程度及预后关系不大。

7. 子宫胎盘血流灌注

胎盘绒毛的浅着床及血管痉挛导致胎盘血流灌注量下降，而使胎盘功能下降，胎儿生长受限，胎儿窘迫。若胎盘床血管破裂可致胎盘早剥，严重时母儿死亡。

三、分类与临床表现

妊娠期高血压疾病分类及临床表现见表 8-2。

表 8-2　妊娠期高血压疾病分类与临床表现

分类		临床表现
妊娠期高血压		妊娠期首次出现，收缩压≥140 mmHg 和（或）舒张压≥90 mmHg，并于产后 12 周恢复正常；尿蛋白(-)；可伴有上腹部不适或血小板减少，产后方可确诊
子痫前期	轻度	孕 20 周以后出现，收缩压≥140 mmHg 和（或）舒张压≥90 mmHg；尿蛋白≥0.3 g/24 小时或(+)；伴有上腹不适、头痛等症状
	重度	血压和尿蛋白持续升高，发生母体脏器功能不全或胎儿并发症。子痫前期孕妇出现下述任一不良情况可诊断为重度子痫前期：（1）血压持续升高：收缩压≥160 mmHg 和（或）舒张压≥110 mmHg；（2）蛋白尿≥2.0 g/24 h 或随机蛋白尿≥(++)；（3）持续性头痛或视觉障碍或其他脑神经症状；（4）持续性上腹部疼痛，肝包膜下血肿或肝破裂症状；（5）肝脏功能异常：肝酶 ALT 或 AST 水平升高；（6）肾脏功能异常：少尿（24 小时尿量<400 mL 或每小时尿量<17 mL）或血肌酐>106 μmol/L；（7）低蛋白血症伴胸腔积液或腹腔积液；（8）血液系统异常：血小板呈持续性下降并低于 $100×10^9$/L；血管内溶血、贫血、黄疸或血 LDH 升高；（9）心力衰竭、肺水肿；（10）胎儿生长受限或羊水过少；（11）早发型即妊娠 34 周以前发病
子痫		子痫前期基础上发生不能用其他原因解释的抽搐
慢性高血压并发子痫前期		慢性高血压孕妇妊娠前无尿蛋白，妊娠后出现尿蛋白≥0.3 g/24 小时；或妊娠前有尿蛋白，妊娠后尿蛋白明显增加，血压进一步升高或血小板<$100×10^9$/L
妊娠合并慢性高血压		妊娠 20 周前收缩压≥140 mmHg 和（或）舒张压≥90 mmHg（除外滋养细胞疾病），妊娠期无明显加重；或妊娠 20 周后首次诊断高血压并持续到产后 12 周以后

考点提示▶　掌握妊娠期高血压疾病的分类及临床表现。

　　子痫可发生于产前、产时、产后，以产前子痫最常见。子痫抽搐进展迅速，前驱症状短暂，典型发作过程先表现为眼球固定，瞳孔放大，随即头扭向一侧，牙关紧闭，继而口角及面部肌肉颤动，数秒钟后发展为全身及四肢肌强直，双手紧握，双臂屈曲，迅速发生强烈抽动。抽搐时呼吸暂停，面色青紫。持续 1 分钟左右抽搐强度减弱，全身肌松弛，呼吸恢复，但患者仍昏迷，最后意识恢复，但困惑、易激惹、烦躁。

考点提示▶　子痫是妊娠期高血压疾病病情最严重的阶段，可分为产前、产时、产后子痫，以产前子痫最常见。

四、诊断

　　根据病史、临床表现、体征及辅助检查即可作出诊断，应注意有无并发症及凝血功能障碍。

（一）病史

　　注意询问患者妊娠前有无高血压、肾病、糖尿病及自身免疫性疾病等病史及表现，有无妊娠期高血压病史及家族史，特别注意有无头痛、视力改变、上腹不适等。

（二）高血压

　　同一手臂至少 2 次测量，收缩压≥140 mmHg 和（或）舒张压≥90 mmHg 定义为高血压。若血压低于 140/90 mmHg，但较基础血压升高 30/15 mmHg，不作为诊断依据，但须严密观察。

(三) 尿蛋白

如尿液检查有蛋白存在，应行清洁中段尿检查或留取 24 小时尿作定量检查，避免阴道分泌物或羊水污染尿液，造成误诊。尿蛋白 ≥0.3 g/24 h 或随机尿蛋白 ≥0.3 g/L 或尿蛋白定性 ≥(+)定义为蛋白尿。当泌尿系统感染、严重贫血、心力衰竭和难产时，可导致蛋白尿。

(四) 水肿

本病患者水肿的特点是自踝部逐渐向上延伸的凹陷性水肿，经休息后不缓解。水肿局限于膝以下为"+"，延及大腿为"++"，延及外阴及腹壁为"+++"，全身水肿或伴有腹腔积液为"++++"。妊娠期高血压疾病的水肿无特异性，因此不能作为本病的诊断标准及分类依据。

(五) 辅助检查

1. 血液检查

包括全血细胞计数、血红蛋白含量、血细胞比容、血粘度、凝血功能，根据病情需要可反复检查。

2. 肝肾功能测定

谷丙转氨酶、胆红素、血尿素氮、血肌酐及尿酸测定，综合判断肝肾功能。测定血电解质及 CO_2 结合力，了解有无电解质紊乱及酸中毒。

3. 眼底检查

见视网膜小动脉痉挛(了解疾病发展的严重程度)，动静脉管径比由 2∶3 变 1∶2~1∶4。严重时视网膜水肿、视网膜剥离，棉絮状渗出物及出血，出现视力模糊或突然失明。

4. 其他检查

心电图、超声心动图、胎盘功能、胎儿成熟度检查、头颅 CT 等，视病情而定。

五、预防

1. 建立健全三级妇幼保健网

积极开展围妊娠期及围生期的保健工作。

2. 加强健康教育

使孕妇掌握孕期卫生的基础知识，自觉地进行产前检查。

3. 指导孕妇合理饮食与休息

孕妇应进食富含蛋白质、维生素及铁、钙、镁等微量元素的食物及新鲜水果，减少动物脂肪及过量盐的摄入。保持足够的休息和愉快的心情，休息时坚持左侧卧位。

4. 及时补钙

对妊娠高血压疾病高危因素者，补钙可预防本病的发生、发展。国内外研究表明，每天补钙 1~2 g 可有效降低妊娠期高血压疾病的发生。

六、治疗

妊娠期高血压疾病治疗目的是控制病情、延长孕周、确保母儿安全。治疗原则包括：休息、解痉、镇静、合理降压、必要时利尿，密切观察病情，适时终止妊娠。

（一）一般治疗

（1）妊娠期高血压可住院也可门诊治疗；非重度子痫前期孕妇应评估后决定是否住院治疗，重度子痫前期及子痫孕妇均应急诊收住院监测和治疗。

（2）注意休息，保证睡眠充足，必要时可睡前口服地西泮 2.5~5 mg，休息时多取左侧卧位。饮食应保证充足的蛋白质及热量，不必限制食盐的摄入。

（二）解痉

硫酸镁是解除痉挛首选的药物，也是预防子痫和控制子痫的一线药物。硫酸镁控制子痫再次发作的效果优于地西泮、苯巴比妥和冬眠合剂等镇静药物，除非存在硫酸镁应用禁忌证或硫酸镁治疗效果不佳，否则不推荐使用苯二氮卓类（如地西泮）和苯巴比妥用于子痫的预防或治疗，对于轻度子痫前期患者也可考虑应用硫酸镁。

考点提示▶ 妊娠期高血压疾病解痉的首选药物是硫酸镁。

1. 主要作用机制

镁离子抑制运动神经末梢乙酰胆碱的释放，阻断神经肌肉接头间的信息传导，使肌肉松弛而达到解除痉挛的目的；并具有解除血管痉挛，减少内皮损伤和改善氧代谢的作用，对胎儿影响小。

2. 用药方法

静脉给药：负荷剂量以25%硫酸镁 10~20 mL（2.5~5 g）加入 10%葡萄糖液 20 mL 中，缓慢静脉推注（15~20 min），或者加入 5%葡萄糖液 100 mL 中快速静滴；继而以 25%硫酸镁 60 mL 溶于 5%葡萄糖液 500 mL 中静脉滴注，滴速为 1~2 g/h。午夜后改为肌肉注射：以 25%硫酸镁 20 mL 加 2%利多卡因 2 mL，臀部肌肉深部注射。24 小时硫酸镁用量为 25~30 g。

3. 毒性反应与注意事项

血清镁离子有效治疗浓度为 1.8~3.0 mmol/L，超过 3.5 mmol/L 即可出现中毒症状。硫酸镁中毒首先为膝反射减弱或消失，继而引起全身肌张力减退及呼吸抑制，甚至心跳骤停。因此，在用药过程中注意事项：①膝反射必须存在；②呼吸 ≥16 次/min；③尿量 ≥17 mL/h 或 ≥400 mL/24 h；④备有 10%葡萄糖酸钙作为解毒剂。一旦出现中毒症状应立即停药，并静脉缓慢（5~10 min）推注 10%葡萄糖酸钙 10 mL 解毒。

考点提示▶ 掌握硫酸镁的使用方法及注意事项。使用硫酸镁过程中必须观察膝反射、呼吸、尿量，硫酸镁中毒首先表现为膝反射减弱或消失，中毒后使用钙剂解毒。

（三）镇静

镇静药物可缓解产妇的精神紧张、焦虑症状，改善睡眠。一般在应用硫酸镁有禁忌或其疗效不显著时可用于预防并控制子痫。

1. 地西泮

2.5~5 mg 口服，3 次/日或睡前服用。对重症患者可用 10 mg 缓慢静脉推注。

2. 冬眠药物

有助于解痉降压，控制子痫抽搐。冬眠合剂由哌替啶（100 mg）、氯丙嗪（50 mg）、异丙嗪（50 mg）3 种药物组成，通常给 1/3 量加入 25%葡萄糖液 20 mL 缓慢静脉推注，5~10 min

推完；余2/3量加入10%葡萄糖液250 mL内静脉滴注。由于氯丙嗪可使血压急剧下降，导致肾及胎盘血流量降低，而且对孕妇及胎儿肝脏有一定的损害，可导致胎儿呼吸抑制，故仅应用于硫酸镁控制子痫抽搐治疗效果不佳者。使用此药物时须防血压下降过快而摔倒。

3. 苯巴比妥

具有较好的镇静、抗惊厥、控制抽搐的作用。用于镇静时，口服剂量为30 mg，3次/日；用于控制子痫发作时，0.1 g肌内注射。

(四)降压

降压治疗的目的：预防子痫、心脑血管意外和胎盘早剥等严重母儿并发症。仅用于血压过高的患者，收缩压≥160 mmHg和(或)舒张压≥110 mmHg时必须降压治疗，收缩压≥140 mmHg和(或)舒张压≥90 mmHg的孕妇建议降压治疗。

目标血压：当孕妇未并发器官功能损伤，酌情将收缩压控制在130~155 mmHg，舒张压控制在80~105 mmHg；孕妇并发器官功能损伤，则收缩压应控制在130~139 mmHg，舒张压应控制在80~89 mmHg；为保证子宫胎盘血供，血压不可低于130/80 mmHg。

降压注意事项：降压注意个体化原则，降压过程力求平稳，不可波动过大，力求维持稳定的目标血压，且在出现严重高血压或发生器官损伤，如急性左心衰竭时，需要紧急降压到目标血压范围，注意降压幅度不能太大，以平均动脉压的10%~25%为宜，24~48小时达稳定。选药原则是对胎儿无毒副作用，不影响心排血量、肾血流量、子宫胎盘灌注量，不致血压急剧下降或下降过低。

常用口服降压药物有：拉贝洛尔、硝苯地平短效或缓释片、肼屈嗪。如口服药物血压控制不理想，可使用静脉用药：拉贝洛尔、尼卡地平、酚妥拉明、肼屈嗪，为防止血液浓缩，有效循环血量减少和高凝倾向，妊娠期一般不使用利尿药降压。不推荐使用阿替洛尔和哌唑嗪，禁止使用血管紧张素转换酶抑制剂(ACEI)和血管紧张素Ⅱ受体拮抗剂(ARB)。

1. 拉贝洛尔

为α、β肾上腺素能受体阻滞药，其作用是降低血压，但不影响肾及胎盘血流量，并可促进胎儿肺成熟。用法：50~150 mg口服，3~4次/日；或静脉推注：首次剂量20 mg，若10 min内无效再给40 mg，10 min后仍无效可再给予80 mg，直至血压被控制，总剂量不能超过220 mg/24 h。

2. 肼屈嗪

能扩张周围小动脉，使外周阻力降低，从而降低血压；并能增加心排血量、肾血流量及子宫胎盘灌注量。用法：每15~20 min给药5~10 mg静脉推注，直至使舒张压控制在90~100 mmHg；或10~20 mg口服，3次/日；或40 mg加于5%葡萄糖液500 mL内静脉滴注。有妊娠期高血压疾病性心脏病、心力衰竭者，不宜应用此药。

3. 硝苯地平

硝苯地平为二氢吡啶类钙拮抗药，其作用是解除外周血管痉挛，使全身血管扩张，血压下降。由于其降压作用迅速，目前不主张舌下含化。用法：10 mg口服，3次/日，24小时总量不超过60 mg。

4. 尼卡地平

尼卡地平为二氢吡啶类钙拮抗药。用法：①口服：初始剂量20~40 mg，3次/日。②静脉滴注：每小时1 mg为起始剂量，根据血压变化每10分钟调整1次用量；高血压急症，用生理盐水或5%葡萄糖溶液稀释后，以盐酸尼卡地平计，0.01%~0.02%(1 mL中的含量为0.1~0.

2 mg)的溶液进行静脉滴注。滴注速度为每分钟 0.5~6 μg/kg。从每分钟 0.5 g/kg 开始,将血压降到目标值后,边监测血压边调节滴注速度。

5. 酚妥拉明

酚妥拉明为 α 肾上腺素能受体阻滞药。静脉滴注用法:10~20 mg 溶于 5% 葡萄糖溶液 100~200 mL,以 10 μg/min 的速度开始静脉滴注,应根据降压效果调整滴注速度。

6. 硝酸甘油

作用于氧化亚氮合酶,可同时扩张静脉和动脉,降低心脏前、后负荷,主要用于合并急性心功能衰竭和急性冠状动脉综合征时的高血压急症的降压治疗。用法:起始剂量 5~10 μg/min 静脉滴注,每 5~10 分钟增加滴速至维持剂量 20~50 μg/min。

7. 硝普钠

硝普钠为强效血管扩张剂。用法:50 mg 加入 5% 葡萄糖溶液 500 mL,按 0.5~0.8 μg/(kg.min)缓慢静脉滴注。妊娠期仅适用于其他降压药物无效的高血压危象孕妇,产前应用时间不宜超过 4 h。

(五)合理扩容

一般不主张应用扩容药,仅用于严重的低蛋白血症、贫血,可选用人血白蛋白、血浆、全血等。

(六)利尿

一般不主张常规使用利尿剂,仅用于全身水肿、肺水肿、脑水肿、并发急性心力衰竭及血容量过高的患者。

1. 呋塞米

20~40 mg 加于 25% 葡萄糖液 20 mL 缓慢静脉推注。该药有较强的排钠、排钾作用,易导致电解质紊乱,应加以注意。

2. 甘露醇

20% 甘露醇 250 mL 快速静脉滴注,15~20 min 内滴完。主要用于脑水肿,有心力衰竭和肺水肿者禁用。

(七)适时终止妊娠

子痫前期及子痫患者病情严重,经治疗病情无改善,终止妊娠是必须采取的措施。

1. 终止妊娠指征

①重度子痫前期患者,妊娠不足 26 周经积极治疗病情不稳定者;②重度子痫前期患者,妊娠 28~34 周经积极治疗 24~48 小时病情继续发展,促进胎肺成熟后终止妊娠;③重度子痫前期患者,妊娠超过 34 周,胎盘功能减退,胎儿成熟度检查提示胎儿已成熟者或妊娠周数已超过 37 周的;④子痫抽搐控制 2 小时后。

2. 终止妊娠的方式

妊娠期高血压疾病患者,如果没有剖宫产指征,建议阴道试产,如果病情严重,结合母儿情况,可放宽剖宫产指征。

(八)子痫处理

子痫是妊娠期高血压疾病最严重的阶段,是导致母儿死亡的主要原因。其处理原则为:控制抽搐,纠正缺氧及酸中毒,控制血压,抽搐控制后终止妊娠。

1. 一般急诊处理

子痫发作时应保持气道通畅，维持呼吸、循环功能稳定，密切观察生命体征、尿量（留置导尿管监测），避免声、光等刺激，预防抽搐导致坠地损伤及唇舌咬伤。

2. 控制抽搐

硫酸镁是控制子痫和预防子痫复发的首选药物。当患者应用硫酸镁有禁忌或硫酸镁治疗无效时，可考虑应用地西泮、冬眠合剂控制抽搐。子痫孕妇抽搐后或产后需继续应用硫酸镁24~48小时，并进一步评估是否继续应用，产后至少住院密切观察4日。

用药方法：①以25%硫酸镁20 mL加入10%葡萄糖液20 mL中，静脉推注（>5 min），继而以硫酸镁2~3 g/h的速度静脉滴注维持血药浓度，同时应用有效镇静药物，控制抽搐；②20%甘露醇250 mL快速静脉滴注降低颅内压。

3. 控制血压和预防并发症

脑血管意外是子痫患者死亡的最常见原因。当收缩压≥160 mmHg和（或）舒张压≥110 mmHg时要积极降压治疗以预防心脑血管并发症。注意监测子痫之后的胎盘早剥、肺水肿、心衰、肾衰等并发症，发生肺水肿注意及时气管插管和机械通气。

4. 纠正缺氧及酸中毒

面罩和气囊吸氧，根据二氧化碳结合力及尿素氮值，给予适量4%碳酸氢钠纠正酸中毒。

5. 终止妊娠

一般子痫控制2小时后考虑终止妊娠。

> **考点提示▶** 掌握硫酸镁的使用方法及注意事项。使用硫酸镁过程中必须观察膝反射、呼吸、尿量，硫酸镁中毒首先表现为膝反射减弱或消失，中毒后使用钙剂解毒。

（九）产后处理

重度子痫前期孕妇产后继续应用硫酸镁24~48小时，预防产后子痫。注意产后迟发型子痫前期及子痫（发生在产后48小时后的子痫前期及子痫）的发生，子痫前期孕妇产后1周内是产褥期血压波动的高峰期，高血压、蛋白尿等症状仍可能反复出现甚至加重，此期仍应每天监测血压。如产后血压升高至≥150/100 mmHg应继续给予降压治疗。哺乳期可继续应用产前使用的降压药物，但禁用血管紧张素转换酶抑制药和血管紧张素受体拮抗药（卡托普利、依那普利除外）。注意监测及记录产后出血量，患者应在重要脏器功能恢复正常后方可出院。

第五节　前置胎盘

案例导入

> 某32岁初孕妇，曾有2次人工流产史。现停经30周，自述今晨醒来时发现躺在血泊中，家人即送入院。体查：T 36.5℃、P 92次/分、R 18次/分，BP 92/60 mmHg。腹部检查：宫底脐上三指，臀先露、高浮。胎心音156次/分，耻骨联合上方可听到胎盘血流杂音，阴道有少量活动性流血。
>
> 请对该孕妇的疾病作出诊断，并拟定治疗方案。

正常妊娠时胎盘应附着于子宫体部的前壁、后壁或侧壁。妊娠28周后，若胎盘附着在子宫下段，甚至胎盘的下缘达到或覆盖宫颈内口处，其位置低于胎儿先露部称前置胎盘。前置胎盘是妊娠晚期出血的主要原因之一，也是妊娠晚期出血和早产的常见原因，发病率国内报道为0.24%~1.57%。

一、病因

目前还不明确，可能与下列因素有关：

1. 子宫内膜病变或损伤

多次流产及刮宫、分娩、剖宫产、引产、产褥感染导致子宫内膜损伤和瘢痕，引起子宫内膜炎或内膜萎缩性病变。再次妊娠时子宫蜕膜血管形成不良，使胎盘血供不足，胎盘为摄取足够营养延伸至子宫下段，形成前置胎盘。

2. 胎盘异常

由于多胎妊娠或巨大儿而形成的大胎盘延伸到子宫下段或遮盖子宫颈内口所致；副胎盘延伸至子宫下段；膜状胎盘大而薄扩展到子宫下段。

3. 受精卵滋养层发育迟缓

位于宫腔内的受精卵，因滋养层发育迟缓尚未达到着床条件，继续下移至子宫下段着床发育而形成前置胎盘。

4. 宫腔形态异常

当子宫畸形或子宫肌瘤等原因使宫腔的形态改变致胎盘附着在子宫下段。

5. 其他高危因素

吸烟、吸毒者可引起胎盘血流减少，缺氧时胎盘代偿性增大，也可导致前置胎盘。多胎、多产、高龄、摄入可卡因、辅助生育技术等均是前置胎盘的高危因素。

二、分类

根据胎盘下缘与宫颈内口的关系分为3类(图8-5)。

1. 完全性(中央性)前置胎盘

宫颈内口全部被胎盘组织覆盖。

2. 部分性前置胎盘

宫颈内口部分被胎盘组织覆盖。

3. 边缘性前置胎盘

胎盘附着于子宫下段，胎盘下缘到达宫颈内口，但不超越宫颈内口。

> **考点提示** ▶ 掌握前置胎盘的定义；前置胎盘分哪三种类型？

由于晚期妊娠临产后宫颈口的扩张，可以使宫颈口与胎盘的关系发生改变，例如临产前的边缘性前置胎盘，临产后宫颈口扩大而成为部分性前置胎盘，因此其分类应根据处理前的最后一次检查而定。

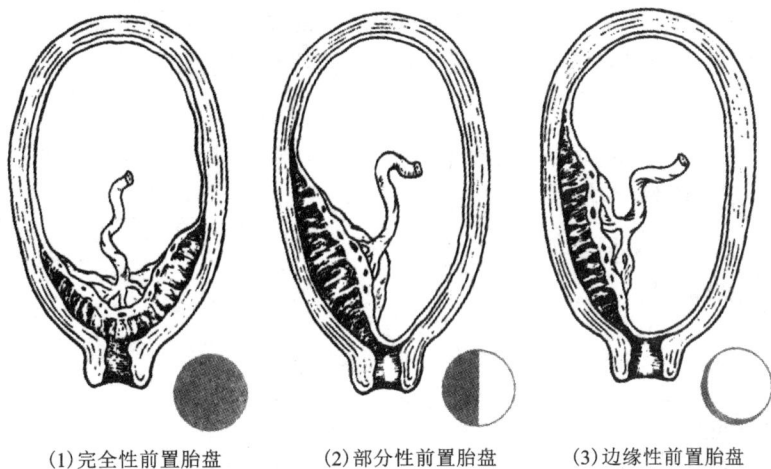

(1)完全性前置胎盘 (2)部分性前置胎盘 (3)边缘性前置胎盘

图 8-5 前置胎盘

➡ 三、诊断

(一)临床表现

1. 症状

妊娠晚期或临产时,突然发生无诱因、无痛性、反复阴道流血是前置胎盘的典型症状。出血是由于妊娠晚期或临产后,子宫下段逐渐拉长,子宫颈内口逐渐扩张,而附着于子宫下段的胎盘不能相应伸展而与附着处分离,导致前置胎盘部分剥离,血窦破裂而出血。阴道流血发生时间的早晚、出血量的多少及反复发生的次数与前置胎盘的类型有关。

完全性前置胎盘初次出血发生早,多发生在妊娠28周左右,出血频繁、量较多,有时一次大量出血可使患者陷入休克状态;边缘性前置胎盘初次出血发生较晚,多在妊娠37~40周或临产后,量较少;部分性前置胎盘初次出血时间和出血量介于上述两者之间。

2. 体征

患者一般情况与出血量有关,大量出血呈现面色苍白、出冷汗、脉搏细速、血压下降、四肢冰冷等休克表现。若孕妇失血过多可出现胎儿缺氧,甚至胎死宫内。腹部检查:子宫软、无压痛,轮廓清楚,子宫大小与妊娠周数相符,胎位清楚,若出血不多胎心亦正常。由于子宫下段被胎盘占据,影响胎先露部入盆,故胎先露高浮,常并发胎位异常,主要是臀位多见。当胎盘附着在子宫下段前壁时,于耻骨联合上方可听到胎盘杂音。

考点提示 ▶ ┌ 前置胎盘的主要症状是无诱因、无痛性、反复阴道流血。 ┐

(二)辅助检查

1. B型超声检查

通过B超可清楚看到子宫壁、胎先露部、胎盘和宫颈的位置,并根据胎盘下缘与宫颈内口的关系,进一步明确前置胎盘的类型。因其简单、安全、可靠、无创伤、且可重复检查,所以已取代了放射性核素扫描定位,间接胎盘造影等方法。

2. 产后检查胎盘及胎膜

对产前出血的孕妇，产后应仔细检查胎盘胎儿面边缘有无断裂血管，可提示有无副胎盘。若前置部位的胎盘母体面有陈旧性黑紫色血块附着，或胎膜破口与胎盘边缘距离<7 cm，则为低置胎盘。

> **考点提示** ▶ 　诊断前置胎盘最安全可靠的方法是 B 超。阴道流血时一般不主张做阴道检查，以免诱发宫缩。

四、对母儿的影响

（一）对母体影响

1. 产时、产后出血

附着于子宫前壁的胎盘行剖宫产时，当子宫切口无法避开胎盘，则出血明显增多。胎儿娩出后，子宫下段肌肉组织菲薄，收缩力较差，附着于此处的胎盘不易完全剥离，而且开放的血窦不易关闭，故常发生产后出血，量多且难于控制。

2. 植入性胎盘

子宫下段蜕膜发育不良，胎盘绒毛穿透底蜕膜，侵入子宫肌层，形成植入性胎盘，使胎盘剥离不全而发生产后出血。

3. 产褥感染

由于前置胎盘剥离面接近宫颈外口，细菌易经阴道上行侵入胎盘剥离面，加之多数产妇因反复失血而致贫血、体质虚弱，容易发生产褥期感染。

（二）对围产儿影响

1. 胎儿宫内缺氧

前置胎盘常有多次反复出血，若出血不多，对胎儿影响不大。但若突发性大量出血，可使孕妇发生失血性休克，子宫的血供也会明显减少，胎儿在宫内可因严重缺氧而窘迫，甚至胎死宫内。

2. 新生儿呼吸窘迫综合征

在前置胎盘的积极的期待疗法实施前，完全性前置胎盘常因出血而终止妊娠，因此早产率较高，新生儿小，容易发生新生儿呼吸窘迫综合征（RDS）。

五、预防

采取积极有效的避孕措施，避免生育过多、过密，避免意外怀孕而多次刮宫或引产，减少子宫内膜损伤和炎症的发生。计划妊娠的妇女应戒烟、戒毒，避免被动吸烟。加强孕期管理，按时产前检查及正确的孕期宣教，及时就医，做到对前置胎盘的早期诊断、正确处理。

六、治疗

原则是抑制宫缩、止血、纠正贫血和预防感染。根据阴道流血量、有无休克、妊娠周数、产次、胎位、胎儿是否存活、是否临产及前置胎盘类型等综合做出决定。

（一）期待疗法

在确保母婴安全的前提下尽可能延长胎龄，以提高围生儿存活率。适用于妊娠<34周、胎儿体重<2000克、胎儿存活、阴道流血量不多、一般情况良好的孕妇。

1. 一般处理

前置胎盘一旦确定诊断，应住院观察，测定血型、备血，绝对卧床休息，孕妇常采取左侧卧位，以解除右旋子宫对下腔静脉的压迫，有利于改善胎盘的血液循环。避免过多的或粗暴的腹部检查，保持大便质软通畅，减少突然增加腹内压。禁止性生活，禁止肛门检查和不必要的阴道检查。每日间断吸氧，每次20 min，以提高胎儿血氧供应。适当给予地西泮等镇静剂，保持心态平静。密切观察阴道流血量及胎心音、胎动情况。

2. 定期B型超声检查

B超能明确前置胎盘类型，通过B超可了解胎盘的主体部位在子宫上段还是在下段，胎盘的大小及厚薄，有无植入等，对估计出血量、频度、输血量、手术人员的安排十分重要。

3. 胎儿成熟度的判断

对胎儿成熟度的判断也是期待治疗中的关键问题之一。在正常妊娠中，随胎龄增大，胎儿体重成比例增加，胎儿肺脏也逐渐成熟。根据末次月经推算预产期，以确定胎龄是临床最常用的简便方法。但对于月经周期不准的患者，确定胎龄必须谨慎，根据早孕反应及胎动时间，宫高及腹围的测量，B超检查胎儿双顶径、胸腹径、股骨长度，综合分析确定较为准确的胎龄，特别是通过羊水泡沫试验及卵磷脂和鞘磷脂比值测定来判断胎儿是否成熟，一旦胎儿成熟应考虑适时终止妊娠，可以避免盲目的等待导致母亲的出血和胎儿的死亡。

4. 积极纠正贫血

采用期待治疗时，对产前出血的次数，出血量均可能增多，将会导致不同程度的贫血，贫血不但会降低孕妇再次出血的耐受性，增加休克的危险，而且还会引起胎儿贫血或胎儿宫内死亡。因此，在期待期间不但要注意阴道出血量，大量失血时要保持静脉输液通畅，应尽量做到失血多少补充多少。反复发生出血时应反复输血，若血红蛋白<70 g/L应输血，使血红蛋白≥100 g/L，血细胞比容>30%。纠正孕妇贫血状况，补充营养及铁剂。

5. 抑制宫缩，减少出血

用宫缩抑制剂抑制子宫收缩延长孕周，以提高围生儿的存活率。估计孕妇近日需终止妊娠者，若胎龄<34周，应使用地塞米松促进胎儿肺脏发育成熟，5～10 mg/次，每12小时1次，共4次，有利于减少产后新生儿呼吸窘迫综合征的发生。必要时给予地西泮等镇静剂。

（1）硫酸镁：具有抑制子宫肌层活性作用，血清内镁离子达到2～4 mmol/L能降低子宫肌肉的活性。首次负荷量4 g，即用25%硫酸镁16 mL加入5%葡萄糖液100～250 mL中，在30～60 min内缓慢静脉滴注，然后用25%硫酸镁20～40 mL加于5%葡萄糖液500 mL中，以每小时1～2 g速度静脉滴注，直至宫缩停止。应用过程中，应注意硫酸镁的中毒的监测指标。

（2）β受体激动药：这类药物可激动子宫平滑肌中的β2受体，抑制子宫平滑肌收缩，减少子宫的活动而延长孕期。但其不良反应较多，特别是心血管不良反应较突出，常使母体的心率增快。目前常用药物有：

1）沙丁胺醇：口服2.4～4.8 mg，通常首次4.8 mg，以后每8小时口服2.4～4.8 mg，直至宫缩消除时停药。

2）利托君：100 mg 溶于 5% 葡萄糖液 500 mL 中静脉滴注，保持在 0.15～0.35 mg/min 滴速，待宫缩抑制后至少持续滴注 12 h，再改为口服 10 mg，4 次/d。母亲有心动过速及糖尿病者慎用。

（3）前列腺素合成酶抑制剂：它可抑制前列腺素合成酶，减少前列腺素的合成或抑制前列腺素的释放以抑制宫缩。常用药物有吲哚美辛及阿司匹林等，但对胎儿有一定不良反应，故吲哚美辛于孕 32 周后不宜应用。

（4）钙拮抗药：抑制钙进入子宫肌细胞膜，抑制缩宫素分泌。

> **考点提示▶** 掌握前置胎盘期待疗法的适应证和方法。

（二）终止妊娠

1. 终止妊娠指征

孕妇反复发生大量出血甚至休克者，无论胎儿是否成熟，为了孕妇安全应终止妊娠；胎龄达 36 周以上，胎儿成熟度检查提示胎儿肺成熟者，胎龄未达 36 周，出现胎儿窘迫征象或胎儿电子监护发现胎心异常者；胎儿已死亡或出现难以存活的畸形，如无脑儿。

2. 剖宫产

可在短时间内娩出胎儿，迅速结束分娩，对母儿相对安全，是处理前置胎盘的主要手段。剖宫产指征包括：完全性前置胎盘，持续大量阴道流血；部分性和边缘性前置胎盘出血较多，先露高浮，胎龄达妊娠 36 周以上，短时间不能结束分娩者；有胎心、胎位异常。术前积极纠正贫血、备血、预防感染，做好处理产后出血和抢救新生儿的准备。子宫切口的选择原则上应避开胎盘，可参考产前 B 型超声胎盘定位。

3. 阴道分娩

边缘性前置胎盘、枕先露、阴道流血不多、无头盆不称和胎位异常，估计在短时间内能结束分娩者。先在备血、输血条件下行人工破膜，破膜后胎头下降压迫胎盘前置部位而止血，并可促进子宫收缩加快产程。若破膜后胎先露部下降不理想，仍有出血或分娩进展不顺利，应立即改行剖宫产术。

（三）预防产后出血及感染

胎儿娩出后及早使用缩宫素等促进子宫收缩，预防产后出血。产时产后给予抗生素预防感染。

（四）紧急情况转运的处理

在无条件进行手术的地方，应在孕期做好预防措施，当妊娠中、晚期出现阴道大量流血等疑似患者，应迅速建立静脉通道，输血输液、止血、抑制宫缩，不进行阴道检查或肛门检查，包扎腹部，使先露下降压迫止血。出血多，严格消毒下，纱布紧塞阴道顶端，压迫止血，由有经验的医师护送，迅速转诊到上级医疗机构。

第六节　胎盘早剥

案例导入

　　王某 35 岁，孕 32 周，发现血压升高 1 个月。今晨突然出现持续性腹痛伴少量阴道流血入院。体格检查：贫血貌，血压 160/108 mmHg，脉搏 120 次/分，腹壁膨隆。腹部检查：宫高 32 cm，子宫硬如板状，腹部压痛明显。胎位不清、胎心未闻及，阴道少量流血。查血红蛋白 70 g/L，尿蛋白(++)。

　　请对王某的疾病作出诊断，并拟定治疗方案。

　　妊娠 20 周后或分娩期，正常位置的胎盘在胎儿娩出前，部分或全部从子宫壁剥离，称胎盘早剥。国内发生率约为 0.46%~2.1%。胎盘早剥是妊娠晚期严重的并发症，起病急、病情发展快，若不及时诊断和处理可危及母儿生命。

一、病因

　　确切原因和发病机制尚不清楚，可能与以下情况有关：

　　1. 血管病变

　　孕妇患重度子痫前期、慢性高血压、慢性肾脏疾病或全身血管病变时，由于底蜕膜螺旋小动脉痉挛或硬化，引起远端毛细血管变性坏死，甚至破裂出血，血液流至底蜕膜层与胎盘之间形成胎盘后血肿，导致胎盘与子宫壁分离。

　　2. 机械性因素

　　外伤尤其是腹部直接受撞击或挤压；脐带过短或因脐带缠绕致使脐带相对过短，临产后胎儿下降牵拉脐带造成胎盘早剥；外倒转术矫正胎位。

　　3. 宫腔内压力骤降

　　羊水过多破膜后放羊水过多或羊水流出速度过快，双胎妊娠第一个胎儿娩出过速，均可使宫腔内压力突然降低，宫腔体积缩小，胎盘与子宫壁发生剥离错位。

　　4. 子宫静脉压突然升高

　　妊娠晚期或临产后孕妇长时间仰卧位，增大的子宫压迫下腔静脉，回心血量减少，使得子宫静脉淤血，蜕膜静脉床淤血或破裂，形成胎盘后血肿，导致胎盘自宫壁剥离。

二、病理

　　主要病理变化是底蜕膜出血，形成血肿，使胎盘自附着处剥离。胎盘早剥分为显性、隐性及混合性剥离三种类型(图 8-6)：

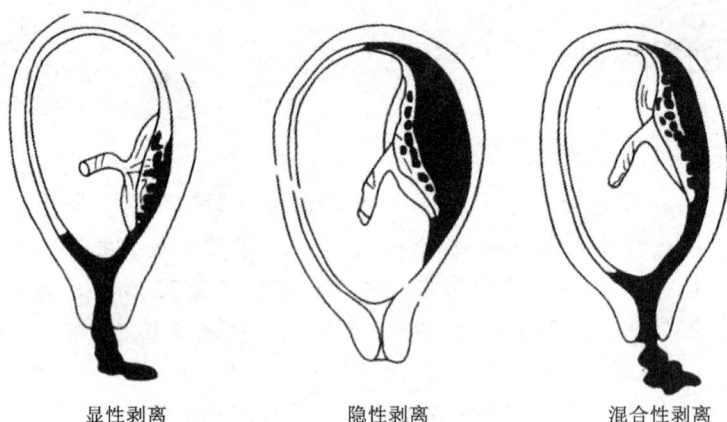

显性剥离　　　　　　　隐性剥离　　　　　　混合性剥离

图 8-6　胎盘早剥

1. 显性剥离

显性剥离又称外出血，底蜕膜出血形成胎盘后血肿，随着胎盘剥离面逐渐增大，出血量也增多，血液冲开胎盘边缘沿胎膜与子宫壁之间经宫颈管向外流出，出现阴道流血。

2. 隐性剥离

隐性剥离又称内出血，若胎盘边缘仍附着于子宫壁上或由于胎儿先露部固定于骨盆入口，均使胎盘后血液不能外流而积聚于胎盘与子宫壁之间，无阴道流血。

胎盘早剥发生内出血时，血液积聚于胎盘与子宫壁之间，随着胎盘后血肿压力的增大，使血液浸入子宫肌层，引起肌纤维分离甚至断裂、变性，当血液浸及子宫浆膜层时，子宫表面呈现紫蓝色瘀斑，尤以胎盘附着处为著，称子宫胎盘卒中。

3. 混合性剥离

混合性剥离又称混合性出血，由于血液不能外流，胎盘后血液越积越多，宫底随之升高。当出血达到一定程度，血液仍可冲开胎盘边缘与胎膜而外流形成。

考点提示▶　掌握胎盘早剥的定义和诱因；胎盘早剥有哪三种出血类型？

严重的胎盘早剥可以引发弥散性血管内凝血(DIC)等一系列病理生理改变。从剥离处的胎盘绒毛和蜕膜中释放大量组织凝血活酶，进入母体血液循环，激活凝血系统，肺、肾等脏器的毛细血管内微血栓形成，造成脏器缺血和功能障碍。胎盘早剥持续时间越长，促凝物质不断进入母血，激活纤维蛋白溶解系统，产生大量的纤维蛋白原降解产物(FDP)，引起继发性纤溶亢进。大量凝血因子消耗，最终导致凝血功能障碍。

◆ 三、诊断

(一)临床表现

妊娠晚期突然发生腹部持续性疼痛，伴或不伴有阴道流血。根据病情的严重程度，胎盘早剥可分为 3 度：

Ⅰ度：以外出血为主，常见于分娩期。胎盘剥离面积小，患者无腹痛或伴轻微腹痛，贫血不明显。腹部检查：子宫软，子宫大小与妊娠周数相符，宫缩有间歇，胎位清楚，胎心多正常，产后检查见胎盘母体面有凝血块及压迹。

Ⅱ度：胎盘剥离面积占总胎盘的 1/3 左右，主要表现为突然发生的持续性腹痛，腰酸或腰背痛，疼痛的程度与胎盘后积血多少成正比。无阴道流血或流血量不多，贫血程度与阴道流血量不符。腹部检查：子宫大于妊娠周数，宫底随胎盘后血肿增大而逐渐升高。胎盘附着处压痛明显，宫缩有间歇，胎位可扪及，胎儿存活。

Ⅲ度：胎盘剥离面积超过总胎盘的 1/2，患者腹痛加剧，可出现恶心、呕吐、面色苍白、四肢湿冷、脉搏细速、血压下降等休克症状。腹部检查：子宫大于妊娠周数，硬如板状，宫缩间歇时不能松弛，胎位扪不清，胎心消失。若患者无凝血功能障碍属Ⅲa，有凝血功能障碍属Ⅲb。

考点提示 ▶ 掌握胎盘早剥的临床表现及分度。

（二）辅助检查

根据病人的病史，症状、体征，Ⅱ、Ⅲ度胎盘早剥容易确诊，Ⅰ度胎盘早剥表现不典型，需借助 B 型超声检查。

1. B 型超声检查

胎盘与宫壁间有低回声液性暗区，胎盘异常增厚，血肿增大时可见向羊膜腔凸入的绒毛板。B 型超声检查结果为阴性时也不能排除胎盘显性剥离存在的可能，但可排除前置胎盘。另外，根据有无胎动和胎心搏动，检查胎儿宫内的安危情况。

2. 实验室检查

主要了解患者的贫血程度及凝血功能障碍情况，包括血常规、血小板、出凝血时间及血纤维蛋白原等有关 DIC 的化验检查。Ⅱ、Ⅲ度胎盘早剥患者可并发急性肾衰竭，应进行尿常规、肾功能检查等。

四、并发症

1. 凝血功能障碍

胎盘早剥是妊娠期发生凝血功能障碍最常见的原因，也是胎盘早剥严重的并发症，特别是伴死胎时约 1/3 可发生。临床表现为皮肤、黏膜及注射部位出血，子宫出血不凝或凝血块较软，甚至发生血尿、咯血和呕血。一旦发生，病死率较高，应积极预防。

2. 产后出血

子宫胎盘卒中易导致产后出血，可严重影响子宫肌壁的收缩而导致产后出血，经积极治疗多可好转。若并发 DIC，产后出血则难以控制，引起休克，多器官功能障碍，脑垂体及肾上腺皮质坏死，导致希恩综合征发生。

3. 急性肾衰竭

胎盘早剥多继发于妊娠期高血压疾病、慢性高血压、慢性肾脏疾患等，上述血管病变使肾血管管壁损伤致肾缺血，加之失血过多、DIC 等因素，使肾脏灌流量更加减少，导致肾皮质或肾小管缺血坏死，出现急性肾衰竭。

4. 羊水栓塞

胎盘早剥时剥离面血窦开放，羊水可经此处进入母体血循环，其有形成分形成血栓，导致羊水栓塞。

5. 胎儿窘迫、胎死宫内

胎盘面积小，胎儿宫内缺氧而发生窘迫；胎盘剥离面积大，出血多，胎儿可因缺氧而死亡。

考点提示 ▶ 掌握胎盘早剥的并发症。

五、预防

健全孕产妇三级保健制度，对妊娠期高血压疾病、慢性高血压、肾脏疾病孕妇，应加强妊娠期管理；行外倒转术纠正胎位时，动作应轻柔；对高危患者不主张行倒转术；应在宫缩间歇期进行人工破膜；妊娠晚期或分娩期，应鼓励孕妇作适量的活动，避免长时间仰卧；避免腹部外伤；羊膜腔穿刺应在 B 型超声引导下进行，以免误穿到胎盘等。

六、治疗

胎盘早剥严重危及母儿生命，母儿的预后取决于处理是否及时与恰当。宫底高度在短时间内升高时，应给予重视。治疗原则是早期识别、积极处理休克、及时终止妊娠、控制 DIC、减少并发症。

(一) 纠正休克

对于危重患者，监测产妇生命体征，尽快开放静脉通道，迅速补充血容量，改善血液循环。最好输新鲜血，既可补充血容量又可补充凝血因子，有 DIC 表现者要尽早纠正凝血功能障碍，应使血红蛋白维持在 100 g/L，血细胞比容>30%，尿量>30 mL/h。

(二) 及时终止妊娠

胎儿娩出前胎盘剥离有可能继续加重，一旦确诊Ⅱ、Ⅲ度胎盘早剥应及时终止妊娠。根据孕妇病情轻重、胎儿宫内状况、产程进展、胎产式等，决定终止妊娠的方式。

1. 阴道分娩

Ⅰ度胎盘早剥患者，一般情况良好，病情较轻，以外出血为主，宫口已扩张，估计在短时间内可结束分娩，可经阴道分娩。人工破膜使羊水缓慢流出，子宫容积缩小，腹部包裹腹带压迫胎盘使其不再继续剥离，必要时滴注缩宫素缩短第二产程。产程中应密切观察心率、血压、宫底高度、阴道流血量以及胎儿宫内状况，发现异常征象，应行剖宫产术。

2. 剖宫产

适用于：①Ⅱ度胎盘早剥，不能在短时间内结束分娩者；②Ⅰ度胎盘早剥，出现胎儿窘迫征象者；③Ⅲ度胎盘早剥，产妇病情恶化，胎儿已死，不能立即分娩者；④破膜后产程无进展。剖宫产取出胎儿与胎盘后，立即注射宫缩剂，并按摩子宫促进子宫收缩。发现有子宫胎盘卒中，在按摩子宫同时，可以用热盐水纱垫湿热敷子宫，多数子宫收缩转佳。若发生难以控制的大量出血，应快速输入新鲜血、凝血因子，并行子宫切除术。

3. 积极防治并发症

(1)凝血功能障碍：在迅速终止妊娠、阻断促凝物质继续进入母血循环基础上纠正凝血机制障碍。包括①补充血容量和凝血因子：及时、足量输入红细胞悬液，同等比例的血浆、血小板是补充血容量和凝血因子的有效措施。也可输入冷沉淀，补充纤维蛋白原。②肝素的应用：DIC 高凝阶段主张及早应用肝素，可阻断 DIC 的发展。但禁止在有显著出血倾向或纤溶亢进阶段应用。③抗纤溶治疗：当 DIC 处于血液不凝固而出血不止的纤溶阶段时，可在肝素化和补充凝血因子的基础上应用抗纤溶药物。常用的药物有氨基己酸、氨甲环酸、氨甲苯酸、抑肽酶等。

（2）产后出血：胎儿娩出后立即给予子宫收缩药物，如缩宫素、前列腺素制剂等，胎儿娩出后人工剥离胎盘，按摩子宫等。若经各种措施仍不能控制出血，子宫收缩不佳时，需及时作子宫切除术。若大出血且无凝血块，应考虑为凝血功能障碍，按凝血功能障碍处理。

（3）肾衰竭：若患者尿量<30 mL/h，提示血容量不足，及时补充血容量是必要的。若血容量已经补足，尿量仍<17 mL/h，可给予呋塞米 20~40 mg 静脉推注，必要时可重复给药。若短期内尿量不增且血清尿素氮、肌酐、血钾进行性升高，并且二氧化碳结合力下降，提示肾衰竭。出现尿毒症时，应及时行血液透析治疗以挽救孕妇生命。

第七节　多胎妊娠

一次妊娠宫腔内同时有两个或两个以上胎儿时称为多胎妊娠。其中以双胎妊娠最为常见。

其发生率在不同国家、地区、人种之间有一定差异。另外双胎妊娠有家族史，胎次多、年龄大者发生的几率高。近年来有医源性原因，如应用药物诱发排卵，辅助生殖技术的广泛应用，使多胎妊娠发生率明显升高，双胎与多胎妊娠可高达 20%~40%。早产发生率及围生儿死亡率均高，故属于高危妊娠的范畴。本节主要介绍双胎妊娠。

考点提示 ▶　注意与双胎妊娠发生相关的因素。

一、分类及特点

(一) 双卵双胎

两个卵子分别受精形成的双胎妊娠，称为双卵双胎。双卵双胎约占双胎妊娠的 70%，与应用促排卵药物、多胚胎宫腔内移植及遗传因素有关。两个卵子分别受精形成两个受精卵，各自的遗传基因不完全相同，故形成的两个胎儿有区别，如血型、性别不同或相同，但指纹、外貌、精神类型等多种表型不同。胎盘多为两个，也可融合成一个，但血液循环各自独立。胎盘胎儿面有两个羊膜腔，中间隔有两层羊膜、两层绒毛膜。

(二) 单卵双胎

由一个受精卵分裂形成的双胎妊娠，称为单卵双胎。单卵双胎约占双胎妊娠的 30%，形成原因不明，不受种族、遗传、年龄、胎次、医源性因素的影响。一个受精卵分裂形成两个胎儿，具有相同的遗传基因，故两个胎儿性别、血型及外貌等均相同。由于受精卵在早期发育阶段发生分裂的时间不同，形成下述4种类型。

1. 双羊膜囊双绒毛膜单卵双胎

分裂发生在桑椹期（早期胚泡），相当于受精后3d内，形成两个独立的受精卵、两个羊膜囊。两个羊膜囊之间隔有两层绒毛膜、两层羊膜，胎盘为两个或一个。此种类型约占单卵双胎的30%左右。

2. 双羊膜囊单绒毛膜单卵双胎

分裂发生在受精后第4~8d，胚胎发育处于胚泡期，即已分化出滋养细胞，羊膜囊尚未形成。胎盘为一个，两个羊膜囊之间仅隔有两层羊膜，此种类型约占单卵双胎的68%。

3. 单羊膜囊单绒毛膜单卵双胎

受精卵在受精后第9~13d分裂，此时羊膜囊已形成，两个胎儿共存于一个羊膜腔内，共有一个胎盘。此类型占单卵双胎的1%~2%。

4. 联体双胎

受精卵在受精第13d后分裂，此时原始胚盘已形成，机体不能完全分裂成两个，形成不同形式的联体儿，极罕见。如两个胎儿共有一个胸腔或共有一个头部等。寄生胎也是联体双胎的一种形式，发育差的内细胞团被包入正常发育的胚胎体内，常位于胎儿的上腹部腹膜后，胎体的发育不完全。联体双胎发生率为单卵双胎的1/1500。

➡ 二、诊断

（一）病史及临床表现

双胎妊娠多有家族史，妊娠前曾用促排卵药或体外受精多个胚胎移植。表现为恶心、呕吐等早孕反应重，子宫增大迅速，腹部胀满，下肢水肿、静脉曲张等压迫症状出现早且明显，妊娠晚期常有呼吸困难，活动不便。

（二）产科检查

子宫大于孕周，妊娠中晚期腹部可触及多个小肢体或3个以上胎极；胎头较小，与子宫大小不成比例；不同部位可听到两个胎心，其间有无音区，或同时听诊1 min两个胎心率相差10次以上。双胎妊娠时胎位多为纵产式，以两个头位或一头一臀常见。

（三）B型超声检查

妊娠5周宫腔内见两个妊娠囊；妊娠6周可见两个原始心管搏动。B超可筛查胎儿结构畸形，如联体双胎、开放性神经管畸形等，还可帮助确定两个胎儿的胎位。

> **考点提示▶** B超能显示胎儿数目，胎产式、胎心搏动和胎盘位置，且能测量胎头双顶径，观察胎儿有无体表畸形，是最准确、快速的方法。

➡ 三、并发症

（一）孕产妇方面

1. 妊娠高血压疾病

比单胎妊娠多3~4倍，且发病早、病情重、病因不清，有认为与子宫过度膨胀有关，容易出现心肺并发症。

2. 妊娠期肝内胆汁淤积症

发生率是单胎的 2 倍，胆酸常高出正常值 10 倍以上，易引起早产、胎儿窘迫，死胎、死产，围生儿死亡率增高。

3. 贫血

因摄入的铁和叶酸不能满足两个胎儿营养的需要。

4. 羊水过多

多因胎儿畸形或双胎输血综合征引起。

5. 胎膜早破

发生率约达 14%，子宫腔内压力过高引起。

6. 子宫收缩乏力

子宫肌纤维伸展过度，常发生原发性子宫收缩乏力，致产程延长。

7. 胎盘早剥

胎盘早剥是双胎妊娠产前出血的主要原因，可能与妊期高血压疾病发生率增加有关。第一胎儿娩出后，宫腔容积骤然缩小，是胎盘早剥另一常见原因。

8. 产后出血

经阴道分娩的双胎妊娠平均产后出血量 500 mL，与子宫过度膨胀致产后宫缩乏力及胎盘附着面积增大有关。

9. 流产

高于单胎 2~3 倍，与胚胎畸形，胎盘发育异常、胎盘血液循环障碍、宫腔内容积相对窄可能有关。

(二) 围生儿方面

1. 流产

高于单胎 2~3 倍，与胚胎畸形、胎儿胎盘发育异常有关。

2. 早产

发生率 50%，与胎膜早破、严重妊娠并发症有关。

3. 脐带异常

包括脐带缠绕、脐带脱垂等，与胎位不正、胎膜早破等有关。

4. 胎位异常

与胎儿数目多，活动空间过小有关。

5. 胎儿畸形

胎儿畸形是单胎妊娠的 2~3 倍。

6. 双胎输血综合征

单绒毛膜单卵双胎时，两个胎儿的血液循环通过胎盘相通，可能发生双胎输血综合征，即一个胎儿(受血胎儿)接受另一个(供血胎儿)的大量血液，供血胎儿因自身血液供应不足而发育不良或死亡，受血胎儿因血容量增加、心脏负担过重可发生心力衰竭、水肿，受血胎儿尿量过多导致羊水过多。

7. 胎头交锁与胎头碰撞

若第一个胎儿为臀先露，第二个胎儿为头先露，分娩时两个胎头颈部交锁造成难产。或者两个胎儿的胎头同时入盆引起胎头碰撞造成难产。

→ 四、治疗

(一)妊娠期

1. 补充营养

多胎妊娠孕期需要加强营养,切忌高盐、高糖饮食,避免妊娠期高血压及妊娠期糖尿病的发生。注意少量多餐,多食易消化饮食,避免进食辛辣、刺激性食物等。进食高蛋白、高维生素、高钙及富含必需脂肪酸的食物,如蛋奶、肉类、水果、蔬菜等。尤其注意补充铁剂和叶酸,如猪肝、瘦肉、菠菜,预防贫血及妊娠期高血压疾病。

2. 防治早产

防治早产是双胎产前监护的重点,增加每日卧床休息时间,减少活动量,一旦出现子宫收缩给予保胎。

3. 定期进行产前检查

注意防治妊娠期并发症,一旦出现妊娠期高血压疾病、妊娠期肝内胆汁淤积症等应及早治疗。

4. 监护胎儿生长发育情况及胎位变化

发现胎儿畸形,尤其是联体双胎,应及早终止妊娠。

(二)终止妊娠指征

①合并急性羊水过多,压迫症状明显,孕妇腹部过度膨胀,呼吸困难,严重不适;②胎儿畸形;③母亲有严重并发症,如子痫前期或子痫,不允许继续妊娠时;④已到预产期尚未临产,胎盘功能减退者。

(三)分娩期

多数能经阴道分娩。严密观察产程及胎心、胎位变化,做好输液、输血、抢救新生儿准备。产程过程中注意子宫收缩情况,出现宫缩乏力时可加用缩宫素低浓度缓慢静滴。

第一胎儿娩出后,胎盘侧脐带必须立即夹紧,以防第二胎儿失血。并行阴道检查,助手应在腹部将第二胎儿固定成纵产式并监测胎心,注意阴道流血,尽早发现脐带脱垂和胎盘早剥,如 15 分钟仍未有宫缩,可行人工破膜加缩宫素静滴,促进子宫收缩。可行产钳助产、内转胎位术及臀牵引术等。

剖宫产指征:①第一个胎儿为肩先露、臀先露;②宫缩乏力致产程延长,经保守治疗效果不佳;③胎儿窘迫,短时间内不能经阴道结束分娩;④联体双胎孕周>26 周;⑤严重妊娠并发症需尽快终止妊娠,如重度子痫前期、胎盘早剥等。

无论阴道分娩还是剖宫产,均需积极防治产后出血:①临产时应备血;②胎儿娩出前需建立静脉通道;③第二胎儿娩出后立即使用宫缩剂,并使其作用维持到产后 2 小时以上。

第八节　羊水过多

案例导入

> 　　某孕妇，停经 25 周，近两周来自觉腹部增大明显，进食量减少，睡觉时不能平卧。两周前曾做畸形筛查显示正常。产科检查：腹壁紧张，宫高、腹围明显大于孕周，胎心 142 次/分，遥远、微弱。胎位触不清，有液体震荡感。B 超检查：羊水指数为 25 cm。
> 　　请对该孕妇的疾病作出诊断，并拟定治疗方案。

　　妊娠期间羊水量超过 2000 mL 者，称为羊水过多。羊水过多发生率为 0.5%～1%。若羊水量在数天内急剧增加，称急性羊水过多；若羊水量在数周内缓慢增加，称慢性羊水过多。适当的羊水量具有保护胎儿和母体的作用，而当羊水量过多时，母儿并发症的发生率明显增加。

考点提示 ▶ 　掌握羊水过多的定义。

一、病因

　　羊水过多者约有 1/3 原因不清楚，称为特发性羊水过多。明显的羊水过多往往与胎儿畸形及妊娠合并症有关，约有 25% 合并胎儿畸形。

　　1. 胎儿畸形

　　以神经管缺陷和消化道畸形最常见。神经管缺陷主要有无脑儿、脊柱裂。因脑脊膜暴露，脉络膜组织增殖，渗出液增加；抗利尿激素缺乏，导致尿量增多；中枢吞咽功能异常，胎儿无吞咽反射，导致羊水产生增加和吸收减少。消化道畸形主要是食管及十二指肠闭锁，使胎儿不能吞咽羊水，导致羊水积聚而发生羊水过多。

　　2. 妊娠合并症

　　妊娠期糖尿病，羊水过多的发病率约 13%～36%。母体高血糖致胎儿血糖增高，产生高渗性利尿，并使胎盘胎膜渗出增加，导致羊水过多。母儿 Rh 血型不合，胎儿免疫性水肿、胎盘绒毛水肿影响液体交换，以及妊娠期高血压疾病、重度贫血，均可导致羊水过多。

　　3. 多胎妊娠

　　并发羊水过多是单胎妊娠的 10 倍，尤以单卵双胎居多。

　　4. 胎盘脐带病变

　　胎盘绒毛血管瘤直径>1 cm 时，15%～30% 合并羊水过多。巨大胎盘、脐带帆状附着也可导致羊水过多。

二、诊断

(一) 临床表现

1. 急性羊水过多

较少见，多发生在妊娠 20~24 周。由于羊水急剧增多，数日内子宫迅速增大，产生一系列压迫症状。孕妇自觉腹部胀痛，腰酸，行动不便，表情痛苦，因膈肌上升出现呼吸困难甚至发绀、不能平卧。由于增大的子宫压迫下腔静脉影响静脉回流，出现下肢及外阴部水肿及静脉曲张。产科检查：腹部高度膨隆，腹壁皮肤紧张发亮、张力大，变薄，皮下静脉清晰可见。子宫明显大于孕周，有液体震荡感，胎位触不清，胎心遥远或听不清。

2. 慢性羊水过多

较多见，多发生在妊娠 28~32 周。羊水在数周内缓慢增多，出现较轻微的压迫症状或无症状，多数孕妇能逐渐适应，孕妇仅感腹部增大较快。产科检查：子宫底高度及腹围大于同期妊娠，腹壁紧张，皮肤发亮、变薄。触诊时感觉子宫张力大，液体震颤感明显，胎位尚可查清或不清、胎心音较遥远或听不清。

(二) 辅助检查

1. B 型超声

B 型超声是确诊羊水过多首选的辅助检查方法，不仅能测量羊水量，还可了解胎儿情况，如无脑儿、脊柱裂、胎儿水肿及双胎等。当羊水最大暗区垂直深度（AFV）≥8 cm 或羊水指数（AFI）≥25 cm，即可诊断羊水过多。

2. 胎儿疾病检查

部分染色体异常胎儿可伴有羊水过多。对于羊水过多的孕妇，除了超声排除结构异常外，可采用羊水或脐血中胎儿细胞进行细胞或分子遗传学的检查，了解胎儿染色体数目、结构有无异常，以及可能检测的染色体的微小缺失或重复。也可以超声测量胎儿大脑中动脉收缩期峰值流速来预测有无合并胎儿贫血。另外，用 PCR 技术检测胎儿是否感染细小病毒 B19、梅毒、弓形虫、单纯疱疹病毒、风疹病毒、巨细胞病毒等。但是，羊水过多孕妇进行羊水穿刺有胎膜破裂的风险，由于羊水量多，羊膜腔张力过高，穿刺可能导致胎膜破裂而引起难免流产。当羊水或母血中 AFP 含量显著增高时，往往提示胎儿神经管畸形。

3. 其他检查

母体糖耐量试验，Rh 血型不合者检查母体血型抗体的滴度。

三、对母儿影响

(一) 对母体的影响

羊水过多时，由于羊膜腔内压力过高，容易发生胎膜早破。大量的羊水突然流出，导致宫腔压力减少，胎盘的儿面和母面的压力不平衡，使胎盘母面的血管破裂，从而导致胎盘早期剥离。羊水过多者的子宫往往较大，子宫肌细胞过度牵拉，当羊水突然减少时平滑肌细胞不能有效收缩导致宫缩乏力，易引起产后出血。羊水过多时，如果发生胎膜早破，随着流出的羊水，此时先露的脐带有可能先流出来，这种情况会引起脐带脱垂，一旦确诊立即行剖宫产手术。

（二）对胎儿的影响

胎位异常、胎儿窘迫、早产增多。破膜时羊水流出过快可导致脐带脱垂。羊水过多的程度越重，围生儿的病死率越高。

四、治疗

取决于胎儿有无畸形、妊娠周数及孕妇自觉症状的严重程度。

（一）饮食调整

羊水过多的患者应注意合理膳食，可多摄入一些高纤维素以及新鲜的蔬菜和水果，营养均衡，包括蛋白质、糖、脂肪、维生素、微量元素和膳食纤维等必需的营养素，荤素搭配，食物种类多样化，充分发挥食物间营养物质的互补作用。

（二）羊水过多合并胎儿畸形

一旦确诊应及时终止妊娠。方法有：①人工破膜引产：注意应采取高位破膜，使羊水缓慢流出，以防发生腹压骤降、胎盘早剥。破膜后12小时仍未临产，可静脉滴注缩宫素诱发宫缩。②经羊膜腔穿刺放出适量羊水后，可注入依沙吖啶引产。

（三）羊水过多合并正常胎儿

（1）症状较轻者可继续妊娠，低盐饮食，注意休息。前列腺素合成酶抑制剂如吲哚美辛，有抗利尿作用，可减少胎儿尿量以减少羊水量；但有促进动脉导管提前闭合的副作用，不宜长期、大量应用。妊娠>34周者也不宜使用。

（2）压迫症状显著，妊娠不足37周者，可经腹羊膜腔穿刺放羊水，缓解压迫症状。在B型超声监测下避开胎盘，以腰椎穿刺长针垂直进针穿刺，放羊水速度不宜过快，每小时约500 mL，一次放羊水量不超过1500 mL；注意严格消毒预防感染，密切观察孕妇血压、心率、呼吸变化，监测胎心，酌情给予镇静剂，预防早产。必要时3~4周后再次放羊水，以降低宫腔内压力。

若羊水反复增长，自觉症状严重者，妊娠≥34周，胎肺已成熟，可终止妊娠；如胎肺未成熟，可在羊膜腔内注入地塞米松10 mg，促进胎肺成熟，24~48小时后再考虑终止妊娠。

第九节　羊水过少

妊娠晚期羊水量少于300 mL者，称为羊水过少。羊水过少的发生率为0.4%~4%。羊水过少是重要的胎儿危险信号，易发生胎儿窘迫、新生儿窒息。羊水量少于50 mL时，围生儿病死率高达88%。

考点提示▶　　羊水过少的定义。

一、病因

羊水过少主要与羊水产生减少或羊水外漏增加有关，部分羊水过少原因不明。常见原因有：

1. 胎儿畸形

以泌尿系统畸形为主，如胎儿先天性肾缺如、肾发育不全、输尿管或尿道梗阻等所致的少尿或无尿，使羊水量减少。

2. 胎盘功能减退

过期妊娠、胎盘出现老化、胎儿生长受限和胎盘退行性变会导致绒毛以及羊膜丧失透析功能，致胎儿与母体之间的溶质与水分转型异常，生成的胎尿减少，相应的羊水减少。

3. 羊膜病变

某些原因不明的羊水过少与羊膜通透性改变，以及炎症、宫内感染有关。胎膜破裂，羊水外漏速度超过羊水生成速度，可导致羊水过少。

4. 母体因素

妊娠期高血压疾病可以导致胎盘正常血流量减少，胎儿血容量不足，生成的胎尿减少。孕妇脱水、血容量不足以及服用某些药物(如前列腺素合成酶抑制剂)等，均可能影响羊水的产生。

二、诊断

(一)临床表现

孕妇于胎动时常感腹痛，胎盘功能减退时常伴胎动减少。子宫敏感性升高，轻微刺激即可引起宫缩，临产后阵痛剧烈，宫缩多不协调，宫口扩张缓慢，产程延长。腹部检查：宫高、腹围均小于同期孕周，合并胎儿生长受限者更明显。伴胎位异常，有子宫紧裹胎体感。人工破膜后见羊水量极少，多有污染。易发生胎儿窘迫与新生儿窒息，围生儿死亡率较高。

(二)辅助检查

1. B型超声检查

B型超声检查是最重要的辅助检查方法。妊娠晚期羊水最大暗区垂直深度(AFV)≤2 cm为羊水过少；≤1 cm为严重羊水过少。羊水指数(AFI)≤5 cm诊断为羊水过少，≤8 cm为羊水偏少。B型超声检查还能及时发现胎儿生长受限，以及胎儿肾缺如、肾发育不全、输尿管或尿道梗阻等畸形。

2. 羊水直接测量

破膜后直接测量羊水，若<300 mL即可诊断，多见羊水呈黏稠、浑浊、暗绿色。其缺点是无法早期诊断羊水过少。

3. 胎儿电子监护

羊水过少胎儿的胎盘储备功能减低，无应激试验(NST)可呈无反应型。分娩时主要威胁胎儿，子宫收缩致脐带受压加重，可出现胎心变异减速和晚期减速。

4.胎儿染色体检查

羊水或脐血穿刺获取胎儿细胞进行细胞或分子遗传学的检查，了解染色体数目、结构有无异常，以及可能检测的染色体的微小缺失或重复。羊水过少时，穿刺取样会比较困难，应告知风险和失败可能。

三、治疗

根据胎儿有无畸形和孕周大小选择治疗方案。

(一)羊水过少合并胎儿畸形

确诊胎儿畸形应尽早终止妊娠。可选用 B 型超声引导下经腹羊膜腔穿刺注入依沙吖啶引产。

(二)羊水过少合并正常胎儿

1.终止妊娠

足月妊娠怀疑有羊水过少应立即行人工破膜，羊水清亮者可在严格监护下阴道试产。合并胎盘功能减退、胎儿窘迫，或破膜时羊水量少且胎粪严重污染者，估计短时间不能结束分娩的，应选择剖宫产终止妊娠。

2.期待治疗

妊娠不足月，胎儿无明显畸形，无感染征象可经腹行羊膜腔内灌注法增加羊水量，以降低胎心变异减速的发生、羊水粪染及剖宫产率。与此同时，应选用宫缩抑制剂预防早产。

第十节 早产

妊娠满 28 周至不足 37 周(196~258d)间分娩者称早产。出生的新生儿称早产儿，出生体重在 2500 g 以下。早产儿因各器官发育尚不成熟，生活能力低下，抵抗力差而易患病，是围生儿死亡的重要原因。发生率一般为 5%~15%。近年由于对早产儿监护和治疗方法的进步，其生存率明显提高。

考点提示▶ 早产的定义。

一、病因及分类

早产根据发生原因分为三类：自发性早产、未足月胎膜早破早产和治疗性早产。

1.自发性早产

自发性早产是最常见的类型，约占总数的 45%。发生的机制主要为：①孕酮撤退；②缩宫素作用；③蜕膜活化。

其高危因素有：早产史、妊娠间隔小于 18 个月或大于 5 年、早孕期有先兆流产、宫内感染、细菌性阴道病、不良生活习惯(每日吸烟≥10 支，酗酒)、孕期高强度劳动、子宫过度膨胀(多胎妊娠、羊水过多)等。

2. 未足月胎膜早破早产

高危因素常见有：未足月胎膜早破早产史、宫颈内口松弛、营养不良、子宫畸形、宫内感染、细菌性阴道病、子宫过度膨胀、辅助生殖技术助孕等。

3. 治疗性早产

由于母亲或胎儿的健康原因，不允许继续妊娠，在37周前采取医疗措施终止妊娠者。常见的有：子痫前期、胎儿窘迫、羊水过多或过少、胎盘早剥、前置胎盘出血、妊娠合并症等。

二、临床表现及诊断

与足月分娩过程相似，临床上分为先兆早产和早产临产两个阶段。

(一)先兆早产

不规则子宫收缩，宫颈管逐渐缩短，伴有少量阴道血性分泌物。

(二)早产临产

规律宫缩(20分钟内≥4次或60分钟内≥8次)，同时伴有宫颈管缩短≥75%、宫颈进行性扩张2 cm以上。

> **考点提示** ▶ ┊ 早产临产的诊断。 ┊

三、预防

积极预防早产是降低围生儿死亡率的重要措施之一。

(1)定期产前检查，指导孕期卫生，孕期养成良好的生活方式，避免在妊娠期吸烟、喝酒和吸食可卡因等。孕晚期节制性生活，以免胎膜早破。

(2)加强对高危妊娠的管理，注重对高危孕妇的早期识别和预防早产，同时强调对高危孕妇进行系统管理和预防教育。积极治疗妊娠合并症及预防并发症的发生，减少治疗性早产率，提高治疗性早产的新生儿存活率。

(3)宫颈内口松弛者应于14~18周行宫颈环扎术。

(4)生殖道感染是早产的主要原因之一。因此，在妊娠晚期，孕妇必须加强对阴部清洁卫生，以防止细菌性阴道炎的发生，以及预防胎膜炎和宫内感染，避免引起早产。

(5)增强孕期营养摄入，孕妇的营养不良会导致致胎儿生长受限，相比其他正常婴儿的体重会偏低，这也是引起早产的重要原因之一。此外，贫血症孕妇早产发生率会偏高，这些症状都提醒孕妇要注意在孕期的补充足够的营养。

(6)心理疏导在孕妇产前是必不可少的项目之一，因为孕妇的心理压力越大，早产发生率越高，由于紧张、焦虑和抑郁等情绪会影响孕妇的身体状况。凡出现产前心理紧张、焦虑或抑郁的孕妇要积极通过自我的心理调节或心理医生辅导使不良心理状态得以改善，恢复平静心态，预防早产发生。

→ 四、治疗

(一)镇静休息

取左侧卧位,可减少自发性宫缩,增加子宫胎盘的血流量,增加胎盘对氧气、营养和代谢物质的交换。对精神过度紧张而影响休息者,可用地西泮 2.5 mg,每日 3 次口服。

(二)抑制宫缩

通过抑制宫缩,先兆早产能明显延长孕周,早产临产虽不能阻止早产,但可以延长 3~7d 后分娩,为促进胎儿肺脏成熟赢得了时间。

1. β 受体激动药

此类药物作用于子宫的 β_2 受体,抑制子宫收缩。目前临床常用的药物有:①沙丁胺醇:2.4~4.8 mg,6~8 小时一次,宫缩消失后停药。②利托君:100 mg 加入 5% 葡萄糖液 500 mL 静脉滴注,初始剂量为 5 滴/min,根据宫缩情况进行调节,每 10 min 增加 5 滴,最大量至 35 滴/min,待宫缩抑制后持续滴注 12 小时,停止静脉滴注前 30 min 改为口服 10 mg,每 4~6 小时一次。

2. 硫酸镁

镁离子对钙离子有拮抗作用,能抑制子宫收缩。常用方法为:25% 硫酸镁 16 mL 加入葡萄糖液 100 mL 中,在 30~60 min 内静脉滴注完,后以 1~2 g/h 的剂量维持,每日总量不超过 30 g。用药过程中必须监测镁离子浓度,密切注意呼吸、膝反射及尿量。

3. 钙拮抗药

能选择性地减少 Ca^{2+} 的内流,从而干扰细胞内 Ca^{2+} 的浓度,抑制子宫收缩。常用硝苯地平 5~10 mg 舌下含服 3 次/日,应密切注意孕妇心率及血压变化,已用硫酸镁者慎用,以防血压急剧下降。

(三)促进胎儿肺脏成熟

妊娠不足 35 周,一周内有可能分娩的孕妇,应用糖皮质激素促进胎儿肺成熟,预防新生儿呼吸窘迫综合征的发生。方法:地塞米松 5 mg,肌内注射 3 次/日,连用 3d。时间紧急时也可静脉推注或羊膜腔内直接注入地塞米松 10 mg。

考点提示▶ 对于小于 35 孕周的胎膜早破者,遵医嘱给地塞米松 10 mg 静脉滴注,以促进胎儿肺脏成熟。

(四)终止妊娠的处理

若早产临产,应尽力提高早产儿的存活率,减少并发症。产程中给产妇吸氧,宫口开全后行会阴侧切术,缩短第二产程。慎用吗啡、哌替啶等抑制新生儿呼吸中枢的药物,注意早产儿的护理,如保暖,细心喂养,应用抗生素预防感染,肌注维生素 K 等。

第十一节　过期妊娠

平时月经周期规则，妊娠达到或超过 42 周(≥294d)尚未分娩者，称为过期妊娠。其发生率为 3%~15%。由于过期妊娠分娩风险较大，且胎儿围生期病死率增高，因此应严密监护胎儿情况，选择合适时间终止妊娠。

考点提示▶┊ 过期妊娠的定义。

一、病因

过期妊娠的原因尚不明确，可能与下列因素有关：

(一)雌孕激素比例失调

当胎盘内分泌功能失调时，孕激素水平增高，抑制了前列腺素和缩宫素的分泌，使子宫不收缩，延迟了分娩的发动。

(二)胎儿畸形

如无脑儿垂体缺如，不能产生足够促肾上腺皮质激素，胎儿肾上腺皮质萎缩，从而雌激素前身物质 16α-羟基硫酸脱氢表雄酮分泌不足，使雌激素形成减少致过期妊娠，孕周可长达 45 周。

(三)头盆不称或胎位异常

胎先露部对宫颈内口及子宫下段的刺激不强，容易发生过期妊娠。

(四)遗传因素

某家族、某个体常反复发生过期妊娠，提示过期妊娠与遗传因素有关。

二、病理生理

(一)胎盘

过期妊娠的胎盘病理有两种类型。一种是胎盘功能正常，胎盘外观和镜检均与妊娠足月胎盘相似，仅重量略有增加。另一种是胎盘功能减退，胎盘绒毛内血管床减少，间质纤维化增加，出现钙化灶。胎盘老化使物质交换与转运能力下降。

(二)羊水

妊娠 38 周后羊水量开始减少，妊娠 42 周后约 30% 减少至 300 mL 以下，使羊水粪染发生率增加，易发生胎儿窘迫、新生儿窒息。

(三)胎儿

过期妊娠胎儿的生长方式有以下两种类型：

1.正常生长发育

当胎盘功能正常时，胎儿继续生长发育，约25%成为巨大儿。因胎儿颅骨坚硬，钙化明显使颅缝缺乏伸缩性，不利于胎头变形，故可能发生分娩困难。

2.胎儿过熟综合征

胎盘功能减退时使胎盘血流不足，导致氧气和营养不能足够供应，胎儿不再继续生长发育，可相继出现胎脂消失，皮下脂肪减少，皮肤干燥多皱褶，头发和指(趾)甲长，身体瘦长，出生时体重偏低，容貌似"小老人"。因为胎儿缺氧，肛门括约肌松弛，常有胎粪排出，羊水及胎儿皮肤黄染，胎膜和脐带呈黄绿色。围生儿的患病率及死亡率增高。

三、诊断

(一)核实孕周

①若平时月经周期规则，可按末次月经第一天的时间来推算预产期；②根据孕前基础体温升高的时间(排卵期)推算预产期；③按早孕反应出现时间、胎动开始时间以及早孕期妇科检查发现的子宫大小，均有助于推算孕周；④B型超声检查，于早孕期测妊娠囊直径，孕中期以后测胎儿顶臀长、双顶径、股骨长等，孕晚期测羊水量推算预产期。

(二)监测胎盘功能

1.胎动计数

12小时内胎动计数少于10次或逐日下降超过50%且不能恢复者，应视为胎盘功能减退所致的胎儿宫内缺氧。

2.胎儿电子监护

无应激试验(NST)为无反应型，需做缩宫素激惹试验(OCT)，如反复出现胎心晚期减速者，提示胎盘功能减退，胎儿明显缺氧。

3.B型超声检查

确定胎方位，检查羊水量，有助于鉴别胎儿是否存活，诊断胎儿先天畸形，胎儿是否生长受限或巨大儿。羊水暗区直径<3 cm提示胎盘功能减退。

4.测孕妇24小时尿E3、随意尿E/C比值或HPL的测定

判断胎盘功能有无减退及程度。

四、对母儿影响

过期妊娠使胎儿窘迫、胎粪吸入综合征、胎儿过熟综合征、新生儿窒息以及巨大儿等围生儿发病率及死亡率均明显增高。因胎儿巨大易导致产程延长、难产增高，使手术产率及母体产伤明显增加。

五、治疗

过期妊娠诊断明确后，应尽快终止妊娠。

(一) 产前处理

根据胎盘功能、胎儿大小、宫颈成熟度等综合分析，选择恰当的分娩方式。①宫颈条件成熟者行人工破膜，破膜后羊水清且多，可静脉滴注缩宫素，在严密监护下经阴道分娩。②宫颈条件未成熟者，可使用促宫颈成熟药物，如普拉睾酮 100~200 mg 静脉滴注 1 次/日，连用 3d。

(二) 产时处理

1. 剖宫产

过期妊娠时胎盘功能减退，胎儿储备能力下降，需适当放宽剖宫产指征。

2. 阴道分娩

第一产程产妇左侧卧位、吸氧，静脉滴注葡萄糖和维生素 C，严密观察产程进展，及时进行胎心监护。第二产程应尽量缩短，可行会阴侧切及胎头吸引术或产钳术。

无论剖宫产还是阴道分娩，均要做好抢救新生儿的准备。胎儿娩出后应及时清理呼吸道，必要时用喉镜气管插管吸出气管内容物，减少胎粪吸入综合征的发生。

二维码8-1

第九章

妊娠合并症

学习目标

1. 掌握妊娠合并心脏病最易发生心衰的时期及早期心衰的诊断及防治。
2. 熟悉心功能的分级。
3. 掌握乙型病毒性肝炎的母婴传播途径。
4. 掌握妊娠合并病毒性肝炎、妊娠合并糖尿病、妊娠合并贫血的诊断、治疗原则。
5. 熟悉妊娠合并病毒性肝炎、妊娠合并糖尿病、妊娠合并贫血与妊娠的相互影响。

第一节 妊娠合并心脏病

案例导入

> 候某，28 岁，既往有风湿性心脏病，心功能 Ⅱ 级。现妊娠 33 周，近一周来经常咳嗽，夜间不能平卧。检查：心率 118 次/分，心尖区可闻及 Ⅲ 级舒张期杂音，双肺底闻及持续性湿啰音，双下肢水肿(+)。
>
> 请对候某的疾病作出诊断，并拟定治疗方案。

妊娠合并心脏病是产科严重合并症，妊娠、分娩、产褥期均可使心脏病患者的心脏负担加重而诱发心力衰竭，是孕产妇死亡的主要原因之一，发病率为1%~4%，死亡率为0.73%。在发达国家及我国经济发达地区先天性心脏病已跃居第一位，发展中国家及我国较贫困的边远地区，风心病合并妊娠者仍较为常见。正确诊断和处理妊娠合并心脏病对降低孕产妇及围生儿死亡率有非常重要的意义。

一、心脏病与妊娠之间的相互影响

考点提示 ▶ 分娩期为心脏负担最重的时期。

(一)妊娠、分娩、产褥期对心脏病的影响

1.妊娠期

孕妇的总血容量一般自妊娠 6 周起开始增多,至妊娠 32~34 周达最高峰,血液总量增加约 30%~45%,并维持高水平到足月。血容量的增加,使心率加快,约增加 10 次/分,每分钟心搏出量增加,导致心肌耗氧量增大,心脏负担加重。妊娠晚期子宫明显增大,致膈肌抬高,心脏呈横位,血管扭曲,右心室压力升高等,机械性地加重了心脏的负担。当妊娠合并心脏病时,妊娠晚期容易发生失代偿而致心力衰竭。

2.分娩期

分娩期为心脏负担最重的时期。第一产程由于子宫收缩,增加周围血液循环阻力及回心血量,血压稍升高,幅度为 5~10 mmHg。每次宫缩约 250~500 mL 血液从子宫中被挤入体循环,因此全身血容量增加;第二产程除子宫收缩外,骨骼肌都参加活动,使外周阻力更加增加,又因屏气用力,动静脉压同时增加,尤其是肺循环压力极度增高,加之腹压加大,使内脏血液涌向心脏。因此,在第二产程时心脏的负担特别重;第三产程在胎儿娩出后,子宫迅速缩小,胎盘循环停止,子宫血窦内有 500 mL 血液突然进入体循环,另外腹腔内压力骤减,血液流向内脏,回心血量急剧减少,造成血流动力学的急剧变化,使心脏负担加重。此时患心脏病的产妇易发生心力衰竭。

3.产褥期

产后 3 天内,尤其 24 小时内,仍是心脏负荷较重的时期,子宫复旧使大量血液进入体循环,机体组织内潴留的水分回吸收到体循环,此时血容量暂时性增加,心脏负荷又再度加重,仍有可能发生心力衰竭。

综上所述,妊娠合并心脏病孕妇在妊娠 32~34 周、分娩期及产后 3 天内心脏负荷最重,易发生心力衰竭,临床上应给予密切监护。

考点提示 ▶ 妊娠 32~34 周、分娩期及产后 3 天内心脏负荷最重,易发生心力衰竭,临床上应给予密切监护。

(二)心脏病对妊娠的影响

心脏病不影响受孕。妊娠合并心脏病对胎儿的影响,与病情严重程度及心脏功能代偿状态等有关,围生儿的死亡率是正常妊娠的 2~3 倍。病情较轻、代偿机能良好者,对胎儿影响不大;病情重,则因长期慢性缺氧,可致胎儿宫内发育受限和胎儿窘迫;若发生心衰,可因子宫淤血及缺氧而引起流产、早产或死产。剖宫产终止妊娠者较多,新生儿窒息的发生率及围生儿的死亡率均明显增高。某些治疗心脏病的药物对胎儿也存在潜在的毒性反应。

⬦ 二、诊断

(一)妊娠合并心脏病的诊断

1.病史

初诊时应详细询问妊娠前有无心脏病史,尤其是风湿性心脏病和风湿病史。过去诊疗情况,有无心力衰竭等。

2. 体格检查

①发绀，杵状指，持续颈静脉怒张。②心脏听诊，如发现舒张期杂音，一般提示有器质性病变。Ⅲ级或Ⅲ级以上收缩期杂音，性质粗糙而时限较长者应考虑心脏病的诊断。有时诊断比较困难，需待产后随访再确诊。③严重的心律失常，如心房扑动、心房颤动、房室传导阻滞、舒张期奔马律出现，均提示有心肌病变；而过早搏动和阵发性室上性心动过速有时可在无心脏病的孕妇中发现，应注意识别。

(二)心功能的分级

以孕妇日常体力活动耐受能力为依据，将心脏功能分为四级，适用于各种类型心脏病。

Ⅰ级：一般体力活动不受限制。

Ⅱ级：一般体力活动轻度限制，日常劳动后有疲劳、心跳、气短或胸闷等不适，休息后恢复如常。

Ⅲ级：一般体力活动显著受到限制，日常活动量少于一般体力活动即有疲劳、心跳、气短或心绞痛等不适，休息时无症状。

Ⅳ级：休息时仍有心功能不全症状，任何轻微体力活动即可致不适或加重不适，有明显心力衰竭现象。

> **考点提示▶** 心功能分级的记忆口诀：一不二稍三明显四完全。

(三)早期心力衰竭的诊断

(1)轻微活动即有心慌、胸闷、气短。

(2)夜间常因胸闷而坐起呼吸，或到窗边呼吸新鲜空气。

(3)休息时，心率>110次/分，呼吸>24次/分。

(4)肺底部可听到少量持续性湿啰音等，咳嗽后不消失。

> **考点提示▶** 早期心力衰竭的诊断。

(四)心力衰竭的诊断

1. 症状

发绀、气急、咳嗽、咯血及粉红色泡沫样痰(其内可找到心衰细胞)、端坐呼吸、心动过速或心房纤颤等。

2. 体征

呼吸次数增多、心率增快，颈静脉怒张、唇面发绀、下肢明显浮肿、静卧休息时呼吸脉搏仍快、肺底部有持续性湿啰音及肝脾肿大、压痛等。

3. 辅助检查

X线检查可显示心界扩大，心电图提示心律失常或心肌缺损。

➡ 三、防治

(一)心脏病患者对妊娠耐受力的判断

取决于心脏病的种类、病变程度、是否手术矫治、心功能级别及具体医疗条件等因素。

1. 可以妊娠

心功能 Ⅰ~Ⅱ级，既往无心衰史，心脏病变较轻。

2. 不宜妊娠

心功能 Ⅲ~Ⅳ级，既往有心衰史或妊娠早期即发生心衰者、心脏病变较重、有肺动脉高压、发绀型先天性心脏病及心肌炎、严重心律失常、活动性风湿热、亚急性细菌性心内膜炎及有严重的心律失常者。

(二) 妊娠期处理

1. 终止妊娠

凡不宜妊娠的心脏病孕妇，在妊娠 12 周前终止妊娠。妊娠 12 周以内行人工流产术，超过 12 周而不足 14 周者，钳刮术终止妊娠。中期引产，尤其需手术时，有较大危险性，应尽量避免；如有条件，可在积极治疗观察下，使妊娠继续；凡出现心衰者，应在内科治疗控制心衰后，再终止妊娠。妊娠超过 28 周以上者，引产的危险不亚于继续妊娠，故一般不宜终止妊娠，应在严密观察下使其安全度过妊娠期。对顽固性心衰患者，应与内科医生配合，严格监护下行剖宫产术，常能改善预后。

2. 继续妊娠

对心功能 Ⅱ 级以下患者应加强产前检查，至少每 2 周 1 次，32 周后每周应检查 1 次，及早发现心衰的早期征象。预防心衰的发生，患者应有足够的休息，避免较重的体力劳动，进低盐饮食，注意预防呼吸道感染，有贫血者应积极治疗，最好在预产期前 2 周入院待产。有心衰者应及时入院治疗。

(1) 体位、活动度及休息：每日应保证 0.5~1 小时的午休，夜间保证 10 小时的睡眠，休息时取左侧卧位和头肩高位；适当减少活动量，限制体力劳动。心功能 Ⅲ 级以上者要以卧床为主，尽可能采用半卧位或半坐位，以患者舒适为标准。

> **考点提示▶** 心脏病孕妇休息时取左侧卧位和半卧位(头肩高位)。

(2) 加强母胎监护，指导孕妇自我监测：测 12 小时胎动计数并记录，发现异常及时汇报医生，同时进行胎心监护并给予氧气吸入等，及时了解胎儿及胎盘功能。

(3) 预防心衰：孕妇对洋地黄类药物耐受性较差，用药时(尤其在快速洋地黄化时)应注意毒性反应，如呕吐、脉搏缓慢及胸痛等。孕期最好服用作用及排泄较迅速的洋地黄类药物，如地高辛 0.25 mg，口服，2 次/日，2~3 天后酌情改服一次，不要求达到饱和量，以防万一发生心衰后，能有加大剂量的余地。因长期用维持量较难掌握，离预产期远者，病情好转后可停药，临产后如需要可快速毛地黄化。

(三) 分娩期处理

妊娠的晚期应选择适宜的分娩方式，减少心衰的发生，改善预后。

1. 剖宫产术

适应于心功能 Ⅲ 级或 Ⅲ 级以上、胎儿偏大、产道条件不佳者。剖宫产时血液动力学的改变比阴道分娩小，故应放宽剖宫产指征。可考虑在硬膜外麻醉下行剖宫产术，同时心脏监护，术中、术后应严格限制输液量，不宜再妊娠者，应同时行输卵管结扎术，术中由心血管医师协助监护。

2. 经阴道分娩

心功能Ⅰ~Ⅱ级、胎位正常、胎儿不大、宫颈条件良好者，可经阴道分娩。产时严密监护心功能。

（1）第一产程：安慰和鼓励产妇，稳定其情绪。患者取半坐卧位，每半小时测血压、脉搏、呼吸一次，持续进行胎儿电子监护。适当应用镇静剂，如哌替啶 50~100 mg 肌内注射。给予抗生素预防感染。发现早期心衰，应积极处理，高浓度面罩给氧，尽快给予强心利尿药物等。可遵医嘱给予氨茶碱、毒毛花苷 K 或西地兰，必要时给吗啡。注意电解质平衡。如心衰不易控制，则应在控制心衰的同时行剖宫产术。

（2）第二产程：宫口开全后，行阴道助娩术（胎头吸引术、产钳术或臀牵引术）尽可能缩短第二产程，以免产妇过度用力使腹压增加诱发心衰。

（3）第三产程：注意防治产后出血。胎儿娩出后，腹部立即置放 1 kg 重的沙袋（或用手按压），以防因腹压骤减致大量血液倾注内脏血管引起周围循环衰竭。为防治产后出血，必要时可肌内注射缩宫素 10U，禁止使用麦角新碱，防止静脉压升高。皮下注射吗啡 10 mg，或杜冷丁 50 mg，使产妇安静休息。

（四）产褥期处理

产后勿立即移动产妇，严密观察，2 小时后情况稳定，可送回病房。产后 3 天内，尤其是前 24 小时内必须加强观察，警惕发生心衰，并做好一切抢救准备。产后应卧床休息两周，有心衰者应酌情延长，一般以不哺乳为宜，无心衰者，可酌情哺乳。产后易并发感染及亚急性细菌性心内膜炎，可预防性应用抗生素。病情较轻者，应注意避孕；对不宜再生育者，应劝行绝育手术。手术可在产后 1 周左右进行，此时心脏情况已趋稳定，体力基本恢复，产后感染已排除。有心衰者，先行控制后，再选择适当时间行绝育术。

（五）心脏病手术指征

妊娠期血流动力学的改变使心脏储备能力下降，影响心脏手术的恢复，加之术中用药及体外循环对胎儿的影响，一般不主张在孕期手术，尽可能在幼年、孕前或延至分娩后再行心脏手术。

> 考点提示 ▶ 孕妇合并心脏病者心功能Ⅰ~Ⅱ级可经阴道分娩、可以哺乳。心功能Ⅲ~Ⅳ级选择剖宫产，不宜哺乳。

第二节 妊娠合并病毒性肝炎

病毒性肝炎是常见的传染病，病原体主要包括甲型、乙型、丙型、丁型、戊型 5 种肝炎病毒。其中以乙型肝炎最为常见。孕妇肝炎发生率约为非孕妇发生率的 6 倍，死亡率国内为 1.7%~8.1%。而急性重型肝炎为非孕妇的 66 倍，是孕产妇主要死亡原因之一。

> 考点提示 ▶ 妊娠合并病毒性肝炎以乙型肝炎最常见；乙型、丙型、丁型三种类型最常见传播途径是血液传播，甲型和戊型传播途径是粪–口传播。

⬥ 一、病毒性肝炎与妊娠的相互影响

(一)妊娠、分娩对病毒性肝炎的影响

1. 妊娠期

妊娠营养消耗增多，新陈代谢增加，肝糖原储备不足，胎盘产生的大量雌激素、孕激素及泌乳素在肝脏分解，使肝脏负担加重。妊娠对病毒性肝炎患者的影响：①容易感染；②容易混淆而漏诊或误诊；③可使原有的疾病病情加重；④容易发展为急性肝坏死；⑤容易转为慢性肝炎。

2. 分娩期

分娩过程中的出血、损伤、疲劳及麻醉药物等引起组织缺氧和新陈代谢障碍，加重肝功能损害。

(二)病毒性肝炎对妊娠的影响

1. 对母体的影响

妊娠早期合并病毒性肝炎，可加重妊娠反应。发生于妊娠晚期，患者妊娠期高血压疾病的发生率增高，可能与肝病时醛固酮灭活能力下降有关。分娩时由于肝凝血因子合成功能减退，易发生产后出血。若为重症肝炎，常并发 DIC，直接威胁母儿生命。

2. 对胎儿的影响

妊娠早期患肝炎，胎儿畸形发生率升高约 2 倍。妊娠时肝炎病毒感染胚胎、胎儿，可引起流产、早产、死胎、死产或新生儿死亡。围生期感染的婴儿，有相当一部分将转为慢性病毒携带状态，以后容易发展为肝硬化或原发性肝癌。此与妊娠晚期患急性黄疸型肝炎特别是重症甚或暴发性肝炎有关。近年研究发现其与唐氏综合征的发病密切相关。

3. 母婴传播

其传播情况因病毒的类型不同而有所不同。

(1)甲型肝炎(HAV)和戊型肝炎(HEV)：一般都是经粪-口途径传播，不通过胎盘或其他途径传给胎儿。孕妇一旦感染 HEV，病情常很严重，其抗原检测困难，急性期常难以诊断。

(2)乙型肝炎病毒(HBV)：孕期经胎盘垂直传播、分娩时通过软产道接触母血或羊水传播，或产后接触母亲唾液或母乳传播。HBV 宫内感染率为 9.1%～36.7%，其中产前及产时传播占 40%～60%。

(3)丙型肝炎病毒(HCV)：患者孕晚期约 2/3 发生母婴传播，1/3 以后发展为慢性肝病。

(4)丁型肝炎病毒(HDV)：HDV 的母婴垂直传播少见，而性传播相对重要。

⬥ 二、诊断

(一)病史

有与病毒性肝炎患者密切接触史，或半年内曾接受输血，注射血制品史。

（二）临床表现

不同类型的肝炎潜伏期不同，甲型肝炎潜伏期为 2~7 周，乙型肝炎潜伏期为 1.5~5 个月，丙型肝炎潜伏期是 2~26 周，丁型肝炎潜伏期是 4~20 周，戊型肝炎潜伏期是 2~8 周。甲型肝炎发病急，病程短，14~21 天可完全恢复。乙型肝炎起病缓慢，病程长达 3~5 个月，易迁延成慢性。甲、乙两型肝炎的临床表现相似，有消化系统症状（恶心、呕吐）及乏力、肝区胀痛、肝肿大、压痛，可伴黄疸、皮疹等。

（三）实验室检查

血清丙氨酸氨基转移酶（ALT）增高，血清胆红素在 171 μmol/L（10 mg/dL）以上，尿胆红素阳性。人感染肝炎病毒后血液中会出现相关的血清学标志物。甲型肝炎若抗 HAV-IgM 阳性，提示 HAV 急性感染；若抗 HAV-IgG 阳性，提示 HAV 感染后长期或终生存在。乙型肝炎病毒外层含有乙肝表面抗原（HBsAg）、内层含有核心抗原（HBcAg）、核心抗体（抗 HBc）及相关乙肝 e 抗原（HBeAg）。有关乙型肝炎实验室检测项目及其临床意义见表 9-1。

表 9-1　乙型肝炎病毒血清病原学阳性者的临床意义

项目	临床意义
HBsAg	是 HBV 感染的特异性标志，多见于乙肝患者或病毒携带者
抗-HBs	HBV 保护性抗体（曾感染过 HBV，或已接种乙肝疫苗），提示机体获得了免疫力
HBeAg	反映乙肝病毒复制的活性，传染性很强
抗-HBe	HBV 感染恢复期，传染性较弱，病情多渐趋稳定
HBcAb-IgM	乙肝病毒复制阶段，可确诊为急性 HBV
HBcAb-IgG	HBV 恢复期和慢性感染

根据临床症状、体征、肝功能测定和血清学指标的检测，对妊娠合并乙肝的诊断可明确。新生儿是否发生乙肝病毒宫内感染，可依据血清学诊断：①新生儿脐血清 HBsAg 阳性可为参考指标；②新生儿脐血清 HBcAb-IgM 阳性即可确定宫内感染；③如有条件测脐血清，乙肝病毒 DNA 阳性，即可确诊。

（四）妊娠合并重症肝炎

妊娠晚期易发生急性重型肝炎，起病急骤，寒战、高热、黄疸进行性加重，进一步加剧后出现持续呕吐、消化道出血、腹水、肝浊音界缩小，最后出现肝性脑病等，其诊断要点如下：

（1）血清胆红素≥171 μmol/L（10 mg/dL），或黄疸加深。

（2）凝血酶原时间明显延长，较正常值延长 0.5~1 倍或更长。全身有出血倾向，ALT 升高反不如胆红素明显，即酶胆分离现象；白/球蛋白比值倒置。

（3）肝进行性缩小，严重者可出现肝臭。

（4）中毒性肠麻痹，出现腹水和严重的消化道症状，如频繁呕吐、食欲不振等。

（5）迅速出现肝性脑病的神经症状，嗜睡、烦躁不安、神志不清及不同程度的肝昏迷。

（6）肝肾功能综合征出现急性肾衰竭。

三、预防

加强健康教育，注意饮食卫生，增强抵抗力。加强围生期保健，重视孕期监护，产前门诊应常规检查肝功能和肝炎病毒抗原抗体系统。肝炎患者或病毒携带者应在入院分娩时及产后隔离，所用器械、敷料、衣服等应彻底消毒。

四、治疗

妊娠期病毒性肝炎与非孕期病毒性肝炎处理原则相同。

(一)一般处理

注意休息，加强营养，补充高维生素、足量碳水化合物饮食。避免使用麻醉剂、镇静剂、雌激素等有可能损害肝脏的药物。注意预防感染，产时严格消毒，并用广谱抗生素，以防内源性感染诱发肝性脑病。积极防治产后出血，观察凝血功能指标，若有异常及早补充凝血因子，纠正凝血功能障碍，并给以大量缩宫素加强宫缩。

(二)保肝治疗

每天需给大量维生素 C、维生素 K_1 及维生素 B_1、维生素 B_6、维生素 B_{12} 等。因维生素 C 为机体参与氧化还原过程的重要物质，有增加抗感染能力、促进肝细胞再生与改善肝功能的作用；维生素 K_1 可促进凝血酶原、纤维蛋白原和某些凝血因子(因子Ⅶ、Ⅹ)合成作用，同时给予能量合剂促进肝细胞代谢。对 ALT 高者可用强力宁 80 mL、门冬氨酸钾镁 20 mL 加入 10%葡萄糖溶液 500 mL 中，静脉滴注。输新鲜血、人体白蛋白或血浆，可纠正低蛋白血症。

(三)妊娠合并重症肝炎的处理

需专人护理，正确记录脉搏、呼吸、血压及出入水量；为预防及治疗肝性脑病，应限制蛋白质摄入量每日<0.5 g/kg，增加碳水化合物，使热能保持在为 6276 kJ/d(1500 kcal/d)以上，并予以大量维生素；保持大便通畅，减少氨及毒素的吸收。口服新霉素抑制大肠埃希菌，减少游离氨及其他毒素的形成。每日给 20 mg 三磷酸腺苷、100U 辅酶 A 及 3 g 维生素 C 加入 10%葡萄糖溶液 250 mL，静脉滴注以保护肝脏。为了防止肝细胞坏死，可用胰高血糖素-胰岛素联合治疗，即胰高血糖素 1~2 mg 加胰岛素 4~8U，溶于 5%葡萄糖溶液 250 mL 内，再加入 10%氯化钾 8 mL，静脉滴注，注意防止低血糖。

出现肝性脑病或有前驱症状时，给谷氨酸钠(钾)每日 23~46 g 或精氨酸每日 25~50 g 静脉滴注以降低血氨，改善脑功能。14-氨基酸-800 250 mL 或复方支链氨基酸 250 mL，静脉滴注，每日 1~2 次，可促进肝脏情况好转。

无论有无感染征象，均应予以对肝肾功能影响最小的广谱抗生素。为了改善神经细胞的功能，促进意识障碍的恢复，用左旋多巴 0.1 g 静脉滴注，以后每 12 小时增加 0.05 g，神志好转后逐渐减量。若发生肾功能衰竭或 DIC 应积极处理。产前 4 小时至产后 12 小时内不宜应用肝素，以免产后出血。

考点提示 ▶ 妊娠合并急性重症肝炎产科处理首选的分娩方式是剖宫产。

(四)产科处理

1. 妊娠期

轻症肝炎妊娠早期应积极治疗，可继续妊娠。甲型肝炎病毒无宫内传播，不必进行人工流产或中期妊娠引产，但有可能影响母体代谢而致早产，在孕晚期必须加强胎动计数等自我监护。乙型肝炎妊娠早期，如 HBsAg 滴定度高且 HBeAg 阳性伴有临床表现者应在积极治疗情况下，可行人工流产术。但妊娠中晚期的患者应尽量避免终止妊娠，避免手术或药物对肝脏的影响。若经过保守治疗无效，病情继续发展，也可考虑终止妊娠。

2. 分娩期

分娩前数日肌内注射维生素 K_1，每天 20~40 mg，预防产后出血。临产时加用 20 mg 静脉注射，并准备好新鲜血液，做好抢救新生儿窒息和休克的准备，注意缩短第二产程、预防产后出血和产褥感染。胎肩娩出后立即静脉注射缩宫素，以减少产后出血。产后应常规留脐血检测肝功能和肝炎血清学指标。重症肝炎，有肝性脑病者积极治疗 24 小时后，应尽快结束分娩。以剖宫产为宜。但术后禁用哌替啶等镇痛药，以免加重肝脏负担使病情加剧，甚至死亡。如果患者在肝素治疗过程中突然临产或需剖宫产，则应立即停用肝素，待 4 小时后方可进行手术。

3. 产褥期

继续护肝，防止产褥感染，选用对肝肾无不良影响的抗生素控制感染；不宜哺乳者，退奶药物禁用雌激素。

(五)新生儿的处理

对 HBsAg 阳性孕妇所生的新生儿，采取被动免疫和主动免疫相结合的方法：新生儿出生后 24 小时内注射乙肝疫苗 30 μg，出生后 1 个月、6 个月各注射乙肝疫苗 10 μg。若 HBsAg、HBeAg 均阳性的孕妇所生的新生儿，出生后半小时内应注射乙肝免疫球蛋白(HBIG)100IU，出生后 1 个月、6 个月各注射乙肝疫苗 10 μg。

> 考点提示▶ 掌握新生儿注射乙肝疫苗的时间及方法。

第三节 妊娠合并糖尿病

案例导入

王某，孕 37 周，自觉进食量多腹围增大较快。停经 4 个月后自觉胎动。孕 3 产 1。第 1 个孩子出生体重 4.0 kg，人流 1 次。患糖尿病 3 年；未治疗。无明显家族遗传病史。体格检查：体重 62 kg，腹围 89 cm，宫高 32 cm，ROA，胎心音 150 次/min，空腹血糖 5.6 mmo/L，餐后 1 h 血糖 10.3 mmol/L，2 h 血糖 8.6 mmol/L，3 h 血糖 6.7 mmol/L。B 型超声波提示：胎儿发育正常Ⅱ级，羊水深 4.4 cm，羊水指数 13 cm。

请对王某的疾病作出诊断，并拟定治疗方案。

妊娠合并糖尿病包括两种类型：孕前糖尿病（PGDM）和妊娠期糖尿病（GDM）。孕前糖尿病是指原有糖尿病基础上合并妊娠或妊娠之前有隐性糖尿病，妊娠后发展为糖尿病，又称糖尿病合并妊娠。糖尿病合并妊娠是高危妊娠，它严重危害母儿的健康。妊娠期进行糖尿病的筛查有很重要的意义。妊娠期糖尿病是指在妊娠期首次发现或发生的各种程度的糖代谢异常者，其发生率为 1%~14%，分娩后多数孕妇糖耐量试验恢复正常，部分患者将来患糖尿病的机会增加。妊娠合并糖尿病患者的临床经过复杂，并危及母儿的健康和生命，逐渐成为妇产科的研究重点之一，本节重点介绍糖尿病合并妊娠。

一、糖尿病与妊娠的相互影响

（一）妊娠对糖尿病的影响

1. 妊娠期可使隐性糖尿病显性化或加重原糖尿病病情

（1）妊娠早期：胎儿对营养物质需求量随孕周增加，胎儿从母体获取葡萄糖，因此孕妇空腹血糖水平随妊娠进展而降低。若应用胰岛素治疗的糖尿病孕妇，容易出现低血糖，严重者可发生糖尿病酮症酸中毒。

（2）妊娠中晚期：孕妇体内各种内分泌激素的分泌量增加，而这些激素具有抗胰岛素样作用，如雌激素、孕酮、皮质醇、胎盘催乳素和胎盘胰岛素酶等使孕妇对胰岛素的敏感性随孕周增加而下降，为维持正常糖代谢水平，胰岛素的用量必须随之增加。对于胰岛素分泌受限的孕妇，妊娠期不能正常代偿这一生理变化而使血糖升高，使原有糖尿病加重或出现 GDM。

2. 分娩期

产妇在分娩的过程中，临产后进食少，体力消耗量大，脂肪酸的氧化分解增强，若没有及时调整胰岛素的用量，易致酮症酸中毒。

3. 产褥期

产后随着胎盘的娩出，全身内分泌激素逐渐恢复到非妊娠时期的水平，胎盘分泌的抗胰岛素物质迅速减少，胰岛素的需要量应及时减少，否则容易发生低血糖。

（二）糖尿病对孕妇、胎儿及新生儿的影响

1. 妊娠高血压疾病发生率升高

糖尿病引起小血管内皮细胞的增厚及管腔狭窄，组织供血不足，糖尿病孕妇妊娠期高血压疾病的发病率比正常孕妇高 4~8 倍。

2. 产科感染率增加

糖尿病孕妇抵抗力下降，易合并感染，以泌尿系统感染最常见。

3. 羊水中糖量过高

刺激羊膜分泌增加，胎儿尿量增多，使羊水过多的发病率较非糖尿病孕妇多 10 倍。相关并发症还有流产、胚胎死亡、胎膜早破、早产、胎儿畸形等。

4. 巨大儿发生率高

发生率高达 25%~42%。其原因是葡萄糖通过胎盘进入胎儿血循环中，而胰岛素却不能通过胎盘，使胎儿长期处于高血糖状态，刺激胰岛素 B 细胞增生，产生大量胰岛素，活化氨

基酸转移系统，促进蛋白、脂肪合成和抑制脂解作用所致。巨大儿导致难产发生率增高，使剖宫产率升高，由于胎儿过大，常导致肩难产或软产道损伤。

考点提示▶ 妊娠合并糖尿病对新生儿最大的影响是巨大儿发生率高。

5. 产后出血

因巨大胎儿造成产程延长，产道损伤等，易发生产后出血。

6. 易发生糖尿病酮症酸中毒

糖尿病酮症酸中毒是导致孕妇死亡的主要原因。由于妊娠期复杂的代谢变化，高血糖及胰岛素的不足，可进一步发展到脂肪分解，血清酮体急剧上升。在孕早期没有及时减量，也可引起饥饿性酮症。

考点提示▶ 糖尿病酮症酸中毒是导致孕妇死亡的主要原因。

7. 新生儿呼吸窘迫综合征发生率增高

高血糖刺激胎儿胰岛素分泌增加，形成高胰岛素血症，胰岛素拮抗糖皮质激素促进肺泡Ⅱ型细胞表面活性物质合成及释放的作用，致胎肺成熟延迟。出生后易发生新生儿窒息。

8. 新生儿低血糖

新生儿离开母体高血糖环境后，高胰岛素血症仍存在，若不及时补充糖，易发生低血糖。增加了新生儿的死亡率。

考点提示▶ 妊娠期糖尿病对新生儿最常见的危害是发生新生儿低血糖，是新生儿死亡的主要原因。

二、临床表现及诊断

(一)病史及临床表现

既往有死胎、死产、巨大儿、畸形儿分娩史及糖尿病家族史；孕期体重骤增、明显肥胖，孕前患有多囊卵巢综合征、糖耐量异常史；或出现"三多一少"(多饮、多食、多尿和体重减轻)症状；或出现外阴瘙痒、阴道及外阴念珠菌感染等；应想到是糖尿病的可能。

(二)诊断

1. 孕前糖尿病(PGDM)的诊断

符合以下 2 项中任意一项者，可确诊为 PGDM。

(1)妊娠前已确诊为糖尿病的患者。

(2)妊娠前未进行过血糖检查的孕妇，尤其存在糖尿病高危因素者，如肥胖(尤其重度肥胖)、一级亲属患 2 型糖尿病、GDM 史或大于胎龄儿分娩史、多囊卵巢综合征患者及妊娠早期空腹尿糖反复阳性，首次产前检查时应明确是否存在妊娠前糖尿病，达到以下任何一项标准应诊断为 PGDM。

1)空腹血糖(FPG)≥7.0 mmol/L(126 mg/dL)。

2)75 g 口服葡萄糖耐量试验(OGTT)：服糖后 2 小时血糖≥11.1 mmol/(200 mg/dL)。孕早期不常规推荐进行该项检查。

3)伴有典型的高血糖或高血糖危象症状，同时任意血糖≥11.1 mmol/L(200 mg/dL)。

4)糖化血红蛋白(HbAlc)≥6.5%，但不推荐妊娠期常规用 HbA1c 进行糖尿病筛查。

2.妊娠期糖尿病(GDM)的诊断

(1)推荐医疗机构对所有尚未被诊断为 PGDM 或 GDM 的孕妇，在妊娠 24~28 周及 28 周后首次就诊时行 75 g OGTT。

75 g OGTT 的诊断标准：空腹及服糖后 1 小时、2 小时的血糖值分别低于 5.1 mmol/L、10.0 mmol/L、8.5 mmol/L。任何一点血糖值达到或超过上述标准即诊断为 GDM。

(2)孕妇具有 GDM 高危因素或者医疗资源缺乏地区，建议妊娠 24~28 周首先检查 FPG。FPG≥5.1 mmol/L，可以直接诊断为 GDM，不必行 75 g OGTT。

考点提示 ▶　　葡萄糖耐量试验(OGTT)的方法。

◆ 三、治疗

(一)产前咨询

已有严重的心血管病史、肾功能减退、眼底有增生性视网膜炎者不宜妊娠，若妊娠应在早期行人工流产术终止妊娠。如血糖控制较好者(控制在 5.8 mmol/L)，可以继续妊娠。如允许继续妊娠，患者应在高危门诊检查与随访，孕 28 周前，每月检查一次；孕 28 周后每 2 周检查一次。每次均应作尿糖、尿酮体、尿蛋白以及血压和体重的测定。糖尿病孕妇一般应在孕 34~36 周住院，病情严重，应提前住院。

(二)妊娠期血糖的控制

1.饮食治疗

饮食治疗是糖尿病的基础治疗。每日热量为 150 kJ/kg(36 kcal/kg)，其中碳水化合物约占饮食总热量的 40%~50%，蛋白质约占 15%~20%，脂肪约占 30%~35%，然后将上述热量及营养成分转化为食谱，三餐热量分布为 1/5、2/5、2/5，并补充维生素、钙及铁剂。如果饮食能控制血糖，孕妇又无饥饿感，则不需药物治疗。

2.运动疗法

可降低妊娠期基础胰岛素抵抗，每餐 30 分钟后进行中等强度的运动对母儿无不良影响。

3.药物治疗

妊娠期不宜采用口服降糖剂，这类药物能透过胎盘，引起严重的新生儿低血糖。当饮食控制失效时，最好应用胰岛素以控制血糖水平。通常应用胰岛素，剂量应根据血糖值测定，血糖控制标准为空腹血糖和三餐前血糖值≤5.6 mmol/L，三餐后 1 小时≤7.8 mmol/L，2 小时≤6.7 mmol/L。应用胰岛素治疗应注意防止低血糖或酮症酸中毒。

考点提示 ▶　　妊娠期控制血糖不宜口服降糖药，首选注射胰岛素，而饮食控制是治疗基础。

(1)妊娠期使用胰岛素：一般妊娠早期胰岛素需要量较妊娠前约减少 1/3，妊娠中期胰岛素需要量逐渐增多，到妊娠后期用量可较妊娠前增加 2/3 以上。胰岛素剂型可用短效、中效或短长效混合注射，每天分 2~3 次注射。

(2)分娩期使用胰岛素：分娩日早晨用产前胰岛素的 1/3~1/2，使产妇的血糖保持稳定，以免发生新生儿低血糖。剖宫产前 3~7 天停用。术中和术后必须随时监测血糖、尿糖、酮体，并调整糖和胰岛素的比例。

（3）产褥期使用胰岛素：产后 24 小时内胰岛素剂量可减少到产前的 1/2，48 小时减至原用量的 1/3 量，有的患者产后甚至可完全不需用胰岛素治疗。使尿糖保持在"+"~"++"为宜。一般需 3~6 周才能恢复到妊娠前剂量。

（三）孕期母儿监护

密切监测血糖变化，对孕妇动态监测血糖、尿酮体和糖化血红蛋白。及时调整胰岛素用量，防止发生低血糖，妊娠早期妊娠反应可能给血糖控制带来困难，妊娠第 10 周前每周检查 1 次。第 10~32 周应每 2 周检查一次，一般妊娠 20 周时胰岛素的需要量开始增加，需及时进行调整。此期应 B 超检查胎儿发育情况，是否有胎儿畸形。每月监测肾功能及糖化血红蛋白含量，同时进行眼底检查，妊娠 32 周以后应每周检查一次。孕 35 周应住院监护，计划分娩前 48 小时测定 L/S 比值，促进胎儿肺脏发育成熟，以减少新生儿呼吸窘迫综合征的发生。注意用药后孕妇血糖的变化，若升高则需加大胰岛素用量。

（四）产科处理

1. 终止妊娠的指征

①如糖尿病经治疗后不能有效地被控制时，如伴有先兆子痫；②孕妇营养不良；③眼底动脉硬化；④胎儿生长发育受限，妊娠 36 周后胎儿在子宫内死亡的发生率增高，妊娠合并糖尿病往往在孕 36~38 周终止妊娠；⑤动脉硬化性心脏病；⑥严重感染；⑦胎儿畸形或羊水过多。终止妊娠前应加强糖尿病的治疗。

2. 分娩时间及分娩方式的选择

糖尿病程度较轻，用药后获得控制，情况稳定，胎盘功能良好，胎儿不过大，则可妊娠至足月，经阴道分娩。糖尿病患者决定引产或经阴道分娩者，当产程达 12 小时应结束分娩，除非确定在其后 4 小时内能经阴道分娩。因为产程超过 16 小时，孕妇的糖尿病就难于控制，有发生酮症酸中毒的可能。

如果糖尿病病史较长，病情比较严重，胎儿过大，有相对性头盆不称，胎盘功能不良，有死胎或死产史，经阴道分娩若有胎儿窘迫或产程进展缓慢者，应考虑剖宫产，选择硬膜外麻醉。术前 3 小时需停用胰岛素，以防新生儿发生低血糖。

> **考点提示** ▶ 糖尿病的孕妇分娩期产程时间不超过 12 小时，如产程>16 小时有发生酮症酸中毒的可能。

（五）新生儿处理

糖尿病产妇娩出的新生儿应按早产儿处理，注意低血糖、低血钙、高胆红素血症。新生儿应尽量少暴露，注意保暖，以预防体温过低。每隔 2 小时取毛细管血测血细胞比容和血糖，使血糖维持在 2.2 mmol/L（40 mg/dL）以上。为防止低血糖的发生，新生儿出生后半小时开始喂葡萄糖水 10~30 mL，以后每 4 小时一次，连续 24 小时，多数新生儿在生后 6 小时内血糖恢复至正常值，产后 24 小时可开始哺乳。

> **考点提示** ▶ 新生儿出生后为防止新生儿低血糖，半小时开始喂葡萄糖水 10~30 mL。

第四节　妊娠合并贫血

案例导入

> 马某，孕 29 周，常自觉全身乏力、腹胀，每日 3~5 次溏便，下午头晕，气短，心慌。本次妊娠自停经 5 周开始恶心、呕吐、不能进食，持续 1 个月余。停经 19 周后自觉胎动。平素月经量多。孕 1 产 0。17 岁时患疟疾经药物治疗痊愈。体格检查：面色萎黄，毛发干燥，皮肤干皱，口角浅裂。腹围 86 cm，宫高 27 cm，LOA，胎心音 155 次/min。指甲扁平脆薄，不光整。化验：Hb 65 g/L，RBC 2.5×10^{12}/L，血细胞比容 0.20；WBC、PLT 正常。血清铁 5.8 μmol/L。骨髓象：幼红细胞增生活跃。
>
> 请对马某的疾病作出诊断，并拟定治疗方案。

贫血是指循环血液的红细胞数或血红蛋白值低于正常，常以血红蛋白（Hb）浓度作为诊断标准。妊娠合并贫血是妊娠期最常见的合并症，属高危妊娠范畴，由于妊娠期血容量增加，且血浆增加多于红细胞增加，血液呈稀释状态，又称"生理性贫血"。在妊娠各期贫血对母儿均可造成一定危害，其中缺铁性贫血最常见，在某些贫血较严重的国家和地区，是孕产妇死亡的重要原因之一。另外有巨幼细胞性贫血和再生障碍性贫血等。

> **考点提示▶** 在妊娠期各种类型贫血中，缺铁性贫血最常见。

一、妊娠期贫血的诊断标准

由于妊娠期血液循环的生理变化，妊娠期贫血的诊断标准不同于非妊娠期。WHO 标准为：孕妇外周血红蛋白<110 g/L 及血细胞比容<0.33 为妊娠期贫血。我国多年来一直沿用的标准是血红蛋白<100 g/L，红细胞<3.5×10^{12}/L，血细胞比容<0.30，妊娠期贫血的程度一般可分为 4 度（表 9-2）。

表 9-2　妊娠期贫血的分度

标准	轻度	中度	重度	极重度
RBC（$\times 10^{12}$/L）	3.0~3.5	2.0~3.0	1.0~2.0	≤1.0
Hb（g/L）	91~100	61~90	31~60	<30

二、贫血与妊娠的相互影响

（一）对母体的影响

妊娠可使原有贫血病情加重，而贫血则使孕妇妊娠风险增加。由于贫血母体耐受力差，孕妇易产生疲倦感,而长期倦怠感会影响孕妇在妊娠期的心理适应,将妊娠视为一种负担而易影响亲子间的感情及产后心理康复。重度贫血可导致贫血性心脏病、妊娠期高血压疾病性心脏病、产后出血、失血性休克、产褥感染等并发症的发生,危及孕产妇生命。

(二)对胎儿的影响

孕妇骨髓和胎儿在竞争摄取母体血清铁的过程中,一般以胎儿组织占优势,由于铁通过胎盘的转运为单向性运输,因此,一般情况下胎儿缺铁程度不会太严重。若孕妇缺铁严重时,会影响骨髓造血功能致重度贫血,则缺乏胎儿生长发育所需的营养物质和胎盘养分,可造成胎儿生长受限、胎儿宫内窘迫、早产、死胎或死产等不良后果。

三、诊断

(一)病史

既往有月经过多等慢性疾病史;有长期偏食、妊娠早期呕吐、胃肠功能紊乱导致的营养不良病史等。

(二)临床表现

轻者无明显症状,或只有皮肤、口唇黏膜和睑结膜稍苍白;重者可有乏力、头晕、心悸、气短、食欲缺乏、腹泻、腹胀、皮肤黏膜苍白、毛发干燥、指甲脆薄及口腔炎、舌炎等。

(三)实验室检查

1. 血常规

外周血涂片为小红细胞低血红蛋白性贫血。血红蛋白<110 g/L,红细胞<$3.5×10^{12}$/L,血细胞比容<0.30,红细胞平均体积(MCV)<80 L,红细胞平均血红蛋白浓度(MCHC)<32%,而白细胞计数及血小板计数均在正常范围内。

2. 血清铁浓度

能灵敏反映缺铁情况,正常成年妇女血清铁为7~27 μmol/L。若孕妇血清铁浓度<6.5 μmol/L,可以诊断为缺铁性贫血。

3. 骨髓象

红系造血呈轻度或中度增生活跃,以中、晚幼红细胞增生为主,骨髓铁染色可见细胞内外铁均减少,尤以细胞外铁减少明显。

> 考点提示▶ 妊娠合并贫血中血象外周血涂片为小细胞低色素性贫血。若孕妇血清铁浓度<6.5 μmol/L,可以诊断为缺铁性贫血。查骨髓象可以确诊。

四、预防

妊娠前应积极治疗失血性疾病如月经过多等,以增加铁的贮备。孕期加强营养,鼓励进食含铁丰富的食物,如猪肝、鸡血、豆类等。在产前检查时,孕妇必须定期检测血常规,尤其在妊娠晚期应重复检查。

◆ 五、治疗

治疗原则为补充铁剂和去除导致缺铁性贫血的原因。一般性治疗包括增加营养和食用含铁丰富的饮食，对胃肠道功能紊乱和消化不良给予对症处理等。

(一)补充铁剂

以口服给药为主。硫酸亚铁 0.3 g 或琥珀酸亚铁 0.1 g，每日 3 次，同时服维生素 C 0.1～0.3 g 促进铁的吸收。也可选用 10% 枸橼酸铁胺 10～20 mL，每日 3 次口服。对妊娠晚期重度缺铁性贫血或因严重胃肠道反应不能口服铁剂者，可用右旋糖酐铁或山梨醇铁，两种制剂分别含铁 25 mg/mL 和 50 mg/mL，给药途径为深部肌肉注射，首次给药应从小剂量开始，第 1 日 50 mg，若无不良反应，第 2 日可增至 100 mg，每日 1 次。目前，临床上庶糖铁应用也较多。

考点提示 ▶ 妊娠合并贫血治疗时铁剂以口服给药为主，宜饭后或餐中服用。

(二)输血

多数缺铁性贫血孕妇经补充铁剂后血象很快改善，不需输血。当血红蛋白 ≤ 60 g/L、接近预产期或短期内需行剖宫产术者，应少量、多次输红细胞悬液或全血(每次 200 mL，每周 2 次，连输 4 次)，避免加重心脏负担而诱发急性左心衰。

(三)产时及产后处理

严重贫血产妇于临产后应配血备用。严密监护产程，防止产程过长，可阴道助产缩短第二产程，但应避免发生产伤。积极预防产后出血。当胎儿前肩娩出后，肌内注射或静脉注射缩宫素 10～20U。若无禁忌证，胎盘娩出后可肌内注射或静脉注射麦角新碱 0.2 mg，同时，应用缩宫素 20U 加于 5% 葡萄糖注射液中静脉滴注，持续至少 2 小时。出血多时应及时输血。产程中严格无菌操作，产时及产后应用广谱抗生素预防感染。

二维码9-1

第十章
胎儿异常及新生儿窒息

学习目标

1. 掌握胎儿窘迫、新生儿窒息的临床表现及治疗。
2. 熟悉胎儿窘迫的病因、病理生理及辅助检查。
3. 熟悉新生儿窒息的定义、病因。
4. 掌握胎儿畸形、胎儿生长受限、巨大儿的检查和临床处理。
5. 了解胎儿畸形、胎儿生长受限的类型。

第一节 胎儿窘迫

案例导入

张某，孕 2 产 0。因停经 40 周，规律腹痛 1 h 入院。查体：下肢水肿。产科检查：腹围 103 cm，宫高 34 cm，胎位 ROT，胎心率 153 次/min，宫口开大 2 cm，先露为头，平坐骨棘水平，宫缩规律，强度好。入院后 10 h 宫口开全，30 min 后，出现胎心率减慢 100 次/min。阴道检查：宫口开全，胎位 ROA，胎头双顶径在棘下 1 cm，会阴侧切，手转胎头后，行低中位产钳助娩术，牵引过程顺利，脐带绕颈两周，较紧，断脐后置于保温台上，用吸痰管吸口咽部黏液及羊水，弹足，拍背均无反应，立即进行口对口人工呼吸，很快出现自主呼吸，情况逐渐好转，出生 1 min 时 Apgar 评分为 4 分，5 min 后评 7 分，10 min 后评 8 分。

问题：1. 请作出该患儿的疾病诊断。

2. 简述发生此情况后该如何护理。

胎儿窘迫是指胎儿在宫内因缺氧和酸中毒危及胎儿健康和生命的综合症状。发病率为 2.7%~38.5%，胎儿窘迫有急性和慢性两种情况，急性常发生于分娩期，慢性多发生在妊娠后期。胎儿缺氧过程中，胎儿中枢神经系统及脑细胞最敏感，严重者胎儿死亡或留下后遗症，如脑瘫抽搐，智力下降等导致围生儿发病率死亡率增高。

一、病因

(一)母体的血氧含量不足

胎儿所需的氧来自母体,母体处于轻度缺氧时可引起胎儿窘迫。下列情况可使母血含氧量不足:孕妇患有心肺疾病、重度贫血、高热、妊娠晚期出血性疾病(前置胎盘、胎盘早剥)、创伤、孕妇精神过度紧张、吸烟等。

(二)母体与胎儿间血氧运输及交换障碍

在急产、子宫收缩不协调、缩宫素应用不当时,强烈的宫缩使宫腔内压力过大,不利于氧气与二氧化碳的交换。另外,孕妇使用麻醉药和镇静药过量时,抑制呼吸中枢,使母体缺氧。

(三)胎盘功能低下

在过期妊娠、妊娠期高血压疾病、慢性肾炎、糖尿病时,胎盘血管硬化、狭窄、梗死,使绒毛间隙血液灌注不足。

(四)脐带异常

脐带脱垂、脐带绕颈、脐带扭转、脐带打结、脐带过长或过短等。

(五)胎儿因素

胎儿心血管系统疾病、呼吸系统疾病、胎儿畸形、胎儿贫血、母儿血型不合引起的胎儿溶血、胎儿宫内感染等。

二、病理生理

(一)生理变化

胎儿氧的供应来自母体血液,通过子宫胎盘循环,经绒毛上皮进行气体交换,而达到胎儿循环,再经胎儿自身的循环将氧送到胎儿的各部。正常情况下,流经子宫胎盘的血液只有50%在绒毛间隙进行气体交换,另外50%的血液则通过短路直接回母体大循环,胎儿的情况亦如此,胎儿血氧含量低于母体血氧含量,但胎儿的心排血量及血红蛋白对氧的亲和力比母体高,一般不发生缺氧现象,而且胎盘代偿功能很强。

(二)病理变化

胎儿轻度缺氧时,二氧化碳蓄积出现呼吸性酸中毒。初期交感神经兴奋,肾上腺皮质激素、儿茶酚胺及皮质醇分泌增多,使血压升高及胎心率加快;体内血流重新分布以维持胎儿重要脏器的血流。如果缺氧持续,则转为兴奋迷走神经,胎心率由快变慢。此时无氧酵解增加,发展为代谢性酸中毒,乳酸堆积并出现胎儿重要器官尤其是脑和心肌的进行性损害,中枢神经系统功能抑制,胎动减少。缺血缺氧后肠蠕动亢进,肛门括约肌松弛使胎粪排出。孕期慢性缺氧,可出现胎儿宫内发育迟缓,临产后易发生进一步缺氧。

三、临床表现

(一)急性胎儿窘迫

主要发生在分娩期,常因急产、脐带脱垂、缩宫素应用不当、妊娠晚期出血性疾病等引起。

1. 胎心率改变

胎心率改变是急性胎儿窘迫最明显的临床征象。正常胎心率为 110~160 次/分。早期缺氧时,胎心率加快>160 次/分以上;若持续缺氧,则胎心率减慢<110 次/分以下。胎心监护可表现为反复晚期减速,严重者可出现变异减速或基线平直。

> **考点提示** ▶ 急性胎儿窘迫的胎心率改变,缺氧早期胎心率加快>160 次/分。

2. 胎动变化

缺氧早期胎动频繁,继续缺氧则胎动减少,最终胎动消失;胎动消失 24~48 h 后胎心消失。

> **考点提示** ▶ 急性胎儿窘迫早期表现为胎动频繁。

3. 羊水胎粪污染

羊水污染分为 3 度:Ⅰ度呈浅绿色,常见于胎儿慢性缺氧;Ⅱ度呈深绿色或黄绿色,提示胎儿急性缺氧;Ⅲ度呈棕黄色,稠厚,提示胎儿严重缺氧。臀先露时羊水粪染不是胎儿窘迫的征象,因臀先露分娩时,胎儿腹部受产道挤压可将胎粪挤入羊水。在头先露时若出现羊水污染,如胎心监护正常,不需要进行特殊处理;如胎心监护异常(晚期减速、变异减速等),存在胎儿缺氧,可导致胎粪吸入综合征,影响胎儿结局,甚至胎死宫内。

> **考点提示** ▶ 羊水栓塞发生后首要的护理措施是吸氧。

(二)慢性胎儿窘迫

主要发生在妊娠晚期,往往延续至临产并加重。常因过期妊娠、妊娠期高血压疾病、糖尿病、慢性肾炎等引起。因胎盘功能减退引起的缺氧呈渐进性,起初尚能代偿,仅表现为胎动减少至<10 次/12 h,胎心变化不明显;持续时间长者,可引起胎儿生长受限,或胎动逐渐消失,随之胎心也会消失。

> **考点提示** ▶ 胎动减少是指 12 小时的胎动计数少于 10 次。

四、辅助检查

(一)胎盘功能检查

一般 24 小时尿雌三醇(E_3)骤减 30%~40%,或妊娠末期连续多次测定尿雌三醇(E_3)在 <10 mg/24 h,尿雌激素/肌酐(E/C)<10;提示胎儿窘迫。

(二)胎儿电子监护

胎动时胎心率加速不明显,基线变异率<5 次/分,晚期减速、变异减速,均提示有胎儿宫

内窘迫的可能。

(三)胎儿头皮血血气分析

若血气分析 pH<7.20(正常值 7.25~7.35),PO_2<10 mmHg(正常值 15~30 mmHg),PCO_2>60 mmHg(正常值 35~55 mmHg),表明胎儿酸中毒。

(四)羊膜镜检查

羊水污染呈浅绿色、深绿色或黄绿色、棕黄色。

五、治疗

(一)急性胎儿窘迫

对症处理,改善胎儿缺氧状态。

1.一般处理

嘱孕妇左侧卧位,面罩或鼻导管吸 100% 纯氧,10 L/min,每次 30 分钟,间隔 5 分钟。密切监护胎心变化,有条件者用胎儿电子监护仪连续监测胎心。纠正电解质紊乱、脱水、酸中毒等。

2.病因治疗

如为缩宫素使用不当,应停止使用缩宫素,必要时给予抑制宫缩的药物;若为羊水过少,有脐带受压征象,可经腹行羊膜腔灌注。

3.尽快终止妊娠

如宫口开全,骨盆各径线正常,胎头双顶径已达坐骨棘平面以下,应尽快经阴道助娩;如宫口未开全,短期内不能阴道分娩,胎儿缺氧严重,一般处理后无法纠正者应立即行剖宫产。无论阴道分娩或剖宫产均需做好新生儿窒息抢救准备。

考点提示 ▶ 急性胎儿窘迫的处理。

(二)慢性胎儿窘迫

应查找病因,根据孕周、胎儿缺氧、胎儿成熟度等情况遵医嘱给予处理。

1.一般处理

休息时取左侧卧位,定时吸氧,2~3 次/天,每次 30 分钟。积极治疗妊娠合并症和并发症。

2.期待疗法

对于孕周小,胎儿娩出后存活率低,应尽量保守治疗延长孕周,并促进胎肺成熟。

3.终止妊娠

妊娠近足月,胎动减少,胎盘功能进行性减退,OCT 出现频繁晚期减速及明显变异减速;胎儿生物物理评分≤4 分者,均应剖宫产终止妊娠为宜。

第二节 胎儿生长受限

案例导入

> 24岁初孕妇，妊娠36⁺⁶周，B型超声检查显示：胎方位LOT，双顶径：83 mm（平均值8.80±0.57 cm），头围：300 mm（平均值319 mm），腹围259 mm（平均值29.44±2.83 cm），股骨长60 mm（平均值6.95±0.47 cm），脊柱连续好，胎心率：145次/分，规则，羊水暗区：49 mm，胎盘位置：后壁，厚度：31 mm，胎盘切面见强光点回声，脐带绕颈一周，胎盘成熟度Ⅰ级。
>
> 此孕妇胎儿发育是否正常？请说明诊断依据。发生上述情况的常见原因有哪些？此孕妇最佳处理方案是什么？

胎儿生长受限（FGR）是指妊娠37周后，胎儿出生体重<2500 g；或胎儿出生体重低于同孕龄平均体重的两个标准差，或低于同孕龄正常体重的第10百分位数。我国的发病率平均为6.39%，围生期死亡率为正常儿的4~6倍，不仅影响胎儿发育，远期也影响儿童期及青春期的体能和智能发育，是围生期主要并发症之一。

一、病因

胎儿生长受限病因多而复杂，有些尚不明确。

（一）孕妇因素

最常见，占50%~60%。

1. 遗传因素

胎儿出生体重的差异，40%来自双亲遗传因素，尤其是母亲的遗传和环境因素。

2. 营养因素

孕妇偏食、妊娠剧吐、摄入蛋白质及维生素不足，出生体重与母体血糖水平呈正相关。

3. 妊娠合并症

如慢性高血压、心脏病、贫血、肾炎等，使胎盘血流量减少，灌注下降导致胎儿生长受限。

4. 妊娠并发症

如妊娠期高血压疾病、多胎妊娠、前置胎盘、胎盘早剥、过期妊娠、妊娠期肝内胆汁淤积症等。

5. 孕妇自身条件

①年龄<20岁或>35岁，FGR的发病率高；②孕前体重<50 kg、孕期母亲体重增加不足或停滞者，均可使FGR的发生率较高；③孕妇吸烟和被动吸烟、吸毒、酗酒与FGR的发生率

成正比；④酒精及其代谢产物影响胰腺功能，妨碍脂肪和脂溶性维生素 A、E、K 的吸收；⑤吸毒可以减少进食量，55% 吸毒成瘾的孕妇发生 FGR；⑥母体接触放射线或有毒物质；⑦子宫发育畸形等。

6. 地理环境和药物

高原地区孕妇长期缺氧，影响胎儿发育；许多药物，如叶酸拮抗剂、抗癫痫药、口服抗凝剂等，均能引起与畸形相关联的 FGR。

7. 宫内感染

风疹病毒、巨细胞病毒、单纯疱疹病毒、弓形虫等感染(称为 TORCH 综合征)引起胎盘绒毛炎症，影响胎盘血流供应，导致 FGR。

(二)胎儿因素

胎儿本身发育缺陷、营养不足、胎儿代谢功能紊乱、各种生长因子缺乏、胎儿宫内感染、接触放射线等。

(三)胎盘、脐带因素

胎盘异常或脐带过长、过细、扭转、打结等。

二、分类及临床表现

(一)内因性匀称型胎儿生长受限

属于原发性宫内发育迟缓，抑制生长的因素在受孕时或在妊娠早期，致胎儿内部异常，或由遗传因素引起。

特点：身长、体重、头径均相称，但小于该孕龄正常值。外表无营养不良表现，器官分化或成熟度与孕龄相符，但各器官的细胞数均减少，脑重量轻；胎盘小、细胞数少。胎儿无缺氧表现。半数胎儿有先天畸形，预后不良。产后新生儿多有脑神经发育障碍，伴小儿智力障碍。

(二)外因性不匀称型胎儿生长受限

属于继发性生长发育不良，孕早期胚胎发育正常，至孕晚期才受到有害因素的影响。如合并妊娠期高血压疾病、高血压、糖尿病、过期妊娠，致使胎盘功能不全。

特点：新生儿发育不匀称，身长、头径与孕龄相符而体重偏低。外表呈营养不良或过熟儿状态，各器官细胞数正常，但细胞体积缩小，以肝常见。胎盘体积正常，常有梗死、钙化、胎膜黄染等。出生时新生儿常伴有低血糖。

(三)外因性匀称型胎儿生长受限

为上述两型之混合型，多有母儿双方的影响，与缺乏叶酸、氨基酸、微量元素或有害药物的影响有关，在整个妊娠期间均发生影响。

特点：身长、体重、头径相称，但均较小。外表有营养不良表现。各器官体积均缩小。胎盘小，重量轻，外表正常。宫内缺氧不常见，代谢不良常存在。60% 病例脑细胞数减少。新生儿常有明显的生长与智力障碍。

三、诊断

(一)病史

有引起 FGR 的高危因素。曾有先天畸形、FGR、死胎等的不良分娩史。有吸烟、吸毒与酗酒等不良嗜好。有子宫增长较慢的病史。在诊断 FGR 时,确定胎龄必须准确。

(二)临床监测

测量宫高、腹围、体重,推测胎儿大小。

1. 宫高腹围值

连续测量 3 周均在第 10 百分位数以下者为筛选 FGR 指标,预测准确率> 85%。

2. 计算胎儿发育指数

胎儿发育指数=宫高(cm)-3×(月份+1),指数在-3 和+3 之间为正常,小于-3 提示有 FGR 的可能。

3. 体重

孕晚期孕妇每周增加体重 0.5 kg,如停滞或增长缓慢时可能为 FGR。

(三)辅助检查

1. B 型超声

测量判断 FGR 较准确,常用指标有胎头双顶径(每周连续测量,动态观察,增长速度每周增加< 2.0 mm,或每 3 周增加< 4.0 mm,或每 4 周增加< 6.0 mm 可诊断为 FGR)、头围与腹围的比值、胎儿股骨长度、腹围、胸围、头围及羊水量与胎盘成熟度。

多数 FGR 出现羊水过少、胎盘老化的 B 型超声图像;超声多普勒孕晚期 S/D 值≤3 为正常值,脐血 S/D 值升高时 FGR 的发生率明显升高;胎儿生物物理评分(BPS) 可协助诊断。

2. 胎儿电子监护

有利于判断胎儿宫内情况,有助于决定分娩时机及分娩方式。

3. 化验检查

尿雌三醇和 E/C 比值,血甲胎蛋白、胎盘催乳素、微量元素、抗心磷脂抗体。

综上所述,初步诊断 FGR 后应在 1~2 周后复查,不可以一次测量数值确诊。

四、治疗

治疗越早,效果越好。小于孕 32 周开始治疗疗效佳,孕 36 周后治疗疗效差。

(一)孕期治疗

1. 一般治疗

均衡营养、卧床休息,取左侧卧位,改善子宫胎盘血液循环,间断吸氧,面罩吸氧 2~5 次/天,每次 20~30 分钟。戒烟酒,禁用麻醉品,停止接触有害物质。

2. 补充营养物质

①口服多种氨基酸 1 片,每日 1~2 次;②10%葡萄糖液 500 mL 加维生素 C 2 g 或能量合剂静滴,每日 1 次,连用 10 天;③叶酸 5~10 mg,每日 3 次,连用 15~30 天;④适量补充维

生素 E、B 族维生素、氨基酸整合钙胶囊(乐力)、硫酸亚铁、葡萄糖酸锌等。

3. 改善微循环

低分子右旋糖酐 500 mL 加复方丹参注射液 4 mL 静脉滴注,增加了子宫血供,改善微循环,促进细胞新陈代谢,以利于维持胎盘功能。

(二)继续妊娠指征

如胎儿尚未足月,宫内监护情况良好,胎盘功能正常,孕妇病情稳定,无合并症及并发症,可以在密切监护下妊娠至足月,但不应超过预产期。

(三)终止妊娠指征

出现下述情况应终止妊娠:①治疗中发现羊水量渐减少,胎儿停止生长 3 周以上;②治疗后 FGR 未见好转,每周 NST 反复呈无反应型,缩宫素激惹试验阴性,胎儿生物物理评分 4 ~6 分,应尽快终止妊娠;③妊娠合并症和并发症治疗中,出现病情加重,为母婴安全应尽快终止妊娠;④若胎儿未成熟,但有存活能力者,应在终止妊娠前 2 天肌内注射地塞米松 6 mg,每日 2 次或经腹羊膜腔内注射地塞米松 10 mg 以促胎儿肺成熟,同时应密切监护至妊娠足月。

(四)分娩方式选择

FGR 的胎儿对缺氧耐受性差,储备功能不足,很难耐受分娩过程中子宫收缩时的缺氧状态,因此应适当放宽剖宫产指征。

1. 阴道分娩

经治疗胎儿在宫内正常发育,情况良好,胎盘功能正常,胎儿已成熟,Bishop 宫颈成熟度评分≥7 分,羊水量及胎位正常,无其他禁忌者可经阴道分娩。如胎儿难以存活,无剖宫产指征时予以引产。

2. 剖宫产

对胎儿窘迫、羊水过少、病情危重、产道条件欠佳等不良情况,均应行剖宫产结束分娩。

第三节 巨大儿

案例导入

> 33 岁经产妇,身高 163 cm,体重 75 kg,4 年前经阴道顺产一男婴,重 3700 g,娩出过程较困难。今妊娠 40 周,产妇腹围 115 cm,宫高 44 cm,B 型超声检查估算胎儿大小 4.5 kg。
>
> 此孕妇最佳处理方案是什么?通过检查结果分析巨大儿的诊断及处理。

巨大儿是指胎儿体重达到或超过 4000 g 者。国内资料显示,巨大儿占出生儿总数的 6.49%,男胎多于女胎。近年因营养过剩而导致巨大儿的孕妇有逐年增长的趋势。20 世纪 90 年代比 20 世纪 70 年代的巨大儿增加 1 倍。若产力、胎位和产妇的精神因素均正常,仅胎儿巨大,就可因头盆不称发生难产,尤其发生肩难产更易造成围生儿损伤,因此,重视巨大儿的临床特点,做到早期预防,早期诊断,制定合理分娩方案,降低母婴并发症是产科工作的重点。

考点提示▶ 巨大儿的定义。

一、病因

母亲糖尿病、肥胖是已知巨大儿形成的危险因素。相关因素还有:①遗传方面,父母身材高大,尤其是母亲;②某些经产妇胎儿体重随分娩次数增多而增加;③部分过期妊娠;④孕妇饮食摄入过多且活动太少,近年发现孕妇有过早休息、过度营养趋势;⑤既往有巨大儿分娩史。

二、诊断

(一)病史及临床表现

有糖尿病史、巨大儿分娩史等。妊娠晚期出现呼吸困难、腹部沉重及两肋胀痛等症状,孕妇体重增加迅速。

(二)腹部检查

腹部明显膨隆,宫底高(>35 cm),胎体大,先露部高浮,跨耻征多为阳性,胎心正常有力但位置稍高。需与羊水过多、双胎妊娠、胎儿畸形、妊娠合并腹部肿物相鉴别。

(三)B 型超声检查

胎体大,测胎头双顶径>10 cm,胎儿腹围> 33 cm,股骨长度≥8 cm,有助于判定巨大儿。同时可排除羊水过多、双胎等情况。

三、对母儿的影响

(一)对母体影响

头盆不称发生率上升,增加剖宫产率;经阴道分娩主要危险是肩难产,其发生率与胎儿体重成正比。若处理不当,可发生严重的软组织损伤,甚至子宫破裂、尾骨骨折、尿瘘、粪瘘等。同时对母体影响也可能发生产后出血、产褥感染、子宫脱垂。

(二)对胎儿影响

胎儿大,宫内窘迫,常需手术助产,可引起颅内出血、锁骨骨折、臂丛神经损伤等产伤,严重时甚至死亡。

四、处理

(一)病因处理

如孕妇有糖尿病,应积极治疗糖尿病。妊娠足月后,根据胎儿成熟度、胎盘功能及糖尿病控制情况，择期终止妊娠。

（二）临产处理

临产后，不宜试产过久，由于胎头大而硬不易变形。估计胎儿体重超过4500 g，产妇骨盆中等大小，为防肩难产应以剖宫产终止妊娠。如第一产程及第二产程延长，估计胎儿体重 > 4000 g，胎头停滞在中骨盆者也以剖宫产为宜。如胎头双顶径已达坐骨棘水平以下、第二产程延长时，应做较大的会阴后-侧切开以产钳助产，同时做好处理肩难产的准备工作。

（三）新生儿处理

巨大儿经阴道分娩对母婴均有较大伤害，可能造成胎儿臂丛神经损伤、锁骨骨折、颅内出血、肩难产甚至死亡。胎儿出生后应仔细检查，如发现有损伤应积极处理，减少后遗症的发生。新生儿出生后30分钟监测血糖，生后1~2小时开始喂糖水，早开奶，预防新生儿低血糖。

> **考点提示** ▶ 新生儿出生后30分钟监测血糖，生后1~2小时开始喂糖水，早开奶。

第四节　死胎

案例导入

> 吴某，孕2产0，停经39周，自觉胎动消失1个月，鼻出血2次，收住院。查体：全身皮肤无黄染，有十余处散在出血点，其他未见异常。产科检查：腹围89 cm，宫高30 cm，胎位LSA，胎心无，先露臀浮，胎膜未破，偶有宫缩，估计胎儿1700 g左右。实验室检查：血常规：Hb 106 g/L，WBC $6.5×10^9$/L，血小板 $79×10^9$/L。凝血酶原时间22 s（对照15 s），纤维蛋白原1.5 g/L，其他未见异常。B超提示：颅骨重叠变形，脊柱弯曲呈角，胎盘水肿。
> 请问宫内死胎的诊断依据有哪些？如何处理？

妊娠20周后胎儿在子宫内死亡，称死胎。胎儿在分娩过程中死亡，称死产，也是死胎的一种。死胎在宫腔内滞留过久，可引起母体凝血功能障碍。

➡ 一、病因

（一）母体因素

1.全身因素

严重的妊娠合并症、并发症，如妊娠期高血压疾病、糖尿病、过期妊娠、心血管疾病、全身和腹腔感染、慢性肾炎、各种原因引起的休克等。

2.子宫局部因素

子宫张力过大或收缩力过强、子宫肌瘤、子宫破裂、子宫畸形等致局部缺血而影响胎盘、胎儿。

(二)胎盘及脐带因素

前置胎盘、胎盘早剥、脐带帆状附着、血管前置、急性绒毛膜羊膜炎、脐带过短、脐带根部过细、脐带脱垂、脐带打结、脐带扭转、脐带绕颈缠体等。

(三)胎儿因素

胎儿严重畸形、胎儿宫内感染、胎儿生长受限、严重的遗传性疾病、母儿血型不合等。

> **考点提示** ▶ 胎死宫内 4 周以上可引起母体凝血功能障碍,造成分娩时严重出血。

二、临床表现

孕妇自觉胎动停止,子宫停止增长,检查时听不到胎心,子宫大小与停经月份不符。胎儿死亡后约 80% 在 2~3 周内自然娩出,若胎儿死亡后 3 周仍未排出,退行性变的胎盘组织释放凝血活酶进入母血循环激活血管内凝血因子,引起 DIC,消耗血中纤维蛋白原及血小板等凝血因子。胎死宫内 4 周以上 DIC 发生机会明显增多,造成分娩时严重出血。

三、辅助检查

(一)超声波检查

无胎心、胎动。如胎儿死亡过久,B 超可见胎儿颅骨重叠,颅板塌陷,颅内结构不清,胎儿轮廓不清,胎盘肿胀。

(二)X 线检查

胎儿死亡 1~2 天后,X 线检查可发现胎体内有气体积聚征象,早期多见于心脏、主动脉、下腔静脉和门静脉,以后随胎儿组织浸软,可出现颅骨重叠,脊柱成角弯曲等征象。

(三)其他

羊水甲胎蛋白(AFP)显著升高。妊娠晚期尿雌三醇含量 <3 mg/24 h,提示胎儿可能死亡。

四、治疗

(一)抗凝血

多数死胎在胎儿死亡 2~3 周内自然娩出,死亡 4 周尚未排出者,应做有关凝血功能的检查。若纤维蛋白原含量 <1.5 g/L,血小板 <100×10^9/L 时,可用肝素治疗,剂量为每次 0.5 mg/kg,每 6 h 1 次。用药期间以试管凝血时间监测。一般用药 24~48 h 后,可使纤维蛋白原和血小板恢复到有止血水平,备好新鲜血,注意预防产后出血和感染,然后再引产。

(二)引产

可经羊膜腔内注入依沙吖啶引产或地诺前列酮引产、小水囊引产;如果宫颈成熟,也可用缩宫素静脉滴注引产并应严密观察，防止并发症；产后应仔细检查胎盘、脐带及胎儿，寻找死胎发生的原因。

第五节 胎儿先天畸形

案例导入

> 患者，女，29 岁，半年前因妊娠 34 周，做产前体检发现胎儿左脑室后角宽 1.6 cm，遂做引产手术。今想再次妊娠，来院咨询再次妊娠的注意事项。
>
> 该妇女在孕前需要做哪些相关检查，孕期有哪些注意事项？

胎儿先天畸形是指胎儿在宫内发生的结构异常，是出生缺陷的一种，临床上并不少见。在围生儿死亡中胎儿先天畸形占第一位，发生的原因很多，主要与遗传、环境、药物、食物、病毒感染、母儿血型不合等有关。随着 B 型超声显像技术的发展，许多胎儿先天畸形得以在宫内早期诊断及确诊，妊娠期应按时产前检查，从而降低围产儿死亡率。从备孕开始可以服用小剂量的叶酸至妊娠 12 周，共服用 6 个月；叶酸可以预防胎儿神经管畸形。

考点提示 ▶ 预防胎儿神经管畸形可以口服叶酸。

一、无脑儿

无脑儿是先天畸形胎儿中最常见的一种，女胎比男胎多 4 倍，由于胎头缺少颅盖骨，脑髓暴露，脑部发育极原始，不可能存活。特殊外观为无颅盖骨，双眼突出，颈短。伴羊水过多者常早产，不伴羊水过多者常过期产。无脑儿分两种类型，一种类型是脑组织变性坏死突出颅外，另一种类型是脑组织未发育。

（一）诊断

腹部检查时，感觉胎头较小。如合并羊水过多，常腹围、宫高大于妊娠月份，但胎头常触不清；肛门检查和阴道检查时，可扪及凹凸不平的颅底部。妊娠 14 周后 B 型超声探查见不到圆形颅骨光环，头部有不规则的"瘤结"。无脑儿的垂体及肾上腺发育不良，故孕妇尿 E3 值常呈低值。无脑儿脑膜直接暴露在羊水中，使羊水甲胎蛋白值呈高值。

无脑儿应与面先露、小头畸形、脑脊膜膨出相区别，大的脑脊膜膨出常伴有大面积颅骨缺损。

（二）治疗

无脑儿无存活可能，一经确诊应尽快引产，一般经阴道分娩多无困难。偶尔因头小不能扩张软产道而致胎肩娩出困难，需耐心等待。也有因伴有脑脊膜膨出造成分娩困难，可行毁胎术结束分娩，或穿刺脑膨出部位放出其内容物再分娩。

二、脊柱裂

脊柱裂属脊椎管部分未完全闭合的状态。常合并脑积水。

（一）分类

脊柱裂分为 3 种类型：①脊椎管缺损，这种异常多位于腰骶部，外面有皮肤覆盖，称隐性脊柱裂，脊髓和脊神经通常正常，没有神经症状；②两个脊椎骨缺损，脊膜从椎间孔突出，表面能看到一个皮肤包着的囊，有时囊很大，不仅含脊膜且含脊髓及神经，称脊髓脊膜膨出，通常有神经症状；③形成脊髓部分的神经管缺失，停留在神经褶和神经沟阶段，称脊髓裂，并伴有脊柱裂。后两种又称为显性脊柱裂（图 10-1）。

（二）诊断

隐性脊柱裂产前检查很难发现，较大脊柱裂 B 型超声检查容易发现。妊娠 18~20 周是发现的最佳时机。B 型超声可探及某段脊柱两行强回声的间距变宽或形成角度呈正常大小或正常大小形，脊柱短小、不规则弯曲、不完整，或伴有不规则的囊性膨出物。

（三）处理

隐性脊柱裂一般无须治疗，注意普及医学相关知识并加强锻炼。显性脊柱裂均需手术治疗。手术时机在出生后 1~3 个月。严重者应终止妊娠。

三、脑积水

脑积水指脑室内外有大量脑脊液（500~3000 mL）蓄积于颅腔内，由于胎儿脑脊液循环发生障碍所致，发生率约为 1：2000~1：3000。由于过多的脑脊液潴留于脑室中，致颅腔体积增大，囟门显著增大，颅缝明显变宽。脑积水常伴脊柱裂、足内翻等畸形（图 10-2）。脑积水可致子宫破裂、梗阻性难产、生殖道瘘等，对母体有严重危害。

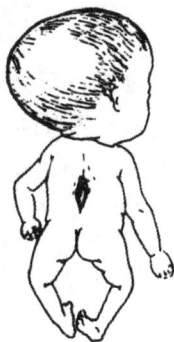

图 10-1　脊柱裂

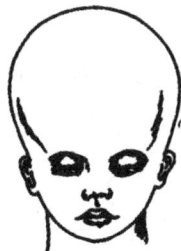

图 10-2　脑积水

(一)诊断

1.腹部检查

由于胎头过大,头围有时可超过 5 cm,胎头与肢体比例不相称;如为头先露,在耻骨联合上方触及宽大、骨质薄软、有弹性的胎头。胎头大于胎体并高浮,胎头跨耻征阳性。

2.阴道检查

盆腔空虚,颅缝宽,胎先露部过高,囟门大且紧张,颅骨软而薄,触之有如乒乓球的感觉。

3.B 型超声检查

孕 20 周后,颅内大部分被液性暗区占据,胎头周径明显大于腹周径,中线漂动,应考虑脑积水的存在。

(二)治疗

应以母体免受伤害为原则。如为头先露,确诊后应引产,宫口开大 3 cm 时行颅内穿刺放液。也可在临产前 B 型超声监视下经腹行脑室穿刺放液缩小胎头娩出胎儿。

第六节　新生儿窒息

案例导入

　　出生后 1 min 的新生儿,无呼吸,心率 68 次/min,肌张力松弛,对刺激无反应,喉反射稍有动作,全身皮肤苍白,Apgar 评分 2 分。经清理呼吸道,气管插管给氧,脐静脉注射碳酸氢钠等抢救后,新生儿呼吸建立,哭声洪亮,心率转为 115 次/min,身体皮肤红润,四肢青紫,但活动自如,刺激喉反射有咳嗽动作,出生 5 分钟 Apgar 评分 10 分。

　　问题:1.请作出该患儿的疾病诊断。

　　　　　2.简述发生此情况后该如何处理。

新生儿窒息是指新生儿出生后 1 分钟,仅有心跳而无呼吸,或未建立规律呼吸的缺氧状态。根据窒息程度可分为轻度(青紫)窒息和重度(苍白)窒息。本病是新生儿常见疾病,是新生儿死亡及伤残的主要原因,必须积极进行新生儿复苏抢救。

◆ 一、病因

(一)胎儿窘迫

各种原因造成的胎儿宫内缺氧,在出生前未得到纠正,胎儿娩出后即可表现为新生儿窒息,为胎儿宫内缺氧的延续。

(二)呼吸道阻塞

分娩过程中,胎儿在通过产道时吸入胎粪、黏液、羊水,阻塞呼吸道影响气体交换。

(三)呼吸中枢受到抑制或损害

胎儿颅内出血及脑部长时间缺氧导致呼吸中枢受到损害，或在分娩过程中母体使用麻醉剂、镇静剂等药物，抑制了呼吸中枢。

(四)先天发育异常

早产、肺部发育不良、呼吸道畸形，导致新生儿不能进行正常的气体交换。

二、临床表现

新生儿窒息根据出生后 1 分钟内 Apgar 评分的情况分为轻度和重度两型(表 10-1)。

(一)轻度(青紫)窒息

出生后 1 分钟 Apgar 评分 4~7 分，新生儿心跳规律，心率 80~120 次/分；呼吸表浅或不规律；肌张力好，四肢稍屈；喉反射存在；面部与全身皮肤呈青紫色。

(二)重度(苍白)窒息

出生后 1 分钟 Apgar 评分 0~3 分，新生儿心跳不规律，心率<80 次/分且弱；无呼吸或仅有喘息样微弱呼吸；肌张力松弛；对外界刺激无反应，喉反射消失；皮肤苍白，口唇暗紫色。

出生后 5 分钟、10 分钟再次进行 Apgar 评分，则有助于判断复苏的效果及新生儿的预后。一般评分越低，说明新生儿低氧血症越严重，如 5 分钟评分<3 分，则新生儿死亡率及日后脑部后遗症发病率明显增加。

表 10-1　新生儿 Apgar 评分法

体征	轻度(青紫)窒息	重度(苍白)窒息
心率	规则，强而有力，80~120 次/min	不规则，慢而弱，<80 次/min
呼吸	呼吸表浅或不规则	无呼吸或仅有微弱叹息样呼吸
肌张力	肌张力好	肌张力松弛
喉反射	存在	消失
皮肤颜色	面部与全身皮肤青紫	皮肤苍白，口唇暗紫
Apgar 评分	4~7 分	0~3 分

三、治疗

复苏的基本程序为"评估-决策-措施"，此程序不断循环并贯穿复苏的整个过程。评估主要基于以下 3 个体征：呼吸、心率、皮肤颜色。新生儿复苏具体流程图及复苏的步骤见图10-3。

新生儿出生后立即判断
- 羊水清?
- 有呼吸或哭声?
- 肌张力好?
- 肤色红润?
- 足月妊娠?

是 ⟹ 常规护理
- 保暖
- 清理呼吸道
- 擦干

否 ↓

- 保持体温
- 摆正体位,清理气道(必要时)
- 擦干全身,刺激呼吸
- 给氧(必要时)

呼吸正常,心率＞100次/分,皮肤红润 ⟹ 观察护理

呼吸暂停或心率＜100次/分 ↓

B｜进行正压人工呼吸

呼吸正常,心率＞100次/分,皮肤红润 ⟹ 复苏后护理

30秒

心率＜60次/分　　心率＞60次/分

C｜正压人工呼吸做胸外按压

心率＜60次/分

D｜肾上腺素　　心率＞60次/分

重新检查以下步骤是否有效:人工呼吸、胸外按压、气管插管
- 注入肾上腺素、考虑是否可能有以下症状、低血容量、严重代谢性酸中毒

心率＜60次/分,持续发绀、人工呼吸失败

无心率

考虑:气道畸形
- 肺部问题(如气胸、膈疝)
- 先天性心脏病

考虑停止复苏

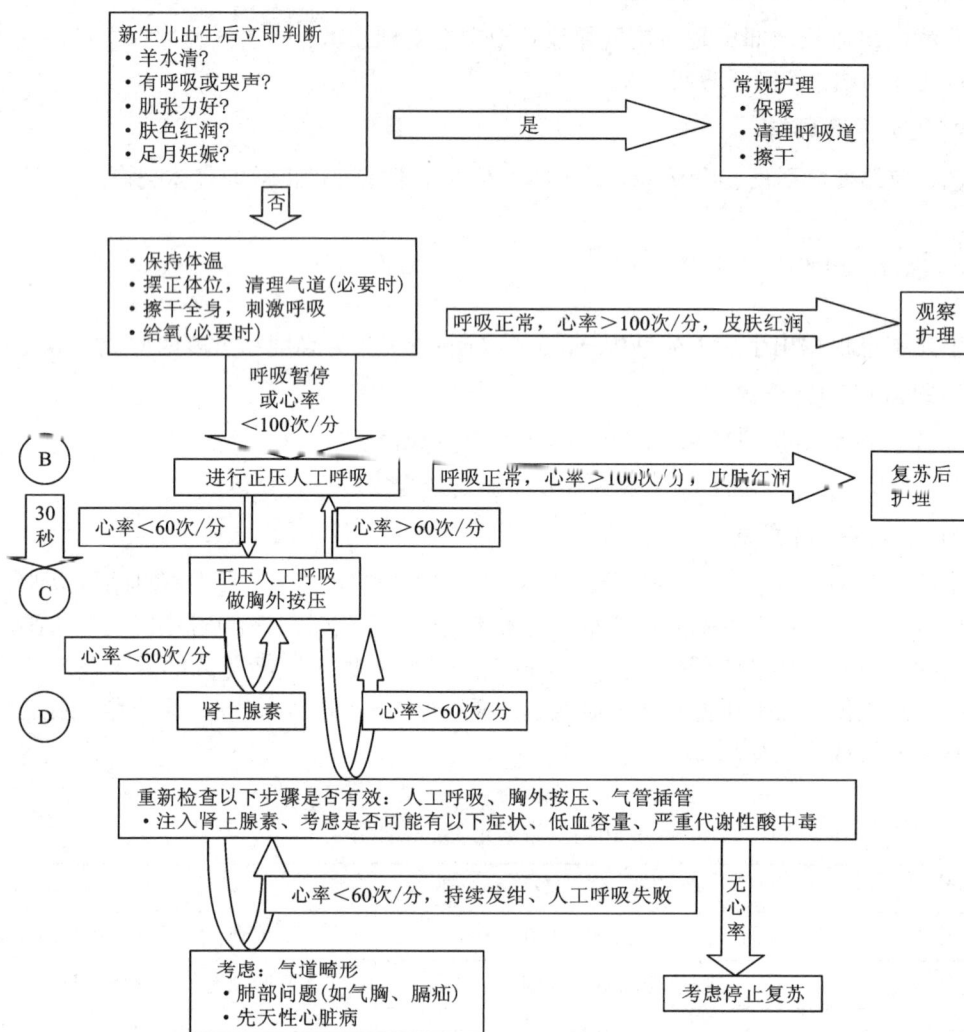

图 10-3　新生儿窒息复苏流程图

(一)复苏前准备

1.设备

T-组合复苏器、脉搏血氧饱和检测仪、吸痰管、低负压吸引器、面罩、复苏气囊、喉镜(电池、镜片)等。

2.物品及药物

一次性物品:各种型号的空针、胎粪吸引管、氧气及导管、气管导管、肩垫、固定胶布;药品:肾上腺素、等渗晶体液、碳酸氢钠、纳洛酮等药物。

3.环境

产房温度设置26℃~28℃。提前预热辐射保暖台,足月儿辐射台温度设置28℃~30℃,早产儿设置为32℃~34℃或根据儿科医生医嘱设置。将用于新生儿擦干皮肤和保暖的毛巾预

热、关闭门、窗、空调、减少人员走动。

4.人员

两名经过复苏专门训练、配合默契的医务人员(通常是助产士和医生)。

(二)抢救配合

复苏方案应按 ABCDE 五个字母顺序进行：A：清理呼吸道，保持呼吸道通畅；B：建立并维持有效的呼吸功能，保证供氧；C：建立有效的血液循环，保证足够的心排血量；D：药物治疗；E：复苏过程中及复苏后均应对新生儿进行评价和监护。

1.快速评估

新生儿娩出后立即用3~5秒钟来快速评估：①是否足月？②羊水是否清亮？③是否有呼吸或哭声？④肌张力是否好？⑤肤色是否红润？只要有 1 项回答是"否"，立即启动复苏程序。

2.初步复苏

包括以下 5 个步骤，要求 30 秒完成。

(1)保暖：产房温度设置 26℃~28℃。提前预热辐射保暖台。用预热毛巾包裹新生儿放在辐射保暖台上。有条件的医疗单位复苏胎龄<32 周的早产儿时，可将其头部以下躯体和四肢放在清洁的塑料袋内，或盖以塑料薄膜置于辐射保暖台上，摆好体位后继续初步复苏的其他步骤。避免高温，防止引发呼吸抑制。

(2)摆正体位：新生儿仰卧，在肩胛下垫肩垫使肩部抬高 2~2.5 cm，新生儿头部呈轻度仰伸位(鼻吸气位)，头略后仰，颈部适度仰伸。

> **考点提示▶** 新生儿出生后首要的处理措施是清理呼吸道。

(3)清理呼吸道：在新生儿肩娩出前助产士用手挤捏新生儿的面、颈部排出口、鼻腔羊水及黏液；娩出后如口腔黏液较多，应把其头部转向一侧，使黏液聚集在一侧，尽快用新生儿吸痰器或吸球吸出。用新生儿吸痰器(孕 28~32 周选 6 号 1 吸痰管，孕 32~36 周选 8 号吸痰管，>37 孕周选 10 号吸痰管)，按照先口、咽后鼻腔的顺序清理羊水及分泌物。吸引器的负压不超过 100 mmHg(13.3 kPa)，同时限制吸痰管的深度和吸引时间(<10 s)。过度用力吸引可能导致喉痉挛和迷走神经性的心动过缓并使自主呼吸出现延迟。

当羊水出现胎粪污染时，无论胎粪是稠或稀，头部一旦娩出，即用手法将胎儿口鼻中的黏液挤出，待新生儿全部娩出，迅速初步断脐置于保暖台上，再次用大孔吸痰管(12 号或 14 号吸痰管)吸引胎粪，先口咽后鼻腔。新生儿娩出即评估新生儿有无活力，新生儿有活力时(强有力的呼吸、肌张力好、心率>100 次/分)，继续初步复苏；如新生儿无活力，即采用喉镜气管插管吸引胎粪清理呼吸道。

(4)迅速擦干，重新摆正体位：清理呼吸道后，迅速擦干新生儿身上的羊水，防止体热的散失。但是，在没有清理呼吸道之前，不能用毛巾擦新生儿全身。原因是新生儿出生后清理呼吸道是首要的，在没有清理呼吸道之前刺激新生儿，有可能口咽部羊水误吸导致窒息或吸入性肺炎。

(5)刺激新生儿啼哭：适当的刺激方法为用手拍打或手指弹新生儿的足底或摩擦新生儿背部 2 次以诱发自主呼吸。

(6)评估：前述步骤要求 30 秒完成。评估心率，耗时 6 秒，必要时监测血氧饱和度。

（7）常压给氧：如果经过上述处理诱发呼吸成功，助产人员进行下一步的处理。如仍没有改善，应给予负压吸氧（氧流量 5L/mL），对于触觉刺激 2 次无效者，应立即改用气囊面罩复苏器进行人工呼吸。

3. 呼吸支持（B）

新生儿复苏有效：心率>100 次/分、自主呼吸建立、皮肤黏膜转红，予支持护理；如未达预期效果进行下列处理：

（1）保暖：当呼吸正常，心率>100 次/分，皮肤周围性青紫，给予保暖。

（2）常压给氧：当呼吸正常，心率>100 次/分，皮肤中心性青紫，常压给氧。

（3）气囊面罩正压人工呼吸：用已经连接的自动充气气囊（图 10-4）、复苏面罩（足月儿与早产儿型号不同）进行正压人工呼吸（图 10-5）。面罩型号应正好封住口鼻，并使下颌下缘置于面罩边缘之内，但不能盖住眼睛或超过下颌。操作者左手扶住面罩，右手挤压气囊。挤压的频率为 40~60 次/分（胸外按压时为 30 次/分），持续时间 30 秒。按照"呼吸、2、3，呼吸、2、3、……"的节奏边捏边念，其中念"呼吸"时捏气囊，念"2、3"时放开。最初的几次正压呼吸需要 30~40 cmH$_2$O 的压力，操作者应右手五个指头同时挤压气囊；以后正压呼吸维持在 20 cmH$_2$O 的压力，操作者右手拇指、示指及中指挤压气囊即可。充分的人工呼吸应显示双肺扩张，由胸廓起伏、呼吸音、心率及肤色来评价。如正压人工呼吸达不到有效通气，需检查面罩和面部之间的密闭性；有无气道阻塞（可调整头位，清除分泌物，使新生儿的口张开）。

气囊面罩正压人工呼吸 30 秒后重新评估新生儿心率、呼吸、皮肤颜色。①如自主呼吸充分，且心率≥100 次/分，可逐步减少并停止正压人工呼吸；②如自主呼吸不充分，或心率<100 次/分，须继续用气囊面罩施行人工呼吸；③如心率<60 次/分，继续正压人工呼吸并开始胸外心脏按压。

考点提示▶ 　气囊面罩正压人工呼吸的指征是呼吸暂停或抽泣样呼吸，心率<100 次/分，持续中心性紫绀。

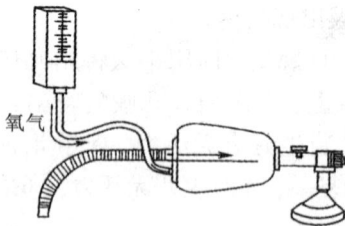

图 10-4　正压人工呼吸方法

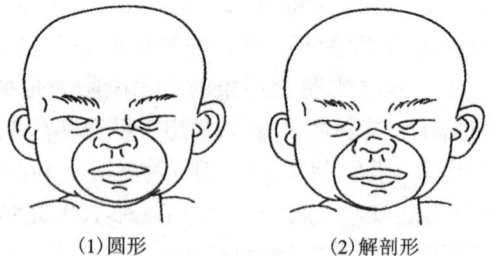

（1）圆形　　　（2）解剖形

图 10-5　面罩类型与位置

4. 呼吸、循环支持（C）

复苏有效心率≥100 次/分，有自主呼吸，可逐步减少并停止正压人工呼吸。如未达预期效果，进行下列处理：

（1）如自主呼吸不充分，或 60 次/分<心率<100 次/分，应给予矫正通气步骤（调整面罩、重新摆正体位、清理口鼻、轻微张口、增加压力、改变气道），矫正通气完成后再正压通气 30

秒钟，再次评估。

（2）如心率<60次/分，继续正压人工呼吸并开始胸外心脏按压。胸外心脏按压，是有节奏地按压胸骨，把压力传到心脏，心脏内压力升高，血液被挤入动脉系统。当作用在胸骨上的压力撤除时，血液从静脉回流入心脏。胸外心脏按压必须和气囊面罩正压人工呼吸默契配合。按压的比例为3：1，即90次/分的胸外心脏按压和30次/分的正压人工呼吸，达到每分钟约120个动作。每个动作约1/2秒，2秒内3次胸外心脏按压、1次正压人工呼吸。由两个人来共同完成，按照"1、2、3-呼吸，1、2、3-呼吸……"的节奏进行，边捏边念；其中念"1、2、3"时，由一人进行胸外心脏按压；念"呼吸"时由另一个人捏气囊，两者避免同时施行。

胸外心脏按压的部位在胸骨下1/3处，即两乳头连线下方，剑突之上。按压方法有双指法（图10-6）和拇指法（图10-7）两种，按压深度为胸骨前后径的1/3（图10-8）。操作中手不能离开胸骨按压区，以防错位或按压过深损害脏器；按压速度及深度要衡定，同时要检查按压效果。

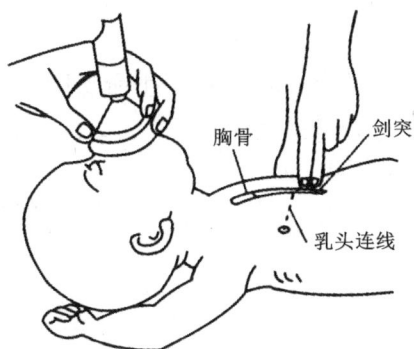

图 10-6 胸外心脏按压双指法

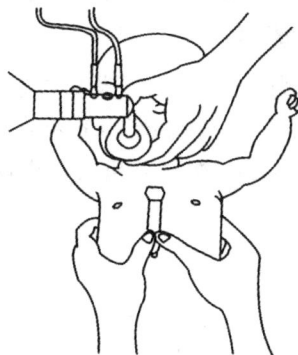

图 10-7 胸外心脏按压拇指法

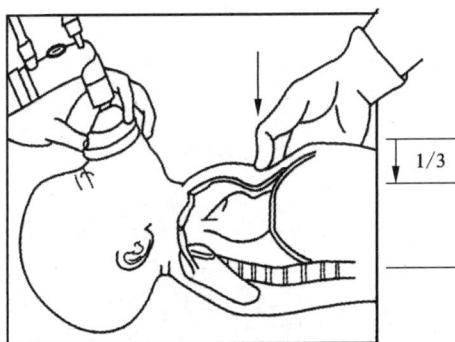

图 10-8 胸外心脏按压深度

胸外心脏按压和气囊面罩正压人工呼吸30秒后，再次评估心率、呼吸、皮肤颜色。①如心率60~100次/分，继续气囊面罩正压人工呼吸；②如心率仍<60次/分，除继续胸外心脏按压外，考虑使用肾上腺素。

5. 药物治疗 (D)

(1)肾上腺素：能加快心率，加强心肌收缩力。采取静脉或气管套管内快速给药，静脉给药 0.1~0.3 mL/kg(1：10 000)；气管内给药 0.5~1 mL/kg(1：10000)。使用肾上腺素后如心率仍<60 次/分，3~5 分钟可重复使用肾上腺素。

(2)扩容剂：有低血容量的新生儿、已怀疑失血或新生儿休克(苍白，低灌注，脉弱)且对其他复苏措施无反应时考虑扩充血容量。可用全血、生理盐水、乳酸林格液。推荐生理盐水 10 mL/kg，缓慢推入(>10 分钟)。如仍有低血容量表现，可重复使用；如改善不明显，考虑有代谢性酸中毒。

(3)碳酸氢钠：确诊为代谢性酸中毒，且对其他治疗无反应时或严重代谢性酸中毒时使用碳酸氢钠。剂量为 3.3 mmol/kg，静脉给药，至少大于 5 分钟缓慢推注。若心率仍<60 次/分，继续人工呼吸加胸外按摩，考虑再使用肾上腺素、扩容剂；若持续低血压，考虑使用多巴胺。

(4)纳洛酮：适用于严重呼吸抑制，产妇分娩前 4 小时使用过麻醉剂者。纳洛酮 0.1 mg/kg，静脉或气管套管内给药。严密观察呼吸、心跳，若再出现呼吸抑制，可再给药。

6. 复苏后监护

对于采取正压人工呼吸和更多抢救措施复苏后的新生儿还需继续给予生命支持，避免再次恶化的可能，应转到新生儿重症监护室。密切观察生命体征、血氧饱和度、心率、血压、血细胞比容、血糖、血气分析及血电解质等，做好重症监护记录。

二维码10-1

第十一章

异常分娩

学习目标

1. 掌握产力异常、胎位异常的诊断及处理。
2. 熟悉产力异常的病因及对母儿的影响。
3. 掌握骨盆异常的类型、诊断及处理原则。
4. 熟悉胎位异常的病因、对母儿的影响。

    分娩是一个动态的过程，影响分娩的四大因素是产力、产道、胎儿和产妇的精神心理因素。这些因素在分娩过程中相互影响、相互适应。其中任何一个或一个以上因素发生异常或者四个因素之间不能相互适应，使分娩进展受到阻碍称为异常分娩，俗称难产。

    在分娩过程中，顺产和难产在一定条件下可以相互转化，如出现异常处理不当，顺产可变为难产；如处理得当，难产亦可转化为顺产。因此，当出现异常分娩时，必须严密观察产程，综合分析影响分娩的各个因素及相互之间的关系，及时恰当处理，确保分娩顺利进行。异常分娩包括：产力异常、产道异常、胎儿异常。

第一节　产力异常

案例导入

    初产妇，李女士，孕 39 周，临产 11 小时入院，入院时间为上午 7 点，此时宫高 32 cm，枕前位，头已入盆，胎心好，宫缩正常。肛查宫口开 1 cm，S=-1，于下午 1 点查宫口开 2 cm，S=0。

    该产妇的产程进展是否正常？

    产力是分娩的动力，其中以子宫收缩力为主，贯穿于分娩全过程。产力异常主要是指子宫收缩力异常。在分娩过程中，子宫收缩的节律性、对称性和极性不正常或强度、频率有改变，称为子宫收缩力异常。子宫收缩力异常在临床上分为子宫收缩乏力(简称宫缩乏力)和子宫收缩过强(简称宫缩过强)两类(图 11-1)。

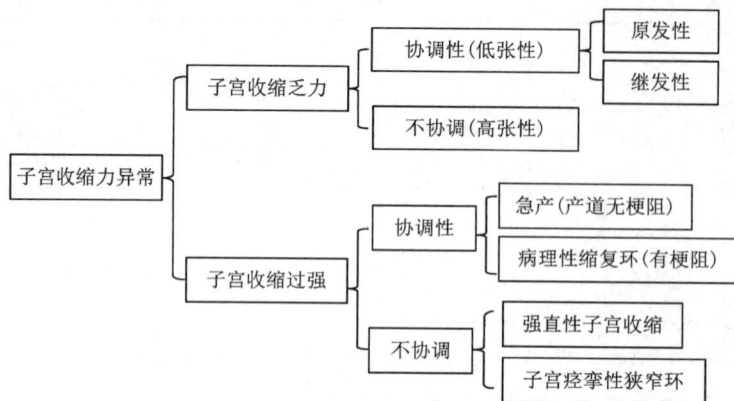

图 11-1   子宫收缩力异常的分类

一、子宫收缩乏力

(一)病因

1.产道与胎儿因素

头盆不称或胎位异常时,胎儿先露部下降受阻,胎先露不能紧贴子宫下段及宫颈内口,因而不能引起反射性子宫收缩而导致继发性宫缩乏力。

2.子宫因素

子宫壁过度膨胀如双胎妊娠、羊水过多及巨大胎儿、子宫发育不良及子宫畸形均能导致子宫收缩乏力。

3.药物影响

临产后不恰当地使用大剂量镇静剂与止痛剂,如吗啡、氯丙嗪、哌替啶、硫酸镁、苯巴比妥钠等可使宫缩受到抑制。

4.内分泌失调

临产后,产妇体内雌激素、缩宫素、前列腺素、乙酰胆碱等分泌不足,孕激素下降缓慢,子宫对乙酰胆碱的敏感性降低,电解质异常等,均可影响子宫肌纤维收缩,导致宫缩乏力。

5.精神因素

初产妇(尤其是高龄初产妇)对分娩怀有恐惧心理,精神过度紧张,使大脑皮层功能紊乱,影响宫缩。

6.其他

营养不良、贫血和其他慢性疾病所致体质虚弱者,临产后进食与睡眠不足,过多的体力消耗、产妇过度疲劳、膀胱、直肠充盈等均可影响宫缩。

(二)分类

根据宫缩的特性可分为协调性(又称低张性)和不协调性(又称高张性)子宫收缩乏力;根据发生的时期,又分为原发性和继发性子宫收缩乏力。

(三)临床表现及诊断

1. 协调性子宫收缩乏力

宫缩特点为：具有正常的节律性、对称性和极性，但收缩强度弱，宫腔内压力<15 mmHg，宫缩频率<2次/10分钟，持续时间短，间歇时间长且不规律。胎先露下降及宫口扩张延缓，导致产程延长。在宫缩的高峰期，子宫体隆起不明显，用手按压子宫底可出现明显凹陷。此种宫缩乏力对胎儿影响不大，胎位清楚，胎心音正常。多属于继发性宫缩乏力，常见于中骨盆、出口平面狭窄、持续性枕横位、枕后位等。

2. 不协调性子宫收缩乏力

宫缩特点为：失去了正常的节律性、对称性，极性倒置，收缩兴奋点不是起自两侧子宫角部，而是来自子宫下段的任何一处或多处，但是收缩强度不弱，宫腔内压力达20 mmHg。由于宫缩时子宫底部收缩力弱而下段强，故产程无进展，属无效宫缩。宫腔压力大，产妇自觉腹痛剧烈，烦躁不安，体力消耗大，容易出现疲劳、衰竭、电解质紊乱，产程延长。胎儿在宫腔内容易受压、胎位不清、胎心音多不规则。多半属于原发性宫缩乏力，常见于胎位异常、头盆不称以及产妇精神因素异常。

> **考点提示 ▶** 协调性与不协调性宫缩乏力的区别。

3. 产程曲线异常

子宫收缩乏力常常导致产程延长或停滞，最常见的产程异常有以下几种(图11-2)。

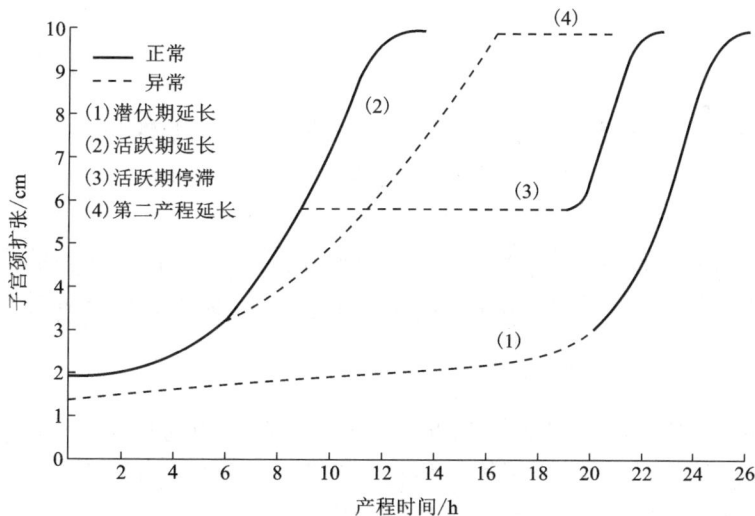

图11-2 异常的宫颈扩张曲线

（1）潜伏期延长：从临产规律宫缩开始至活跃期起点(4~6 cm)称为潜伏期。初产妇>20小时、经产妇>14小时称为潜伏期延长。

（2）活跃期异常：包括活跃期延长和活跃期停滞。

1）活跃期延长：从活跃期起点(4~6 cm)至宫颈口开全称为活跃期。活跃期宫颈口扩张速度<0.5 cm/h称为活跃期延长。

2) 活跃期停滞：当破膜且宫颈口扩张≥6 cm 后，若宫缩正常，宫颈口停止扩张≥4 小时；若宫缩不佳，宫颈口停止扩张≥6 小时称为活跃期停滞。

(3) 第二产程异常：包括胎头下降延缓、胎头下降停滞和第二产程延长。

1) 胎头下降延缓：第二产程初产妇胎头先露下降速度<1 cm/h，经产妇<2 cm/h，称为胎头下降延缓。

2) 胎头下降停滞：第二产程胎头先露停留在原处不下降>1 小时，称为胎头下降停滞。

3) 第二产程延长：初产妇>3 小时，经产妇>2 小时（硬膜外麻醉镇痛分娩时，初产妇>4 小时，经产妇>3 小时），产程无进展（胎头下降和旋转），称为第二产程延长。

(4) 滞产：总产程超过 24 小时者，称为滞产。

考点提示 ▶ 各类产程异常的临床表现。

(四) 对母儿影响

1. 对母体的影响

子宫收缩乏力易导致产程延长、产妇疲劳、肠胀气、排尿困难等，严重时可引起水电解质平衡失调；宫缩乏力引起产后出血、胎膜早破和产褥感染等并发症。

2. 对胎儿、新生儿的影响

由于产程延长，尤其是不协调宫缩乏力时子宫肌壁不能完全放松，致使胎盘血流障碍，胎儿易发生胎儿窘迫甚至胎死宫内；因产程长，手术助产率升高，致新生儿窒息、颅内出血、吸入性肺炎等发病率和新生儿死亡率增加。

(五) 预防

1. 加强孕期保健

对孕妇及其家属进行产前教育，向孕妇介绍产前检查的重要性和有关分娩的知识，让孕妇对分娩过程有正确的认识，做好充足的准备，消除紧张顾虑。

2. 提供舒适的待产环境

给产妇提供舒适的待产室，尽量家庭化，安静、清洁。可设由有经验的家属或丈夫陪伴的"康乐待产室"，也可由有经验、爱心及责任心的助产士提供分娩全程陪伴和护理，称为"导乐陪伴分娩"。

3. 加强产时监护

应关心产妇的营养、休息、大小便情况。宫缩时教产妇使用腹部按摩法、深呼吸等放松技巧以缓解疼痛。定时听胎心，及时排空膀胱、直肠，必要时可行温肥皂水灌肠及导尿；避免大量使用镇静剂。肛查 2 小时左右一次为宜，以了解产程进展，认真描记产程图，1~2 小时触摸宫底部或用胎心监护仪了解宫缩频率、强度及持续时间。发现异常宫缩，及时处理。

(六) 处理

积极查找病因，进行针对性处理，检查有无头盆不称、胎位异常等情况。如有头盆不称、胎位异常，估计胎儿不能通过产道娩出者，行剖宫产终止妊娠；若无头盆不称、胎位异常，估计胎儿能够通过产道娩出者，可结合宫缩乏力的类型做出进一步的处理。

1. 协调性子宫收缩乏力

排除头盆不称等病因后，应采取加强宫缩的措施。

（1）一般处理：消除产妇恐惧、紧张情绪，多休息，鼓励多进食，注意营养与水分的补充。鼓励产妇及时排尿，排尿困难者，进行导尿。产妇过度疲劳，潜伏期可给予地西泮静脉注射，经过一段时间充分休息，可使子宫收缩力转强。酸中毒时，可应用5%碳酸氢钠加以纠正。低钾血症给予氯化钾缓慢经静脉滴注。对无灌肠禁忌证的初产妇宫口开大不足4 cm、胎膜未破者，可给予温肥皂水灌肠，刺激子宫收缩。破膜12小时以上胎儿尚未排出者，应给予抗生素预防感染。

（2）加强子宫收缩：经上述一般处理，子宫收缩力仍弱，确诊为协调性宫缩乏力，产程无明显进展，可选用下列方法加强宫缩。

1）人工破膜：宫口扩张≥3 cm、无头盆不称、胎头已衔接者，可行人工破膜。破膜后，胎头直接紧贴子宫下段及宫颈内口，引起反射性子宫收缩，加速产程进展。现有学者主张胎头未衔接、无明显头盆不称者也可行人工破膜，认为破膜后可促进胎头下降入盆。破膜时必须检查有无脐带先露，破膜应在宫缩间歇期进行。为判断人工破膜的成功率，目前临床普遍采用Bishop宫颈成熟度评分法（表11-1）。该评分法满分为13分，当评分≥7分时人工破膜的成功率比较高，<7分时应先促宫颈成熟。

> **考点提示▶** 宫口扩张≥3 cm、无头盆不称、胎头已衔接者，可行人工破膜。

表 11-1　Bishop 宫颈成熟度评分法

评定指标	0分	1分	2分	3分
宫口开大（cm）	0	1~2	3~4	≥5
宫颈管消退百分比（%）（未消退为2~3 cm）	0~30	40~50	60~70	≥80
先露位置（坐骨棘水平=0）	−3	−2	−1~0	+1~+2
宫颈硬度	质硬	质中	质软	
宫口位置	朝后	居中	朝前	

2）地西泮静脉推注：地西泮能使宫颈平滑肌松弛，软化宫颈，促进宫口扩张，适用于宫口扩张缓慢及宫颈水肿时。常用剂量10 mg，缓慢静脉推注，与缩宫素联合使用效果更佳。

3）缩宫素静脉滴注：适用于协调性子宫收缩乏力、胎心良好、胎位正常、头盆相称者。

将缩宫素2.5U加入0.9%生理盐水500 mL中摇匀，从4~5滴/分即1~2 mU/min开始滴，根据宫缩强弱进行调整，调整间隔为15~30分钟，每次增加1~2 mU/min为宜，最大药量通常不超过20 mU/min（60滴/分），以维持宫缩持续30~60秒，间歇2~3分钟。注意事项：缩宫素静脉滴注过程中，应有专人观察宫缩、听胎心率及测量血压。若出现宫缩持续1分钟以上或胎心率有变化，应立即停止静脉滴注。因外源性缩宫素在母体血中的半衰期为5分钟，故停药后能迅速好转，必要时加用镇静剂。若发现血压升高，应减慢滴注速度。若宫缩乏力为不协调性，或存在头盆不称、胎位异常、骨盆狭窄、胎儿窘迫、瘢痕子宫等情况时，禁用缩宫素。

> **考点提示▶** 缩宫素的用法及注意事项。

经上述处理产程无进展或出现胎儿窘迫、产妇衰竭等应做好剖宫产手术的准备；若宫口开全,胎头双顶径已达坐骨棘平面,等待自然分娩,或配合医生行阴道助产术,第三产程应注意预防产后出血和感染;若胎膜破裂≥12 h,总产程>24 h,并行阴道助产者,给予抗生素预防感染。

2. 不协调性子宫收缩乏力

处理原则是调节子宫收缩,恢复正常节律性、对称性和极性。主要措施为:哌替啶 100 mg 或者吗啡 10 mg 肌注,或地西泮 10 mg 静脉推注,使产妇充分休息,醒后不协调性宫缩多能恢复为协调性宫缩。若经上述处理,不协调性宫缩未能得到纠正,或伴有胎儿窘迫、头盆不称,应立即行剖宫产术。若纠正为协调性宫缩,按协调性宫缩乏力处理即可。

二、子宫收缩过强

(一)病因

1. 缩宫素使用不当

如剂量过大、个体对缩宫素过于敏感。

2. 精神过度紧张

引起子宫痉挛性狭窄环。

3. 过多阴道检查及粗暴的宫腔操作

刺激子宫形成不协调性宫缩过强。

(二)分类

根据宫缩的特性,子宫收缩过强可分为协调性(又称低张性)和不协调性(又称高张性)子宫收缩过强。其中,协调性子宫收缩过强又可出现急产(产道无梗阻时)及病理性缩复环(产道有梗阻时)两种;不协调性子宫收缩过强又包括强直性子宫收缩及子宫痉挛性狭窄环两种。

(三)临床表现

1. 协调性子宫收缩过强

表现为宫缩的节律性、对称性和极性均正常,仅宫缩过强(宫腔压力 ≥60 mmHg)、过频(10 分钟内宫缩 ≥5 次且持续时间达 60 秒以上)。若产道无阻力,头盆相称,分娩在短时间内结束,总产程<3 小时称为急产。若产道有梗阻、头盆不称,可出现病理性缩复环,严重者可出现子宫破裂。

考点提示 ▶ 若产道无阻力,头盆相称,分娩在短时间内结束,总产程<3 小时称为急产。

2. 不协调性子宫收缩过强

(1)强直性子宫收缩:表现为子宫颈肌纤维呈持续痉挛性收缩,无节律性,无间歇期。产妇烦躁不安、持续性腹痛、腹部拒按;胎位、胎心音不清,下腹明显压痛;若胎儿下降受阻,可出现病理性缩复环、血尿等先兆子宫破裂征象。

(2)子宫痉挛性狭窄环:表现为子宫局部肌纤维痉挛性不协调性收缩所形成的环状狭窄,持续不放松,称子宫痉挛性狭窄环(图11-3)。狭窄环多发生在子宫上、下段交界处,也可在胎体某一狭窄部如胎颈、胎腰处。产妇烦躁不安、持续性腹痛,宫颈扩张慢,胎先露下降停滞，胎心不规则。阴道检查在宫腔内可触及坚硬而无弹性的环状狭窄。狭窄的位置不随子宫收缩上移，与病理性缩复环不同。

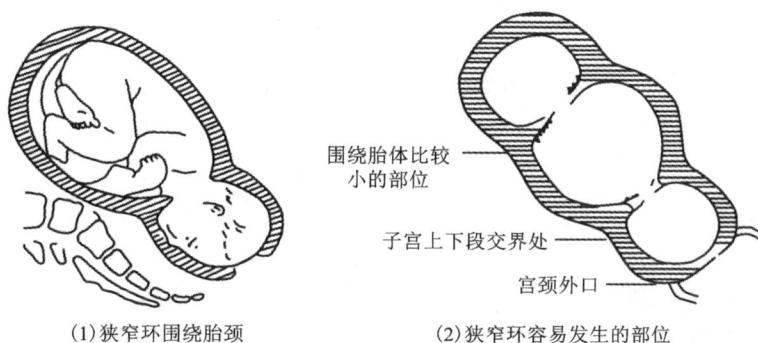

(1)狭窄环围绕胎颈　　　　　　　　　　　(2)狭窄环容易发生的部位

围绕胎体比较
小的部位

子宫上下段交界处

宫颈外口

图 11-3　子宫痉挛性狭窄环

(四)对母儿的影响

1. 对产妇的影响

宫缩过强过频，产程过快，可导致初产妇宫颈、阴道以及会阴撕裂伤。接产时来不及消毒可导致产褥感染。胎儿娩出后子宫肌纤维缩复不良，易发生胎盘滞留或产后出血。

2. 对胎儿、新生儿的影响

因宫缩过强，宫腔压力过大，易发生胎儿宫内窘迫、新生儿窒息甚至死亡。胎儿娩出过快或产程停滞均可使颅内压改变致新生儿颅内出血。如果产时来不及消毒，新生儿易并发感染。若坠地可导致骨折、外伤等。

(五)处理

停止一切操作刺激，寻找宫缩过强发生的原因，及时纠正；正确处理急产；不协调性子宫收缩过强者使用宫缩抑制剂，如无缓解或出现胎儿窘迫征象，应行剖宫产术。

1. 协调性子宫收缩过强

预防为主，有急产史者应提前住院待产，出现产兆后避免胎儿娩出过快，预防产伤及感染；临产后不宜灌肠；提前做好接产及抢救新生儿窒息的准备；产后仔细检查软产道有无裂伤，若有应及时缝合；若接产前未消毒，应尽早肌内注射精制破伤风抗毒素 1500U，并给予抗生素预防感染；预防颅内出血，新生儿娩出后注射维生素 K_1 10 mg。

考点提示 ▶ 急产来不及消毒及新生儿坠地者，肌注维生素 K_1 10 mg 以预防颅内出血。

2. 不协调性子宫收缩过强

(1)强直性子宫收缩：一经确诊，立即给予缩宫素抑制宫缩。若产道有梗阻，应立即行剖宫产术。若胎死宫内而无先兆子宫破裂，可全麻阴道助产。若上述处理无效，或胎儿宫内窘迫应行剖宫产。

(2)子宫痉挛性狭窄环：积极查找原因，停止一切产科操作。若无胎儿窘迫，给予镇静剂，待宫缩恢复正常后，行阴道助产或等待自然分娩。若经处理无效，宫口未开全，胎先露较高或出现胎儿窘迫，应立即行剖宫产术。

第二节　产道异常

产道异常包括骨产道(骨盆腔)异常和软产道(子宫下段、宫颈、阴道、外阴)异常,以骨产道异常多见。

→ 一、骨产道异常

骨产道异常包括骨盆形态异常及骨盆径线过短,又称为骨盆狭窄。骨盆狭窄致使骨盆腔小于胎先露部可通过的限度,阻碍胎先露下降,影响产程顺利进展。

(一)分类

1.骨盆入口平面狭窄

最常见为骨盆入口平面前后径狭窄,呈横扁圆形,称扁平骨盆。骶耻外径<18 cm,入口前后径<10 cm,对角径<11.5 cm。常见有两种类型:

> **考点提示** ▶ 　骨盆入口平面狭窄(扁平骨盆)时骶耻外径<18 cm,入口前后径<10 cm,对角径<11.5 cm。

(1)单纯性扁平骨盆:骶岬向前下突出,入口前后径短而横径正常,呈横扁圆形(图11-4)。

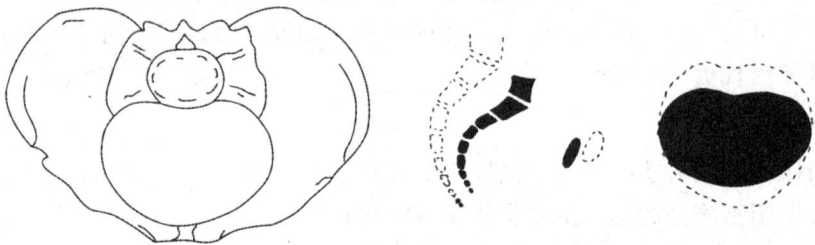

图11-4　单纯性扁平骨盆

(2)佝偻病性扁平骨盆:因童年患佝偻病所致,骨骼变形,骨盆髂骨外展,骶岬向前突出,骶骨凹陷消失,变直后移,尾骨呈勾状向前突出,坐骨结节外翻。骨盆入口平面前后径变短,髂棘间径≥髂嵴间径,坐骨结节间径增大,耻骨弓角度>90°(图11-5)。

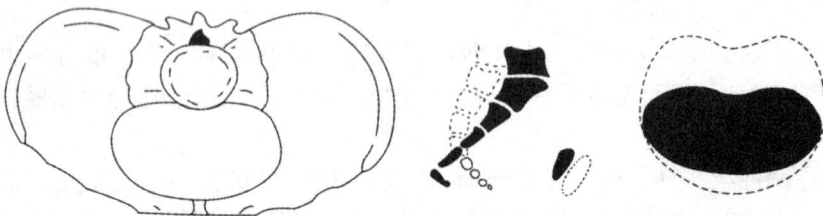

图11-5　佝偻病性扁平骨盆

2. 中骨盆及出口平面狭窄

常见于漏斗骨盆(图 11-6)及横径狭窄型骨盆(图 11-7)。

(1)漏斗骨盆:骨盆入口平面各径线正常,两侧骨盆壁内收,状似漏斗。其特点是中骨盆及骨盆出口平面明显狭窄,坐骨棘间径<10 cm,坐骨结节间径<8 cm,耻骨弓角度<90°,坐骨结节间径与出口后矢状径之和<15 cm。

考点提示 ▶ 漏斗骨盆时坐骨棘间径<10 cm,坐骨结节间径<8 cm,耻骨弓角度<90°。

(2)横径狭窄型骨盆:骨盆各个平面横径均缩短,而前后径稍长或正常,坐骨切迹宽。骨盆外测量时骶耻外径宽,髂棘间径和髂嵴间径缩短。

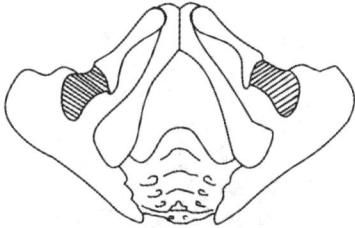

图 11-6 漏斗骨盆

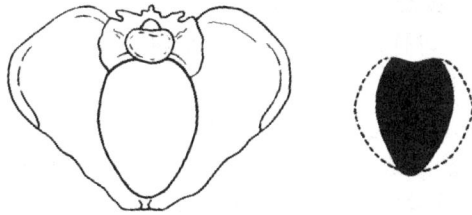

图 11-7 横径狭窄型骨盆

3. 骨盆三个平面均狭窄

外形同正常女性骨盆,骨盆各个平面径线均小于正常值 2 cm 或更多,称均小骨盆。多见于身材矮小、体型匀称的女性。

考点提示 ▶ 骨盆各个平面径线均小于正常值 2 cm 或更多,称均小骨盆。

4. 畸形骨盆

骨盆失去正常形态称畸形骨盆,临床少见,包括骨软化症骨盆和偏斜骨盆(图 11-8)。偏斜骨盆多由脊柱侧凸及髋关节发育不良引起。骨软化症骨盆多由缺钙、缺乏维生素 D 及日照不足等原因引起。

图 11-8 偏斜骨盆

(二)临床表现

1. 入口平面狭窄

于妊娠末期或临产后胎头衔接受阻,不能入盆。临产后前羊水囊受力不均,易致胎膜早破。或胎头呈不均倾势入盆,或胎头骑跨在耻骨联合上方(即跨耻征阳性),表现为继发性宫缩乏力,潜伏期或活跃期延长。胎头双顶径一旦通过入口平面,可经阴道分娩,但跨耻征阳性者强行经阴道分娩可致子宫破裂。

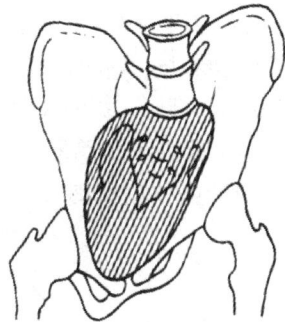

2. 中骨盆及出口平面狭窄

临产后胎先露可以入盆,胎头下降至中骨盆、出口平面时俯屈、内旋转受阻,形成持续性枕横位或枕后位,产程进入活跃晚期及第二产程后进展延缓、停滞。

3. 骨盆三个平面均狭窄

若为均小骨盆,头盆相称,产力正常,胎位正常者可经阴道分娩;若为畸形骨盆,胎儿发育正常，需剖宫产结束分娩。

（三）诊断

骨盆是影响分娩的重要因素。在妊娠期间，应提早进行骨盆内外测量，确定骨盆有无异常，是否存在头盆不称，以决定终止分娩的方式。

1. 病史

询问孕妇幼年有无佝偻病、脊髓灰质炎、脊柱和髋关节结核以及外伤史。若为经产妇，应了解既往有无难产史及其发生原因，新生儿有无产伤等。

2. 一般检查

测量身高，孕妇身高<145 cm应警惕均小骨盆。观察孕妇体型，步态有无跛足，有无脊柱及髋关节畸形，米氏菱形窝是否对称，有无尖腹及悬垂腹(图11-9)等。

3. 腹部检查

（1）腹部形态：观察腹型，尺测子宫长度及腹围，B型超声观察胎先露部与骨盆关系，还应测量胎头双顶径、胸径、腹径、股骨长，预测胎儿体重，判断能否通过骨产道。

（2）胎位异常：骨盆入口狭窄往往因头盆不称、胎头不易入盆导致胎位异常，如臀先露、肩先露。中骨盆狭窄影响已入盆的胎头内旋转，导致持续性枕横位、枕后位等。

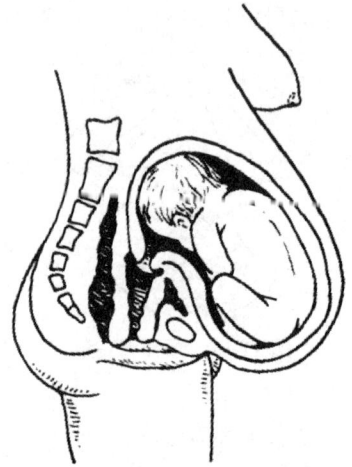

图11-9　悬垂腹

（3）估计头盆关系：该检查目的在于判断头盆是否相称(图11-10)。产妇体位：排尿后仰卧，两腿伸直。检查者将手放于耻骨联合上方，将浮动的胎头向骨盆方向推压。其结果判断：①若胎头低于耻骨联合平面，表示胎头可以入盆，头盆相称，称为跨耻征阴性；②若胎头与耻骨联合在同一平面，表示可疑头盆不称，为跨耻征可疑阳性；③若胎头高于耻骨联合平面，则表示明显头盆不称，为跨耻征阳性。对出现跨耻征阳性的孕妇，应让其取两腿屈曲半卧位，再次检查胎头跨耻征，若转为阴性，提示为骨盆倾斜度异常，而不是头盆不称。此项检查在初产妇预产期前2周或经产妇临产后胎头尚未入盆时有一定的临床意义。

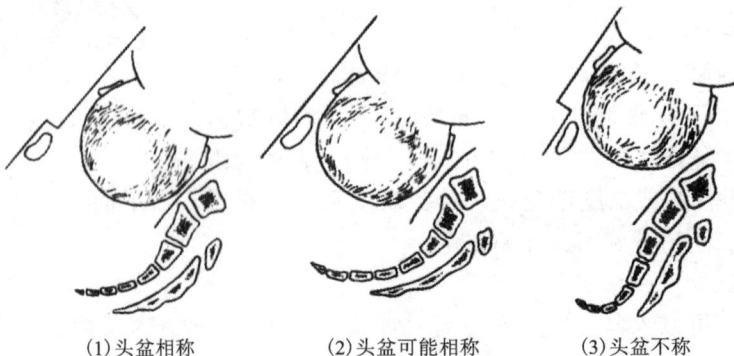

(1)头盆相称　　　　(2)头盆可能相称　　　　(3)头盆不称

图11-10　检查头盆相称的程度

考点提示▶ 若胎头高于耻骨联合前表面,表示头盆明显不称,称胎头跨耻征阳性。

4.骨盆测量

(1)骨盆外测量:骨盆外测量各径线小于正常值 2 cm 或以上为均小骨盆。骶耻外径<18 cm 为扁平骨盆。坐骨结节间径<8 cm、耻骨弓角度<90°,为漏斗骨盆。

(2)骨盆内测量:骨盆外测量发现异常,应进行骨盆内测量。对角径<11.5 cm,骶岬突出为骨盆入口平面狭窄,属扁平骨盆。中骨盆平面狭窄及骨盆出口平面狭窄往往同时存在,应测量坐骨棘有无过度突出、坐骨切迹宽度(骶棘韧带宽度)、骶骨弧度及骶尾关节活动度是否正常,以便准确判断各平面的情况。

(四)对母儿的影响

1.对产妇的影响

常因胎位异常引起继发性宫缩乏力,导致产程延长或停滞,易发生产后出血、产褥感染、生殖道瘘;或因宫缩过强致子宫破裂,危及产妇生命。

2.对胎儿、新生儿影响

骨盆入口平面狭窄使胎头高浮,容易发生胎膜早破及脐带脱垂,导致胎儿窘迫、胎死宫内、新生儿窒息及死亡等。产程延长、胎头受压、手术助产易发生颅内出血、新生儿产伤和感染。

(五)处理

处理原则:明确狭窄骨盆的类型和程度,了解头盆是否相称及目前产程进展等情况后进行综合判断,并结合患者具体情况选择合理的分娩方式。

1.一般处理

妊娠期发现骨盆狭窄、头盆不称等,指导孕妇提前住院待产,做好手术前的准备。试产的孕妇,关心孕妇饮食、营养、水分、休息,必要时遵医嘱补充水、电解质、维生素 C。

2.骨盆入口平面狭窄

(1)明显头盆不称(绝对性骨盆狭窄):胎头跨耻征阳性,足月活胎不能进入骨盆经阴道分娩,应择期行剖宫产术结束分娩。

(2)轻度头盆不称(相对性骨盆狭窄):胎头跨耻征可疑阳性,足月活胎体重<3000 g,胎心率正常,可在严密监护下试产。若试产过程中出现宫缩乏力,可用缩宫素静脉滴注加强宫缩。试产 2~4 小时,胎头仍迟迟不能入盆,宫口扩张缓慢,或伴有胎儿窘迫征象,应及时行剖宫产术结束分娩。

考点提示▶ 骨盆入口平面相对性狭窄,胎头跨耻征可疑阳性,胎儿体重<3000 g,胎心率正常,可在严密监护下试产。试产时间 2~4 小时。

3.中骨盆平面狭窄

若中骨盆平面狭窄,则胎头俯屈及内旋转受阻,易发生持续性枕横位或枕后位。产妇多表现活跃期或第二产程延长及停滞、继发性宫缩乏力等。若宫口开全,胎头双顶径达坐骨棘水平或更低,可经阴道助产。若胎头双顶径未达坐骨棘水平,或出现胎儿窘迫征象,应行剖宫产术结束分娩。

4. 骨盆出口平面狭窄

骨盆出口平面狭窄时，不应试产。若坐骨结节间径<8 cm，耻骨弓角度<90°，需加测出口后矢状径。当坐骨结节间径与出口后矢状径之和>15 cm时，多数可经阴道分娩；若两者之和<15 cm，足月胎儿不易经阴道分娩，应行剖宫产术结束分娩。

5. 骨盆三个平面狭窄

主要是均小骨盆。若估计胎儿不大，胎位正常、头盆相称、宫缩好，可以试产；若胎儿较大，有明显头盆不称，胎儿不能通过产道，应尽早行剖宫产术。

6. 畸形骨盆

根据畸形骨盆种类、狭窄程度、胎儿大小、产力等情况具体分析。若畸形严重、明显头盆不称者，应及时行剖宫产术。

二、软产道异常

软产道异常所致的难产少见，容易被忽视。应于妊娠早期常规行双合诊检查，了解软产道有无异常。

(一)外阴异常

1. 外阴坚韧

多见于初产妇，尤其35岁以上高龄初产妇更多见。外阴缺乏弹性，会阴伸展性差，常使胎先露下降受阻，可于胎头娩出时造成会阴严重裂伤。分娩时，应作预防性会阴后-斜切开。

2. 外阴水肿

多见于重度妊高征、重度贫血、心脏病、肾炎和营养不良的孕产妇。外阴弹性差，严重者分娩时妨碍胎先露下降，造成组织损伤、感染和愈合不良。在临产前，可局部应用50%硫酸镁湿热敷；临产后，仍有严重水肿者，可在严格消毒下进行多点针皮肤放液；分娩时，可行会阴后-斜切开。产后加强局部护理，预防感染。

3. 外阴瘢痕

外伤或炎症后遗症致瘢痕挛缩，使外阴、阴道口狭小，影响胎先露下降。若瘢痕范围不大，分娩时可作会阴后-斜切开。若瘢痕过大，应行剖宫产术。

(二)阴道异常

1. 阴道横隔

较坚韧，多位于阴道中、上段。中央或偏侧有一小孔，易被误认为宫颈外口，它可影响胎先露下降。当横隔被撑薄，此时可在直视下自小孔处作x形切开。若横隔高且坚厚，阻碍胎先露部下降，则需行剖宫产术结束分娩。

2. 阴道纵隔

较薄弱，有时伴有双子宫、双宫颈畸形，位于一侧子宫内的胎儿下降，通过该侧阴道分娩时，纵隔被推向对侧，分娩多无阻碍。当阴道纵隔发生于单宫颈时，有时纵隔位于胎先露部的前方，胎先露部继续下降，若纵隔薄可自行断裂，分娩无阻碍。若纵隔厚阻碍胎先露部下降时，须在纵隔中间剪断。

3. 阴道狭窄

因产伤、药物腐蚀、手术感染所致，若位置低、狭窄轻，可作较大的会阴后-斜切开，经阴道分娩。若位置高、狭窄重、范围广，应行剖宫产术结束分娩。

4. 阴道尖锐湿疣

妊娠期尖锐湿疣生长迅速，早期可治疗。体积大、范围广泛的疣可阻碍分娩，易发生裂伤、血肿及感染。为预防新生儿患喉乳头瘤，应行剖宫产术。

5. 阴道赘生物

阴道囊肿较大时，阻碍胎先露部下降，此时可行囊肿穿刺抽出其内容物，待产后再选择时机进行处理。阴道内肿瘤较大，阻碍胎先露部下降而又不能经阴道切除者，均应行剖宫产术，肿瘤待产后再行处理。

(三) 宫颈异常

1. 宫颈外口粘合

多在分娩受阻时发现。表现为宫颈管已消失而宫口却不扩张，通常用手指稍加压力分离粘合的小孔，宫口即可在短时间内开全。但有时为使宫口开大，需行宫颈切开术。

2. 宫颈水肿

多见于扁平骨盆、持续性枕后位或滞产，宫口未开全时过早使用腹压所致。分娩时影响宫颈扩张。轻者可抬高产妇臀部，减轻胎头对宫颈压力，也可于宫颈两侧各注入 0.5% 利多卡因 5~10 mL 或静脉推注地西泮 10 mg，待宫口近开全，用手将水肿的宫颈前唇上推，使其逐渐越过胎头，即可经阴道分娩。若经上述处理无明显效果，宫口不继续扩张，可行剖宫产术。

3. 宫颈坚韧

常见于高龄初产妇，宫颈缺乏弹性或精神过度紧张使宫颈挛缩，不易扩张。此时可静脉推注地西泮 10 mg。也可于宫颈两侧各注入 0.5% 利多卡因 5~10 mL，若不见缓解，应行剖宫产术。

4. 宫颈瘢痕

宫颈锥形切除术后、宫颈裂伤修补术后、宫颈深部电烙术后等所致的宫颈瘢痕，虽可于妊娠后软化，但若宫缩很强，宫口仍不扩张，不宜久等，应行剖宫产术。

5. 宫颈癌

宫颈硬而脆，经阴道分娩有发生大出血、裂伤、感染及癌扩散的危险。不应经阴道分娩，应行剖宫产术，术后放疗。若为早期浸润癌，可先行剖宫产术，随即行广泛性子宫切除术及盆腔淋巴结清扫术。

6. 宫颈肌瘤

生长在子宫下段及宫颈部位的较大肌瘤，占据盆腔或阻塞于骨盆入口时，影响胎先露部进入骨盆入口，应行剖宫产术。若肌瘤在骨盆入口以上而胎头已入盆，肌瘤不阻塞产道则可经阴道分娩，肌瘤待产后再行处理。

第三节　胎位异常

案例导入

　　初产妇，孕39周，宫口开全2小时频频用力，未见胎头拔露。检查：宫底部为胎臀，腹部前方可触及胎儿小部分，未触及胎头。肛查胎头已达坐骨棘下2 cm，矢状缝与骨盆前后径一致，大囟门在前方。
　　请对该孕妇目前的情况作出诊断，并拟定治疗方案。

　　孕妇正常的胎位只有两种，包括枕左前位和枕右前位。异常胎位，是造成难产的常见原因之一。常见的异常胎位包括：持续性枕后位、枕横位、臀先露、肩先露等。

考点提示▶ 　 孕妇正常的胎位只有两种，枕先露中的枕左前位和枕右前位。

一、持续性枕后位、枕横位

　　在分娩过程中，胎头以枕后位或枕横位衔接，胎头枕部持续不能转向前方，直至分娩后期仍位于母体骨盆的后方或侧方，致使分娩发生困难者，称为持续性枕后位或枕横位。约占分娩总数的5%。

(一)病因

1.骨盆异常

　　常见于男性型骨盆或类人猿型骨盆。这两类骨盆的特点是骨盆入口平面前半部较狭窄，不适合胎头枕部衔接，后半部较宽，胎头容易以枕后位或枕横位衔接。这类骨盆常伴有中骨盆平面及骨盆出口平面狭窄，影响胎头在中骨盆平面向前旋转。为适应骨盆形态而成为持续性枕后位或持续性枕横位。

2.胎头俯屈不良

　　若以枕后位入盆时，胎儿脊柱与母体脊柱接近，不利于胎头俯屈，胎头前囟成为胎头下降的最低部位，而最低点又常转向骨盆前方，当前囟转至前方或侧方时，胎头枕部转至后方或侧方，形成持续性枕后位或持续性枕横位。

3.子宫收缩乏力

　　子宫收缩力是分娩的原动力。宫缩乏力时，影响胎头下降、俯屈及内旋转，形成持续性枕后位或枕横位。

4.头盆不称

　　头盆不称，胎儿过大，前置胎盘，子宫下段肌瘤，膀胱充盈等，使内旋转受阻，而呈持续性枕后位或枕横位。

(二)诊断

1.临床表现

由于胎先露部不易紧贴子宫下段及宫颈内口，可导致继发性协调性宫缩乏力、产程延长，常表现为活跃期晚期及第二产程延长。若枕后位，因胎头枕骨持续位于母体骨盆后方，直接压迫直肠，产妇自觉肛门坠胀、宫口未开全就出现排便感，过早使用腹压，易致宫颈前唇水肿、产妇疲劳。若在阴道口已见到胎发，产妇多次宫缩时屏气用力却不见胎头下降，应考虑持续性枕后位。

> **考点提示▶** 持续性枕后位时，产妇自觉肛门坠胀，宫口未开全就过早使用腹压。

2.腹部检查

四步触诊时，在宫底部触及胎臀，胎背偏向母体后方或侧方，在对侧明显触及胎儿肢体。胎心在脐下一侧偏外方或胎儿肢体处听得最响亮。

3.肛门检查或阴道检查

肛门检查时，感到盆腔后部空虚，胎头矢状缝位于骨盆斜径或前后径之上。枕后位时，大囟门在前方，小囟门在后(图11-11)。枕横位时，矢状缝与骨盆横径方向一致，囟门位于骨盆侧方(图11-12)。水肿、颅骨重叠、囟门触不清时，行阴道检查借助胎儿耳廓及耳屏位置及方向判定胎位。若耳廓朝向骨盆后方，诊断为枕后位；若耳廓朝向骨盆侧方，诊断为枕横位。

4.B型超声检查

胎头颜面及枕部位置，能准确探清胎头位置以明确诊断。

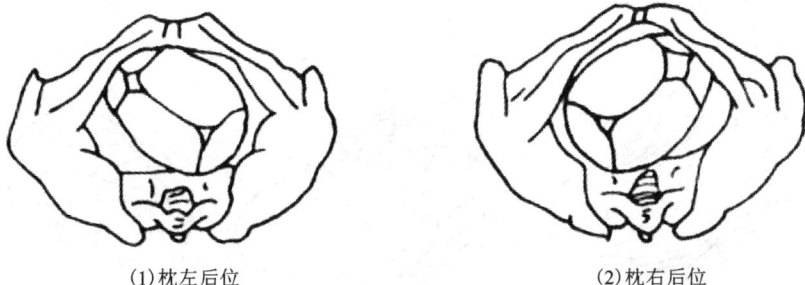

(1)枕左后位　　　　　　　　　　　(2)枕右后位

图11-11　持续性枕后位

(三)分娩机制

胎头多以枕横位或枕后位衔接，在分娩过程中，若不能转成枕前位时，其分娩机制有以下几种。

1.枕后位

枕部到达中骨盆向后旋转45°，胎头矢状缝与骨盆前后径一致，成为正枕后位。其分娩机制有：

(1)胎头俯屈良好：胎头继续下降到骨盆底，前囟抵达耻骨联合下，以前囟为支点，胎头继续俯屈使顶部及枕部自会阴前缘娩出。继之胎头仰伸，相继由耻骨联合下娩出额、鼻、口、颏(图11-13)。此种分娩方式为枕后位经阴道助娩最常见的方式。

枕右横　　　　　　　　　　　　　枕左横

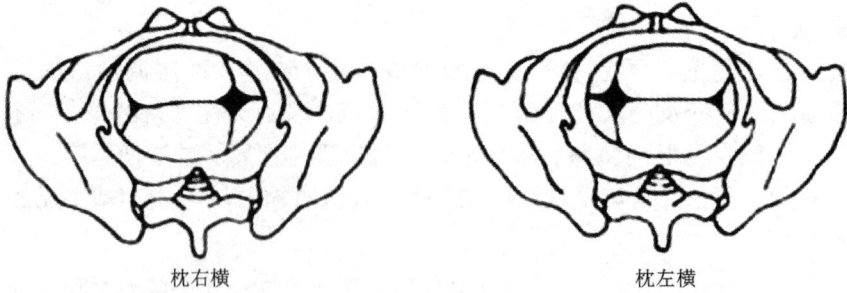

图 11-12　持续性枕横位

（2）胎头俯屈不良：胎头出现在骨盆底，当鼻根出现在耻骨联合下缘时，以鼻根为支点，胎头先俯屈，使前囟、顶部、枕部自阴道前缘娩出，然后胎头仰伸，耻骨联合下相继娩出鼻、口、颌（图 11-13）。

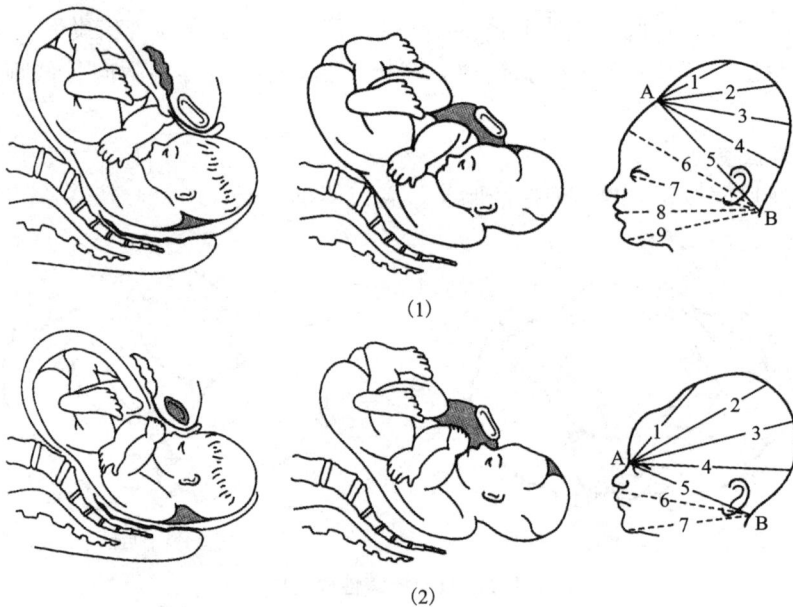

（1）

（2）

图 11-13　枕后位的分娩机制

2. 枕横位

枕横位在下降的过程中无内旋转动作，或枕后位的胎头枕部仅向前旋转 45°，成为持续性枕横位。娩出时多数需徒手或行胎头吸引术将胎头转成枕前位娩出。

（四）对母儿影响

1. 对产妇的影响

胎位异常导致继发性宫缩乏力，产程延长。手术助产，容易发生软产道损伤，增加产后出血及感染的机会。胎头长时间压迫软产道可发生局部组织缺血坏死，形成生殖道瘘。

2.对胎儿的影响

第二产程延长、手术助产机率高，常出现胎儿窘迫和新生儿窒息，使围生儿死亡率增高。

(五)处理

持续性枕后位、枕横位在骨盆无异常、胎儿不大时，可以试产。试产时应严密观察产程，注意胎头下降、宫口扩张程度、宫缩强弱及胎心有无改变。

1.第一产程

(1)潜伏期：保证产妇的营养与休息。情绪紧张、睡眠不好者可给予哌替啶或地西泮。嘱产妇朝向胎背的对侧方向侧卧，以利胎头枕部转向前方。若宫缩欠佳，应尽早静脉滴注缩宫素加强宫缩。

> **考点提示** ▶ 持续性枕后位、枕横位在第一产程时，应嘱产妇朝向胎背的对侧方向侧卧。

(2)活跃期：宫口开大 3~4 cm 时，若出现产程停滞，在除外头盆不称的情况下可行人工破膜，若产力欠佳，静脉滴注缩宫素。若宫口开大每小时 1 cm 以上，伴胎先露部下降，多能经阴道分娩。若每小时宫口开大不足 1 cm 或无进展时，应行剖宫产术。若合并胎儿窘迫者，应行剖宫产终止妊娠。为避免引起宫颈前唇水肿，宫口开全之前，嘱产妇不要过早屏气用力。

2.第二产程

胎头双顶径若达坐骨棘平面以下时，可徒手将胎头枕部转向前方，使矢状缝与骨盆出口前后径相一致，当宫缩较强时可自然分娩，宫缩乏力可助产。若胎头位置高怀疑有头盆不称时应及早行剖宫产术。

3.第三产程

胎儿前肩娩出后应立即注射缩宫剂，以防产后出血。有软产道损伤者应立即按组织层次修补缝合。对新生儿应严密监护。

➜ 二、臀先露

臀先露即臀位，是最常见的异常胎位。因胎头比胎臀大，分娩时后出的胎头无变形机会，易造成娩出困难，加之常发生胎膜早破、脐带脱垂、新生儿产伤等并发症，围生儿死亡率是枕先露的 3~8 倍。

> **考点提示** ▶ 臀先露即臀位，是最常见的异常胎位。

(一)病因

1.胎儿在宫腔内活动空间过大

如羊水过多、经产妇腹壁松弛以及早产儿羊水相对偏多，胎儿易在宫腔内自由活动形成臀先露。

2.胎儿在宫腔内活动范围受限

子宫畸形、胎儿畸形(脑积水、无脑儿)、双胎妊娠及羊水过少等，容易发生臀先露。

3.胎头衔接受阻

狭窄骨盆、前置胎盘、肿瘤阻塞盆腔、巨大胎儿等。

(二)分类

1. 单臀先露

单臀先露又称腿直臀先露,胎儿双髋关节屈曲,双膝关节伸直,先露为臀部。最多见。

2. 完全臀先露

完全臀先露又称混合臀先露,胎儿双髋关节及双膝关节均屈曲有如盘膝坐,先露为臀部和双足。较多见。

3. 不完全臀先露

先露为胎儿以一足或双足,一膝或双膝或一足一膝。较少见。

(三)临床表现及诊断

1. 临床表现

孕妇常感肋下有硬而圆的胎头。由于胎臀不能紧贴子宫下段及宫颈内口,常导致宫缩乏力,产程延长。

2. 腹部检查

子宫为纵椭圆形,在宫底部可触及硬而圆、有浮球感的胎头,若未衔接,耻骨联合上方触及宽而软、不规则的胎臀,胎心在脐上左或右上方听得最清楚。

3. 肛门及阴道检查

肛门检查可触及软而不规则的胎臀或胎足;肛查不清时,可行阴道检查,注意有无脐带脱垂。若胎膜已破,阴道检查可触及胎臀、外生殖器、肛门以及胎足。应注意鉴别胎臀与颜面、胎足与胎手(图 11-14、图 11-15)。

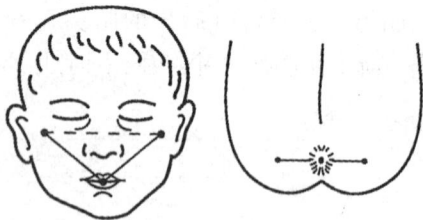

图 11-14 胎儿面部与臀部触诊鉴别   图 11-15 胎足与胎手鉴别

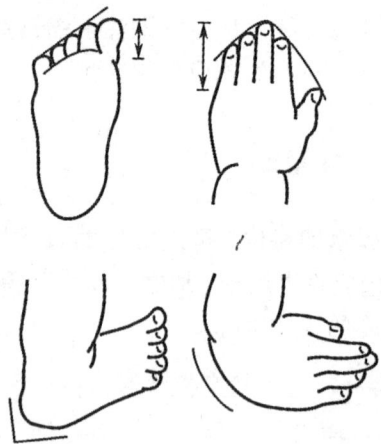

4. B 型超声检查

可准确地显示臀先露的类型及胎头仰伸情况,及胎儿有无畸形等。

(四)分娩机制

在胎体各部分中,胎头最大,胎肩次之,胎臀最小。头先露时,胎头一经娩出,身体的各个部位随即娩出。而臀先露时则不同,较小且软的臀部先娩出。最大的胎头却最后娩出,软产道不能经过充分的扩张，常发生胎头娩出困难。因此，在娩出胎臀、胎肩、胎头时需按一定机制适应产道条件方能娩出，以骶右前位为例加以阐述。

1. 胎臀娩出

临产后，胎臀以粗隆间径衔接于骨盆入口右斜径，骶骨位于母体右前方。胎臀逐渐下降，前髋下降较快，位置最低，遇骨盆底阻力后，前髋向母体右侧旋转 45°，使前髋位于耻骨联合后方，此时粗隆间径与母体骨盆出口前后径一致。胎臀继续下降，胎体稍侧屈以适应产道弯曲度，后髋先从会阴前缘娩出，随即胎体伸直，使前髋从耻骨弓下娩出。继之双腿双足娩出。当胎臀及两下肢娩出后，胎体行外旋转，使胎背转向前方或右前方。

2. 胎肩娩出

当胎体行外旋转的同时，胎儿双肩径衔接于骨盆入口右斜径或横径，并沿此径线逐渐下降，当双肩达骨盆底时，前肩向右旋转 45°。转至耻骨弓下，使双肩径与骨盆出口前后径一致，同时胎体侧屈使后肩及后上肢从会阴前缘娩出，继之前肩及前上肢从耻骨弓下娩出。

3. 胎头娩出

胎肩娩出的同时，胎头矢状缝衔接于骨盆入口左斜径或横径，并沿此径线下降、俯屈。当枕骨达骨盆底时，胎头向母体左前方行内旋转 45°，使枕骨朝向母体的耻骨联合。胎头继续下降，当枕骨下凹到达耻骨弓下时，以此处为支点，胎头继续俯屈，使颏、面及额部相继自会阴前缘娩出，随后枕部自耻骨弓下娩出。

（五）对母儿的影响

1. 对产妇的影响

胎臀形状不规则，不能紧贴子宫下段及子宫颈，胎先露后方的羊水容易进入前羊膜囊，对前羊膜囊的压力不均衡，易发生胎膜早破；临产后易发生继发性宫缩乏力，使产褥感染及产后出血机会增多。

2. 对胎儿、新生儿的影响

臀先露一旦发生胎膜早破，并发脐带脱垂的概率是头先露的 10 倍，脐带受压可致胎儿窘迫甚至死亡。胎膜早破使早产儿及低体重儿增多。分娩过程不正常者中，若出现胎头牵出困难，常发生新生儿窒息、臂丛神经损伤、骨折及颅内出血等产伤，使围生儿的发病率与死亡率均增高。

（六）处理

1. 妊娠期

妊娠 30 周前，臀先露多能自行转为头先露，故无需矫正。若妊娠 30 周后仍为臀先露应予矫正。常用的矫正方法有以下几种。

（1）胸膝卧位：孕妇排空膀胱，松解裤带，双膝跪于床上，身体前俯，胸部尽量贴近床面，大腿与床面垂直（图11-16）。每日 2 次，每次 15 min，连做1 周后复查。这种姿势可使胎臀退出盆腔，借助胎儿重心的改变，使胎头与胎背所形成的弧形顺着宫底弧面滑动而完

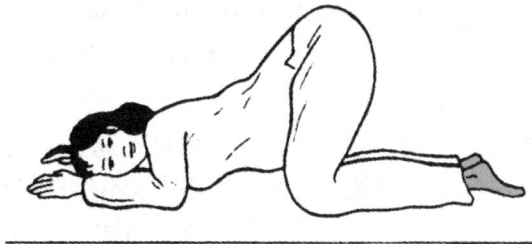

图 11-16 胸膝卧位

成胎位矫正。

考点提示▶ 若妊娠 30 周后仍为臀先露即臀位,用胸膝卧位来矫正。

(2)激光照射或艾灸至阴穴:至阴穴位于足小趾外侧,趾甲角旁 0.1 寸。每日 1 次,每次 15~30 分钟,5 天为一疗程。可与胸膝卧位合并使用。

(3)外转胎位术:一般用于上述矫正方法无效者。于妊娠 32~34 周进行。此法时借助外力将臀先露转为头先露。有发生胎盘早剥、脐带缠绕等严重并发症的可能,慎用。术前半小时口服沙丁胺醇 4.8 mg,使腹壁松弛,最好在 B 型超声监测下进行。孕妇平卧,两下肢屈曲稍外展,露出腹壁。查清胎位,听胎心音。双手分别置于胎头和胎臀处,将胎头向胎儿腹部方向轻推,动作应轻柔,间断进行。若术中发现胎动频繁或胎心率异常,应停止转动并退回原胎位观察 30 分钟。

2.分娩期

应根据产妇年龄、胎产次、骨盆类型、胎儿大小、胎儿是否存活、臀先露类型以及有无合并症,于临产初期作出正确判断,决定分娩方式。

(1)择期剖宫产的指征:狭窄骨盆、软产道异常、胎儿体重>3500 g、胎儿窘迫、高龄初产、有难产史、不完全臀先露等,均应行剖宫产术结束分娩。

(2)阴道分娩

1)第一产程:产妇应侧卧,不宜站立走动。少做肛查,不灌肠,尽量避免胎膜破裂。一旦破膜,应立即听胎心检查有无脐带脱垂。若有脐带脱垂,胎心尚好,为抢救胎儿,需立即行剖宫产术;若无脐带脱垂,可严密观察胎心及产程进展;当宫口开大 4~5 cm 时,胎足即可经宫口脱出至阴道,为使宫颈和阴道充分扩张,消毒外阴之后,当宫缩时用无菌巾以手掌"堵"住阴道口,待宫口及阴道充分扩张后才让胎臀娩出(图 11-17)。在"堵"的过程中,应每隔 10~15 分钟听胎心一次,并注意宫口是否开全。宫口已开全再"堵"易引起胎儿窘迫或子宫破裂。宫口近开全时,要做好接产和抢救新生儿窒息的准备。

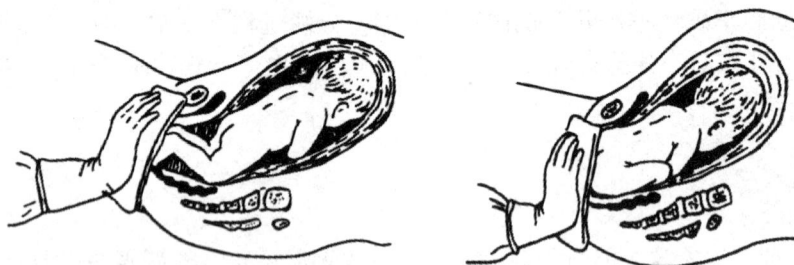

(1)胎足露于外阴,胎臀尚未下降　　　　(2)胎臀已下降

图 11-17　用手堵外阴协助宫颈扩张

2)第二产程:接产前,应导尿排空膀胱。初产妇应作会阴后-斜切开术。胎儿有 3 种分娩方式:①自然分娩:胎儿自然娩出,不作任何牵拉。极少见,仅见于经产妇、胎儿小、宫缩强、骨盆腔宽大者。②臀位助产术:当胎臀自然娩出至脐部后,胎肩及后出胎头由接产者协助娩出。脐部娩出后,一般应在 2~3 分钟娩出胎头,最长不能超过 8 分钟。后出头困难者可

用单叶产钳，效果佳。③臀牵引术：胎儿全部由接产者牵拉娩出，此种手术对胎儿损伤较大，一般情况下应禁止使用。

3）第三产程：积极抢救新生儿，尽早应用缩宫剂，防止产后出血。行手术操作及有软产道损伤者，应及时检查并缝合，给予抗生素预防感染。

三、肩先露

胎体纵轴与母体纵轴相垂直为横产式。胎体横卧于骨盆入口之上，先露部为肩，称肩先露。其胎位有肩左前、肩左后、肩右前、肩右后4种。肩先露是对母儿最不利的胎位。也是自然分娩最难的胎位，发生原因与臀先露相同。

考点提示▶ 肩先露是对母儿最不利的胎位。也是自然分娩最难的胎位。

(一)诊断

1. 临床表现

横产式肩先露时，胎肩不能紧贴子宫下段及宫颈内口，缺乏直接刺激，容易发生宫缩乏力；胎肩对宫颈压力不均，容易发生胎膜早破。破膜后羊水迅速外流，胎儿上肢或脐带容易脱出，导致胎儿窘迫甚至死亡。临产后，宫缩不断加强，胎肩及胸廓一部分被挤入盆腔内，胎体折叠弯曲，胎颈被拉长，上肢脱出于阴道口外，胎头和胎臀仍被阻于骨盆入口上方，形成忽略性（嵌顿性）肩先露（图11-18）。子宫收缩继续增强，子宫上段越来越厚，子宫下段越来越薄，由于子宫上下段肌壁厚薄相差悬殊，形成环状凹陷即病理性缩复环，若不及时处理，可发生子宫破裂（图11-19）。

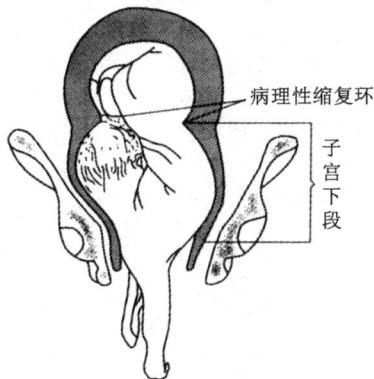

图 11-18　忽略性肩先露

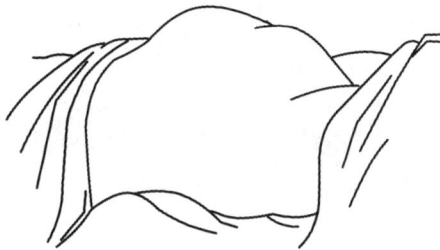

图 11-19　病理性缩复环

2. 腹部检查

子宫呈横椭圆形，宫底高度低于妊娠周数，子宫横径宽。宫底部及耻骨联合上方较空虚，于母体腹部一侧触到胎头，另一侧触到胎臀。肩前位时，可触及宽大平坦的胎背；肩后位时，可触及不规则的小肢体。胎心在脐周两侧最清楚。

3. 肛门检查或阴道检查

胎膜未破者，因胎先露部浮于骨盆入口上方，肛查不易触及胎先露部。若胎膜已破、宫口已扩张,阴道检查可触到肩胛骨。肩胛骨朝向母体前或后方,可判定肩前位或肩后位。

4. B 型超声检查

能准确判断肩先露,并能确定具体胎位。

(二) 处理

1. 妊娠期

做好产前检查,妊娠晚期发现肩先露应及时矫正,方法同臀位。失败者应提前住院决定分娩方式。

2. 分娩期

根据产次、胎儿大小、胎儿是否存活、宫口扩张程度、胎膜是否破裂、有无并发症等,决定分娩方式。

(1)初产妇、足月活胎:临产后应行剖宫产术。

(2)经产妇、足月活胎:首选剖宫产。若宫口开大 5 cm 以上,破膜不久,胎儿不大,可在全麻下行内转胎位术,转成臀先露,经阴道助产。

(3)先兆子宫破裂或子宫破裂者:无论胎儿是否存活,均应立即行剖宫产术。术中若发现宫腔感染严重,应将子宫一并切除。

(4)胎儿已死,无先兆子宫破裂者:宫口近开全时,在全麻下行断头术或毁胎术。术后应常规检查子宫下段、宫颈及阴道有无裂伤,若有裂伤应及时缝合。注意防治产后出血,给予抗生素预防感染。

二维码11-1

第十二章

分娩期并发症

学习目标

1. 掌握胎膜早破、子宫破裂的定义、诊断及治疗。
2. 掌握产后出血的概念、病因、临床表现及处理。
3. 熟悉胎膜早破、脐带脱垂、子宫破裂、产后出血、羊水栓塞的病因和预防。

第一节 胎膜早破

案例导入

> 28 岁初孕妇，孕 34 周，双胎妊娠，1 小时前突感大量液体自阴道流出，不能自控。家属随即护送至医院，检查：无宫缩、胎心正常，阴道 pH 值为 6.8，羊水池深度 ≥5 cm。
>
> 请对该孕妇的疾病作出诊断，并拟定治疗方案。

胎膜早破是指胎膜在临产前自然破裂，是最常见的分娩期并发症，主要临床表现以孕妇突感较多液体自阴道流出，不能自控，继而间断性排出。其发生率占分娩总数的 2.7%~7%，发生在早产者为足月产的 2.5~3 倍。胎膜早破常导致早产、脐带脱垂、胎儿窘迫、围生儿死亡等，孕产妇及胎儿感染率和围产儿病生率显著升高。

考点提示 ▶ 胎膜早破是指胎膜在临产前自然破裂。

◇ 一、病因

1. 生殖道感染

病原微生物上行感染可引起胎膜炎，感染后细菌产生的酶可以降解胎膜的基质和胶质，使胎膜局部抗张能力下降而破裂。

2. 羊膜腔压力升高

双胎妊娠、羊水过多、巨大儿等致羊膜腔内压力增加，覆盖于宫颈内口处的胎膜成为薄弱环节而容易发生破裂。

3.胎膜受力不均

头盆不称、胎位异常使胎儿先露部不能与骨盆入口很好衔接，盆腔空虚使前羊膜囊受力不均，引起胎膜破裂。

4.营养因素

缺乏维生素 C、铜、锌，可使胎膜抗张能力下降，易引起胎膜早破。

5.其他

细胞因子(IL-6、IL-8、TNF-a)升高、机械性刺激、创伤等均有可能导致胎膜早破。

二、诊断

(一)临床表现

典型症状为孕妇突感有较多的液体自阴道流出，且流液不能自控。继而可有少量液体间断流出，无腹痛等其他产兆。在腹压增加时，如咳嗽、打喷嚏、负重等，阴道流液量增多。阴道窥器检查：见液体自宫颈流出或阴道后穹窿有羊水积聚。肛诊：触不到前羊水囊，上推胎先露部见阴道流液增加。如发现明显羊膜腔感染时，则阴道流液有臭味，并伴发热、母儿心率增快、子宫压痛、白细胞计数增高、C反应蛋白阳性与降钙素原升高等急性感染表现。

> **考点提示▶**　胎膜早破的典型症状为孕妇突感有较多的液体自阴道流出，不能自控；阴道酸碱度测定 pH≥6.5 提示胎膜早破。

(二)辅助检查

1.阴道液酸碱度测定

阴道液 pH 值为 4.5~5.5，羊水 pH 值为 7.0~7.5；以酸碱试纸测阴道液 pH 值，若 pH≥6.5 提示胎膜早破的可能性极大。血液、尿液、宫颈黏液、精液及细菌污染可出现假阳性。

2.阴道液涂片检查

取阴道后穹窿积液置于载玻片上，阴道液干燥片可见羊齿状结晶，羊水悬滴显微镜下见橘黄色胎儿上皮细胞，苏丹Ⅲ染色见橘黄色脂肪小粒，均可确定为羊水。

3.羊膜镜检查

未见前羊膜囊，直视胎先露即可确诊。

4.B型超声检查

羊水量减少可协助诊断。

5.羊膜腔感染检测

①羊水细菌培养；②羊水涂片革兰染色检查细菌；③羊水白细胞介素6(IL-6)测定≥7.9 ng/mL，提示羊膜腔感染；④血C-反应蛋白>8 mg/L，提示羊膜腔感染。

三、对母儿影响

1.对母体影响

破膜后阴道内的病原体易上行感染，引起绒毛膜羊膜炎，感染程度与破膜时间有关，超过 24 小时感染率增加 5~10 倍。若突然破膜，有时可引起胎盘早剥。

2. 对胎儿影响

常诱发早产，早产儿易发生呼吸窘迫综合征。并发羊膜腔感染时，易引起新生儿吸入性肺炎，严重者发生败血症、颅内感染等危及新生儿生命。破膜后羊水外流易发生脐带受压及脐带脱垂，导致胎儿宫内窘迫的发生。

⇨ 四、治疗

治疗原则：妊娠<24 周者应终止妊娠；妊娠 28~35 周若胎肺不成熟，无感染征象、无胎儿窘迫时可期待治疗；若胎肺成熟或感染绒毛膜羊膜炎时，应立即终止妊娠。对胎儿窘迫的孕妇，妊娠>34 周应终止妊娠。

(一) 足月胎膜早破的处理

足月胎膜早破常是即将临产的征兆，如检查宫颈已成熟，无胎位异常、骨盆狭窄等多不影响产程进展，可进行观察，一般在破膜后 12 小时内自然临产。若 12 小时内未临产，若无胎位异常及头盆不称，可在应用抗生素抗感染的情况下引产。

(二) 未足月胎膜早破的处理

1. 期待疗法

适用于孕 28~34 周、胎膜早破不伴感染、羊水池深度≥3 cm 者。具体措施如下：

(1) 一般处理：应绝对卧床休息，取头低臀高位，保持外阴清洁，避免不必要的肛门及阴道检查。密切观察产妇体温、心率、宫缩、血白细胞计数及胎心率。

(2) 预防感染：破膜超过 12 小时，应给予抗生素预防感染，可先静脉应用抗生素 2~3 日，然后改口服抗生素维持，以降低胎儿及新生儿肺炎、败血症及颅内出血的发生率，也能减少绒毛膜羊膜炎及子宫内膜炎的发生。

(3) 子宫收缩抑制剂的应用：常选用 25%硫酸镁、沙丁胺醇、利托君等药物。

(4) 促进胎肺成熟：孕期<35 周，可用地塞米松注射液 6 mg 肌内注射，每 12 小时一次，共 4 次。

(5) 纠正羊水过少：羊水池深度≤ 2 cm，妊娠<34 周时，可行经腹羊膜腔输液，减轻脐带受压，有助于胎肺发育。输入液体温度 37℃，每天 250~500 mL，速度 15~30 mL/h，液体中加入青霉素或头孢类抗生素，目的是使羊水池深度达 5~8 mL，输入中应注意预防感染。

2. 终止妊娠

(1) 经阴道分娩：妊娠 34 周后，胎肺成熟，宫颈成熟，无禁忌证可引产。

(2) 剖宫产：胎头高浮，胎位异常，宫颈不成熟，胎肺成熟，明显羊膜腔感染，伴有胎儿窘迫，抗感染同时行剖宫产术终止妊娠，做好新生儿复苏准备。

第二节　脐带脱垂

脐带脱垂指胎膜破裂后脐带脱出宫颈口外，进入阴道内甚至露出外阴处。脐带先露又称隐性脐带脱垂，指胎膜未破时脐带位于胎先露部的前方或一侧(图 12-1)。

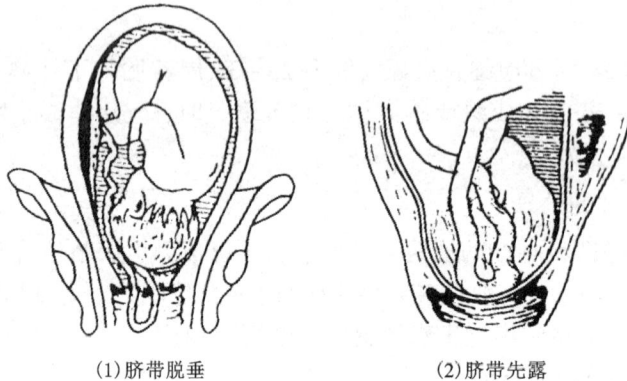

(1)脐带脱垂　　　　　　　　(2)脐带先露

图 12-1　脐带先露、脐带脱垂

一、病因

凡是胎儿先露部与骨盆入口不能完全衔接，使两者之间留有空隙，均可导致脐带脱垂的发生。

1. 胎头高浮

骨盆狭窄或头盆不称均会导致胎头高浮，在胎膜破裂时可致脐带脱出。

2. 胎位异常

如臀位与横位，是发生脐带脱垂的主要原因。

3. 其他

脐带过长、胎盘前置、羊水过多者胎膜破裂时，均可导致脐带脱垂。

二、临床表现

1. 脐带先露

在胎膜未破时，若胎动、宫缩后胎心率突然变慢，经变换体位、上推先露及抬高臀部后迅速恢复者。

2. 脐带脱垂

胎膜破裂后一旦胎心率出现异常，行阴道检查时在阴道内触到条索状物或伴有搏动，可确诊脐带脱垂。

三、对母儿影响

1. 对产妇影响

增加了剖宫产及手术助产率。

2. 对胎儿影响

脐带先露时若胎先露未衔接,因宫缩时胎先露部下降,导致脐带一过性受压而致胎心率异常。若胎先露部已衔接、胎膜已破,脐带则压于胎先露部与骨盆之间,导致胎儿缺氧胎心率异常,甚至胎心完全消失;以头先露最严重,肩先露最轻。若脐带血循环阻断超过 7~8 分钟,可导致胎死宫内。

四、治疗

1. 脐带先露

经产妇、胎膜未破、宫缩良好者,采取头低臀高位,密切观察胎心率,等待胎头衔接,若宫口逐渐扩张且胎心持续良好者,可经阴道分娩。初产妇或足先露、肩先露者,应行剖宫产术。

2. 脐带脱垂

发现脐带脱垂、胎心尚好,胎儿存活者,应尽快娩出胎儿。

(1)宫颈口开全:胎头已入盆,其双顶径在坐骨棘水平以下,应行阴道手术助产;臀先露行臀牵引术。

(2)宫颈口未开全:产妇立即取头低臀高位,将胎先露部上推,应用抑制子宫收缩的药物,以缓解脐带受压;严密监测胎心,同时尽快行剖宫产术。

> **考点提示** ▶ 脐带脱垂产妇取头低臀高位。

第三节 子宫破裂

案例导入

> 某产妇,孕 40 周临产,因产程进展缓慢给予缩宫素 5U 静滴,1 小时后产妇诉腹痛难忍。体查:宫缩强且持续不缓解,胎心 100 次/分,耻上有压痛,腹部有一环状凹陷。
>
> 请对该孕妇的疾病作出诊断,并拟定治疗方案。

在妊娠晚期或分娩时,子宫体部或子宫下段发生破裂称为子宫破裂。是产科严重的并发症,易威胁母儿生命。子宫破裂大多数发生于妊娠 28 周之后,分娩期最多见。应加强产前检查及提高产科质量,降低子宫破裂的发病率。

一、病因

1. 胎先露下降受阻

如骨盆狭窄、头盆不称、胎位异常、软产道畸形等使胎儿下降受阻,发生梗阻性难产。子宫收缩过强,使子宫下段过度伸长变薄导致子宫破裂。

2. 瘢痕子宫

是近年来引起子宫破裂的常见原因。剖宫产、子宫肌瘤剔除术后的子宫瘢痕所致的宫壁纤维组织增多，弹性缺乏，均可在妊娠晚期或分娩时宫腔内压力增高时发生破裂。若上述手术后伴感染及切口愈合不良者再次妊娠时，发生子宫破裂的危险性更大。

3. 子宫收缩剂使用不当

临产后未正确掌握缩宫素使用的适应证和使用方法，或使用剂量过大、速度过快等，引起子宫收缩过强，而宫口一时不能扩大，导致子宫破裂的发生。

4. 手术损伤或外伤

不适当或暴力行阴道助产手术，如忽略性横位强行行内倒转术，胎盘植入强行剥离，宫口未开全行臀牵引术等，极易造成子宫破裂。少数可由外伤引起。

> **考点提示▶** 瘢痕子宫是近年来引起子宫破裂的常见原因。

二、分类

按破裂时间分为妊娠期破裂、分娩期破裂。

按破裂原因分为自然破裂、损伤性破裂。

按破裂部位分为子宫下段破裂、子宫体部破裂。

按破裂程度分为完全性破裂、不完全性破裂。

三、临床表现

因梗阻性难产或子宫收缩剂使用不当引起的子宫破裂多发生于分娩期，通常可分为先兆子宫破裂和子宫破裂两个阶段。

> **考点提示▶** 临产后使用缩宫素导致宫缩持续不缓解，耻骨联合处有压痛，伴胎心率异常，考虑先兆子宫破裂。

（一）先兆子宫破裂

1. 症状

产妇因宫缩强烈、产程进展缓慢，导致下腹部疼痛难忍、烦躁不安，甚至大喊大叫，呼吸、心率加快，伴有少量阴道流血。

2. 体征

①子宫下段压痛明显。②出现病理性缩复

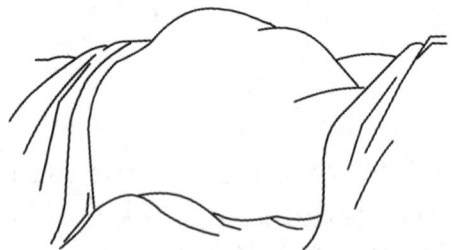

图 12-2　病理性缩复环

环，宫缩时子宫外形呈葫芦状（图 12-2）。病理性缩复环是因子宫收缩时子宫底部、体部肌层在缩复作用下，肌纤维缩短、变粗而致肌层增厚；但子宫下段肌层因胎先露下降受阻而过度伸展变薄，使子宫体部和子宫下段之间形成明显的环状凹陷。可见此环随宫缩逐渐上升达脐水平或甚至达脐以上。③胎先露部紧压膀胱使之充血，出现排尿困难、血尿。④由于宫缩过频、过强，胎儿血供受阻出现胎儿宫内窘迫，胎心率异常或听不清。

考点提示 ▶ 掌握先兆子宫破裂的临床表现。病理性缩复环是先兆子宫破裂的主要征象。

(二)子宫破裂

1.不完全性子宫破裂

指子宫肌层全部或部分破裂，但浆膜层完整，宫腔与腹腔不相通，胎儿及其附属物仍在宫腔内。常缺乏先兆子宫破裂症状，多见于子宫下段剖宫产切口瘢痕破裂。腹部检查仅在不全破裂处有明显压痛伴胎心率异常，其他体征不明显。如破裂累及子宫动脉，可导致急性大出血；破裂发生在子宫侧壁，可形成阔韧带内血肿，此时在宫体一侧可扪及逐渐增大且有压痛的包块。

2.完全性子宫破裂

指子宫壁肌层、浆膜层全部破裂，宫腔与腹腔相通。子宫在破裂的瞬间，产妇突感腹部撕裂样剧痛，宫缩骤然停止，腹痛暂时缓解；随着血液、羊水进入腹腔出现腹膜刺激征，腹痛呈持续性加重。产妇出现呼吸加快、面色苍白、出冷汗、脉搏细数、血压下降等休克征象。此时全腹压痛、反跳痛，在腹部清楚地扪及胎体，子宫缩小位于胎儿侧方，胎心、胎动消失。阴道检查：宫颈口缩小、胎先露部升高，若子宫破口位置较低可经阴道扪及。

考点提示 ▶ 掌握完全性子宫破裂的临床表现。

➡ 四、辅助检查

1.B型超声检查

能协助确定破口部位及胎儿与子宫的关系。

2.腹腔穿刺或阴道后穹隆穿刺

可明确腹腔内有无出血，一般仅用于怀疑子宫破裂者。

3.实验室检查

血常规检查可出现血红蛋白值下降，白细胞计数增加；尿常规检查可红细胞或肉眼血尿。

➡ 五、预防

宣传孕产妇保健知识，加强产前检查；有瘢痕子宫、产道异常等高危因素者，应提前入院待产；对前次剖宫产切口为子宫体部切口、子宫下段切口有撕裂、术后感染愈合不良者，均应行剖宫产终止妊娠；经阴道分娩者应严密观察产程进展，警惕并尽早发现先兆子宫破裂征象并及时处理；严格掌握缩宫素使用的适应症，静滴缩宫素应专人护理，注意小剂量、从4~5滴/分开始调至有效宫缩，并根据宫缩调整滴速，最多不能超过40滴/分；使用前列腺素抑制剂引产应慎重，避免滥用；要正确掌握产科手术助产的指征及操作规范，阴道助产术后应仔细检查宫颈或宫腔，发现损伤及时给予修补。

六、治疗

1. 先兆子宫破裂

应立即采取措施抑制宫缩，肌内注射药物缓解宫缩。肌内注射哌替啶 100 mg 或静脉全身麻醉，以缓解子宫破裂的进展，同时尽快剖宫产。

2. 子宫破裂

无论胎儿是否存活，均应在积极抢救休克的同时尽快手术治疗。根据产妇全身状态、子宫破裂的程度、破裂时间及感染的程度决定手术方式。若子宫破口边缘整齐、破裂时间短、无明显感染者，可行破口修补术；子宫破口边缘不齐、破口大伴有明显感染者，应行子宫次全切除术。对于子宫破口大、撕裂超过宫颈者，应行子宫全切术。手术前后给予大量广谱抗生素控制感染。

> **考点提示** ▶ 先兆子宫破裂时立即肌注哌替啶抑制宫缩，立即行剖宫产术。子宫破裂在抢救休克同时，无论胎儿是否存活，均应在积极抢救休克的同时尽快手术治疗。

第四节 产后出血

案例导入

> 初产妇，27 岁，G_2P_0，孕 39 周临产，出现规律性宫缩 2 小时后由于宫缩过强，未来得及消毒及保护会阴，胎儿迅速娩出，正处理婴儿时，见阴道有较多血液流出，呈鲜红色、能凝固。检查：子宫硬、收缩良好，胎盘娩出完整。
>
> 请对该孕妇的疾病作出诊断，并拟定治疗方案。

产后出血是指胎儿娩出后 24 小时内失血量超过 500 mL。约 80% 发生于产后 2 小时内，是分娩期严重并发症，是导致孕产妇死亡的四大原因之一，是目前我国产妇死亡的首位原因。

> **考点提示** ▶ 掌握产后出血的定义。

一、病因

产后出血的病因包括子宫收缩乏力、胎盘因素、软产道裂伤、凝血功能障碍四大因素。

(一) 子宫收缩乏力

子宫收缩乏力是产后出血最常见的病因，占总数的 70%~80%。由于子宫肌层的血管贯穿于子宫肌纤维中，分娩后子宫收缩使肌纤维压迫血管而起到止血作用。凡是影响子宫肌纤

219

维收缩的因素，均可导致出血。常见因素有：

1. 全身因素

产妇精神过度紧张、恐惧，体质虚弱或合并慢性全身性疾病等均可引起子宫收缩乏力。

2. 产科因素

难产、产程延长使产妇体力消耗过多；产科并发症或合并症，如胎盘早剥、妊娠期高血压疾病、宫腔感染等，可使子宫肌变性影响其收缩；前置胎盘因子宫下段收缩力差，不能有效压迫及关闭血管而引起出血。

3. 子宫因素

①多胎妊娠、羊水过多、巨大胎儿等，因子宫肌纤维过度伸展而导致收缩力减弱；②剖宫产史、肌瘤剔除后、产次过多等，均可导致子宫肌纤维损伤；③子宫肌瘤、子宫畸形时，已经出现了子宫肌肉发育不良或病变。

4. 药物因素

临产后过多使用镇静剂、麻醉剂或子宫收缩抑制剂。

（二）胎盘因素

凡第三产程胎盘不能正常剥离、娩出，都将影响到子宫血窦的正常关闭从而出现大量的流血。

1. 胎盘滞留

指胎儿娩出 30 分钟后胎盘仍未娩出。根据胎盘剥离情况分为胎盘剥离后滞留、胎盘剥离不全、胎盘嵌顿、胎盘粘连、胎盘植入、胎盘、胎膜残留等类型。

2. 胎盘、胎膜残留

指第三产程胎盘虽已娩出，但胎盘、胎膜不完整。部分胎盘小叶、副胎盘、部分胎膜残留于宫腔内，影响子宫收缩而引起产后出血。

（三）软产道裂伤

宫缩过强，产程进展过快，若胎儿过大、急产或软产道弹性较差、接产时未保护好会阴及助产手术操作不规范等均可引起软产道裂伤而出血。

（四）凝血功能障碍

凝血功能障碍引起的产后出血见于下述两种情况：①产妇合并血液系统疾病：原发性血小板减少、白血病、再生障碍性贫血、重症肝炎等；②与产科有关的并发症：羊水栓塞、妊娠期高血压疾病、胎盘早剥及死胎等。由于凝血功能障碍，可造成手术切口及胎盘剥离面大量出血。

> 考点提示▶ 产后出血的病因包括子宫收缩乏力、胎盘因素、软产道裂伤、凝血功能障碍。最常见的原因是子宫收缩乏力。

二、临床表现

胎儿娩出后大量阴道流血及出现失血性休克症状，是产后出血的主要临床表现。

（一）阴道流血

不同原因导致的产后出血，阴道流血临床表现不同。

1. 子宫收缩乏力

表现为阵发性(间歇性)阴道流血,呈暗红色,子宫软、轮廓不清,按压宫底有大量血液或血块自阴道流出。

2. 胎盘因素

胎儿娩出后数分钟未见胎盘娩出或胎盘虽已娩出,但胎盘、胎膜不完整;又伴随间断性阴道流血,色暗红。

3. 软产道裂伤

胎儿娩出后立即发生持续性阴道流血、色鲜红,能自凝。在宫颈、阴道或外阴等处出现裂伤。

4. 凝血功能障碍

若胎儿、胎盘娩出后阴道仍持续流血且血液不凝固、不易止血,此时子宫收缩良好、软产道无裂伤应考虑凝血功能障碍。

(二)失血性休克征象

考点提示 ▶ 掌握产后出血的临床表现,根据不同的临床表现特点判断出血的原因。

如果阴道流血量多或量虽少、但时间长,产妇可出现头晕、烦躁、皮肤苍白湿冷、脉搏细速、脉压缩小、血压下降等表现。

三、诊断

产后出血诊断关键是出血量的测量和出血原因的诊断。需及时收集出血,准确测量失血量。

(一)测量失血量

1. 称重法

失血量=[胎儿娩出后接血敷料湿重(g)−接血前敷料干重(g)]÷1.05(血液比重为1.05 g=1 mL)。

2. 容积法

用专用的产后接血容器,将所收集的血用量杯测量。

3. 面积法

接血纱布血湿面积(10 cm×10 cm=10 mL)粗略估计失血量。

对于产后未作失血量收集产妇,或外院转诊者,可根据失血性休克程度估计失血量,指导休克的抢救。休克指数:脉率÷收缩压。指数=0.5,为血容量正常;指数=1.0,失血量500~1500 mL;指数=1.5,失血量1500~2500 mL;指数=2.0,失血量2500~3500 mL。

(二)产后出血原因的诊断

应根据临床表现中阴道流血特点,结合下述内容来判定。

1. 子宫收缩乏力

常为分娩过程中宫缩乏力的延续。正常情况下胎盘娩出后,宫底平脐或脐下一横指,子宫收缩呈球状、质硬。若子宫收缩乏力,宫底升高,子宫质软、轮廓不清,阴道流血多。按摩子宫及应用宫缩剂后，子宫变硬，阴道流血减少或停止，是子宫收缩乏力与其他原因出血的重要鉴别方法。若失血表现明显，但阴道流血不多，应考虑宫腔积血。

2. 胎盘因素

胎儿娩出后 10 分钟内胎盘未娩出，并有阴道大量流血时，首先考虑为胎盘因素所致。胎盘剥离不全或剥离后滞留宫腔，常表现为胎盘娩出前阴道流血量多，伴有子宫收缩乏力；胎盘残留是引起产后出血的常见原因，胎盘娩出后常规检查胎盘胎膜，若胎盘母体面有缺损为胎盘残留；若胎盘胎儿面有断裂血管为副胎盘残留。

3. 软产道裂伤

胎儿娩出后，立即出现阴道持续性流血，色鲜红，考虑软产道损伤，应仔细检查软产道。若同时伴阴道疼痛或肛门坠胀，应考虑隐匿性软产道损伤，如阴道血肿。软产道裂伤有宫颈、阴道及会阴裂伤，其中会阴裂伤按程度分 4 度(图 12-3)。Ⅰ度指会阴部皮肤及阴道入口处黏膜撕裂，出血不多；Ⅱ度指裂伤已达会阴体筋膜及肌层，累及阴道后壁黏膜，出血较多；Ⅲ度指裂伤向会阴深部扩展，肛门外括约肌断裂；Ⅳ度指裂伤达直肠前壁。此种情况组织损伤严重，但出血量不一定多。

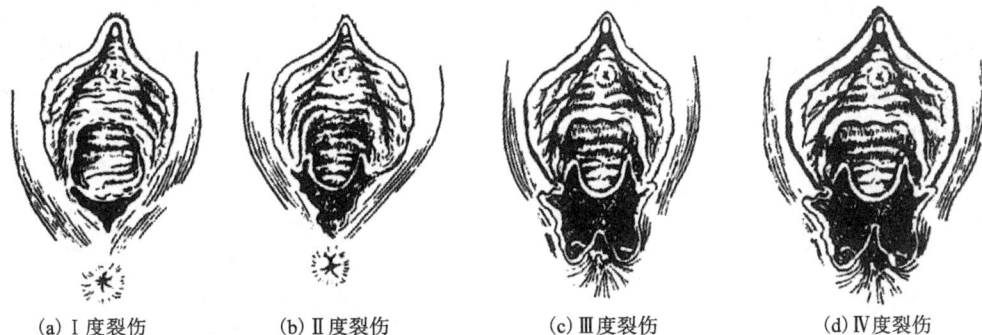

(a) Ⅰ度裂伤　　　(b) Ⅱ度裂伤　　　(c) Ⅲ度裂伤　　　(d) Ⅳ度裂伤

图 12-3　会阴阴道裂伤分度

4. 凝血功能障碍

产妇表现为持续性阴道流血，血液不凝，止血困难，尤其全身多部位出血时，应考虑凝血功能障碍。根据病史、出血特点及血小板计数、凝血酶原时间、纤维蛋白原等凝血功能检查可作出诊断。

四、预防

1. 产前预防

加强产前检查，对有可能发生产后出血的高危人群，及早采取有效处理措施。

2. 产时预防

消除产妇的紧张情绪，第一产程中鼓励产妇进食、饮水。严密观察并正确处理各产程，掌握会阴切开的指征，及时有效地保护会阴，防止会阴、阴道裂伤。第三产程胎肩娩出后尽早使用缩宫素，注意识别胎盘剥离征象，在胎盘完全剥离后才能用手牵拉脐带或按压宫底，还要避免发生产程延长、胎盘残留。

3.产后预防

产后 2 小时内在产房中严密观察，注意子宫收缩、阴道流血及生命体征等，鼓励产妇及时排空膀胱，让新生儿早吸吮。

考点提示▶ 第三产程中如何预防产后出血？

➡ 五、治疗

治疗原则：针对出血原因，迅速止血补充血容量，纠正失血性休克及防止感染。

(一)止血

1 子宫收缩乏力

加强宫缩是最迅速有效的止血方法。

(1)按摩子宫：①经腹壁按摩子宫法：胎盘娩出后，助产者一手置于宫底部，拇指在前壁，其余 4 指在后壁，均匀而有节律地按摩宫底，刺激宫缩并挤出宫腔内积血(图 12-4)。若效果不佳，可用腹部—阴道双手按摩子宫法。②经腹部–阴道双手按摩子宫法：一手戴无菌手套握拳置于阴道前穹隆，顶住子宫前壁，另一只手自腹壁按压子宫后壁，使宫体前屈，双手相对紧压子宫并均匀有节律地按摩(图 12-5)。按压时间以子宫恢复正常收缩，并能保持收缩状态为止。

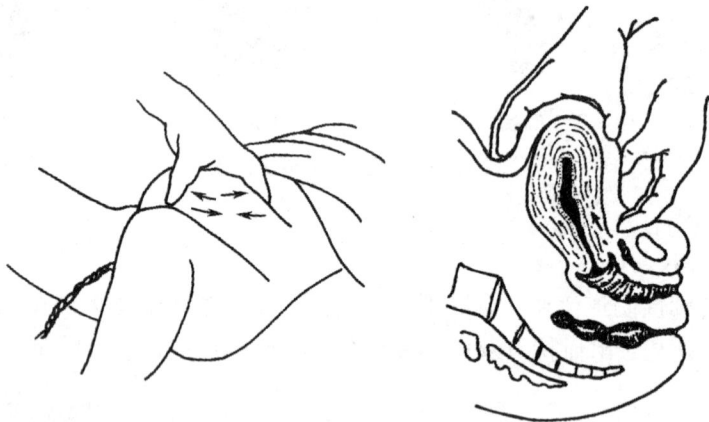

图 12-4 经腹壁按摩子宫法

(2)应用宫缩剂：①缩宫素 10U 加于 0.9%生理盐水 500 mL 中静脉滴注，必要时缩宫素 10U 直接行宫体注射；②前列腺素类药物：缩宫素无效时，尽早使用前列腺素类药物。

(3)宫腔纱条填塞：应用无菌纱布条填塞宫腔，有明显的压迫止血作用。助手在腹部固定子宫，术者手持卵圆钳将无菌特制长 1.5~2 m、宽 6~8 cm 的 4~6 层无菌不脱脂棉纱布条填塞宫腔内，自宫底由内向外紧密填塞、不留空隙，以起到压迫止血作用(图 12-6)，纱布条的尾部留在阴道内，以便 24 小时后顺利取出纱布条。宫腔填塞期间用抗生素预防感染，密切观察生命体征及宫底高度,纱布条取出前静脉滴注缩宫素 10U。

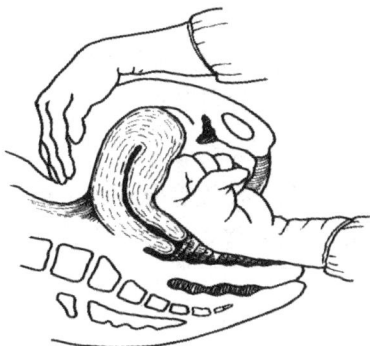

图 12-5　经腹部—阴道双手按摩子宫法

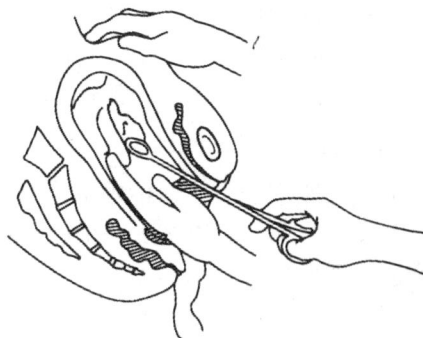

图 12-6　子宫腔纱布条填塞法

(4)结扎盆腔血管:产妇出血不止,经上述处理无效时,先经阴道结扎子宫动脉上行支,若无效可经腹结扎子宫动脉或髂内动脉。

(5)髂内动脉或子宫动脉栓塞:在放射科医师协助下行股动脉穿刺,将导管直接插入髂内动脉或子宫动脉,注入明胶海绵颗粒栓塞动脉,栓塞剂 2~3 周被吸收,血管复通。髂内动脉栓塞术仅适于产妇生命体征稳定时进行。

(6)切除子宫:对于难以控制并危及产妇生命的产后出血,应在积极输血补充血容量的同时,行子宫次全切除术或子宫全切除术,以挽救产妇生命。

2.胎盘因素

(1)胎盘剥离后滞留:先导尿排空膀胱,然后一手按摩宫底,另一只手轻拉脐带娩出胎盘。

(2)胎盘剥离不全或胎盘粘连:在无菌原则下行人工剥离胎盘术,若剥离的胎盘不完整用大号钝刮匙清宫。

(3)胎盘嵌顿:用阿托品 0.5 mg 皮下注射,或排除高血压后也可用肾上腺素 1 mg 皮下注射松解狭窄环,待狭窄环松解后可用手伸入子宫内把胎盘拉出。若上述方法无效,可在全身静脉麻醉下,待子宫狭窄环松解后用手取出胎盘。

(4)胎盘植入:当徒手剥离胎盘阻力较大时,不应强行剥离,以免发生子宫穿孔,应行次全或全子宫切除术。

(5)胎盘、胎膜残留:应行钳刮术,用大号钝刮匙清宫,清宫时用缩宫素促进子宫收缩,防止发生子宫穿孔及产后出血。

3.软产道裂伤

及时准确地修补、缝合裂伤处可有效止血。

(1)子宫颈裂伤:怀疑为宫颈裂伤时应在消毒下暴露宫颈,用两把卵圆钳并排钳夹宫颈前唇并向阴道口方向牵拉,顺时针方向逐步移动卵圆钳,直视下观察宫颈情况,若宫颈裂伤<1 cm 且无活动性出血,则不需缝合;若裂伤>1 cm 且有活动性出血应缝合。若裂伤累及子宫下段,缝合时应避免损伤膀胱和输尿管,经阴道难以修补时,可开腹行裂伤修补术。

(2)阴道裂伤:缝合时应注意缝至裂伤底部,避免遗留死腔,要避免缝线穿过直肠。若遇软产道血肿应切开、清除积血，彻底止血缝合，必要时可置引流条。

（3）会阴裂伤：按解剖层次先缝合肌层及黏膜下层，最后缝合阴道黏膜及会阴皮肤。

4. 凝血功能障碍

首先应排除子宫收缩乏力、胎盘因素、软产道裂伤等原因引起的出血。明确诊断后尽快输新鲜全血、补充血小板、纤维蛋白原或凝血酶原复合物等，并对因治疗。

（二）出血性休克的处理

针对出血原因进行止血治疗的同时，积极抢救休克。如建立有效静脉通道，补充晶体平衡液、血液、新鲜冷冻血浆等，纠正低血压；给氧，纠正酸中毒；改善心、肾功能；应用广谱抗生素防治感染。

第五节　羊水栓塞

案例导入

> 经产妇，30 岁，G_4P_1，孕 39 周临产，双胎，临产 6 小时，破膜后突然出现寒战、呛咳、气急、烦躁不安、恶心、呕吐等症状。
>
> 请对该孕妇的疾病作出初步诊断，并拟定治疗方案。

羊水栓塞是指在分娩过程中羊水突然进入母体血液循环引起的急性肺栓塞、过敏性休克、弥散性血管内凝血（DIG）、肾功能衰竭等一系列病理改变的综合征。羊水栓塞是分娩期极其严重的并发症，具有发病急、进展快、病情凶险的特点，是造成产妇死亡的重要原因之一。发生在妊娠早、中期人工流产时，病情较轻，死亡少见；发生于足月分娩者，产妇死亡率高达 80% 以上。

一、病因

由于羊水中的有形物质如胎儿毳毛、胎脂、胎粪、角化上皮等，经宫颈黏膜静脉、胎盘附着处的静脉窦进入母体血液循环引起。导致羊水栓塞发生的基本条件为：胎膜破裂、强烈的宫缩、宫颈或宫体损伤处有开放的血窦。所以在宫缩过强、急产、胎膜早破、前置胎盘、胎盘早剥、子宫不完全破裂、剖宫产术等均是发生羊水栓塞的诱因。此外，羊膜腔穿刺、大月份钳刮术也可使羊水进入母体血液循环而发生羊水栓塞。

二、病理生理

羊水进入母体血液循环，其中的有形成分如胎脂、胎粪、角化上皮细胞等可阻塞肺小血管，引起机体的变态反应和凝血机制异常，使机体发生一系列病理生理变化。

（一）肺动脉高压

羊水内有形物质形成小栓子，经肺动脉进入肺循环，阻塞肺小血管引起肺动脉高压。这些有形成分又激活凝血系统，产生血管活性物质，使小血管内广泛形成血栓，又反射性引起肺血管痉挛，加重肺动脉高压。肺动脉高压使右心负荷加重，导致充血性右心衰竭，继而出现周围循环衰竭和休克。肺内小血管广泛阻塞，使肺换气障碍，甚至出现呼吸衰竭，严重者死亡。

(二)过敏性休克

羊水中有形成分有较强的抗原性，可引起 I 型变态反应，产生四烯酸代谢产物并且量逐渐增加，导致小支气管痉挛，气管内分泌物增多，反射性地引起肺小血管痉挛。

(三)弥散性血管内凝血(DIC)

羊水中含有较多促凝物质类似于组织凝血活酶，进入母血后易在血管内产生大量的微血栓，消耗大量凝血因子及纤维蛋白原而发生 DIC。DIC 时，产妇血液系统高凝状态迅速转为纤溶亢进，血液不凝，极易发生严重产后出血及失血性休克。

(四)急性肾衰竭

由于休克和 DIC，肾脏小血管缺血和栓塞，导致急性肾小管坏死，肾实质受损，出现少尿甚至无尿的症状。

三、临床表现

羊水栓塞多发生在分娩过程中，尤其是胎儿娩出前后的短时间内。在极短时间内可因心肺功能衰竭致患者死亡。典型的临床经过可分三个阶段：

(一)心肺功能衰竭和休克

在分娩过程中，尤其是刚破膜不久，产妇突感寒战，呛咳、气急、烦躁不安、恶心、呕吐，继而出现呼吸困难、发绀、抽搐、昏迷；脉搏细速、四肢厥冷、血压急剧下降，出现循环衰竭和休克状态；听诊心率加快、肺底部湿啰音。病情严重者，产妇在惊叫一声或打一个哈欠后呼吸、心跳骤停，数分钟内死亡。

(二)DIC 引起的出血

若患者渡过呼吸循环衰竭和休克阶段，进入凝血功能障碍阶段，可发生以子宫出血为主的全身出血倾向，如大量阴道流血、切口及针眼渗血、全身皮肤黏膜出血、血尿甚至出现消化道大出血。

(三)急性肾衰竭

由于循环功能衰竭引起肾缺血及 DIC 前期形成的血栓堵塞肾内小血管，引起缺血、缺氧，导致肾脏器质性损害。患者出现少尿、无尿和尿毒症的表现。

羊水栓塞的三个阶段通常按顺序出现，但有时可不完全出现。不典型者仅有阴道流血和休克，也有休克和出血的同时合并少尿、无尿者。

考点提示 ▶ 在临产胎膜破裂后突然出现烦躁、发绀、呼吸困难及休克表现，应考虑羊水栓塞。

四、辅助检查

1. 下腔静脉血涂片检查

镜下可见羊水中的有形物质，如胎儿的鳞状上皮细胞、毳毛等，是确诊羊水栓塞的主要依据。

2. 床旁胸部 X 线摄片

双肺可见弥散性点片状浸润阴影，沿肺门周围呈扇形分布。

3. 床边心电图检查

提示右心房、右心室扩大，ST 段下降。

4. 凝血功能检查

血小板计数、出凝血时间、凝血酶原时间等异常。

五、预防

(1)加强产前检查，积极防治妊娠期高血压疾病，积极处理前置胎盘、胎盘早剥。

(2)临产后密切观察宫缩情况，掌握缩宫素应用的适应证及注意事项，防止宫缩过强。

(3)人工破膜应在宫缩间歇期进行。

(4)严格掌握剖宫产的指征，中期妊娠引产时应先破膜，羊水流尽后再行钳刮术。

考点提示 ▶ 人工破膜应在宫缩间歇期进行。

六、治疗

一旦出现羊水栓塞，应立即给予紧急处理。原则是改善低氧血症，抗休克和抗过敏，防治 DIC 和肾衰竭，预防感染。

考点提示 ▶ 羊水栓塞发生后首要的护理措施是吸氧。

(一) 纠正低氧血症，解除肺动脉高压

1. 纠正低氧血症

吸氧，行气管插管，正压供氧，必要时行气管切开，保证供氧，以减轻肺水肿，改善脑缺氧。

2. 解除肺动脉高压

用解痉药物解除支气管平滑肌及血管平滑肌痉挛，缓解肺动脉高压，改善肺循环血流，纠正机体缺氧。常用药物有：①阿托品：1 mg 加于 10%～25% 葡萄糖液 10 mL，每 15～30 分钟静脉推注 1 次，直至面色潮红、症状缓解为止。②罂粟碱：与阿托品合用扩张肺小动脉效果更佳。30～90 mg 加入 25% 葡萄糖液 20 mL 中静脉推注，能解除平滑肌痉挛，扩张肺、脑血管及冠状动脉。③氨茶碱：松弛支气管平滑肌及冠状动脉血管，250 mg 加于 25% 葡萄糖液 10 mL 中缓慢静注。

(二)抗过敏治疗

应用大剂量皮质激素,静脉注射地塞米松 20~40 mg,根据病情继续静脉滴注维持;也可用氢化可的松 500 mg 静脉推注,以后静脉滴注 500 mg 维持。

(三)抗休克纠正酸中毒

1. 抗休克

尽早尽快补充血容量,尽快输入血浆、新鲜全血等补足血容量,可选用低分子右旋糖酐。如补足血容量后血压仍不回升,需加用血管活性药物,可用多巴胺 20 mg 加于 5%葡萄糖液 250 mL 中静脉滴注,以 20 滴/min 开始,根据血压调节滴速。

2. 纠正酸中毒

常用 5%碳酸氢钠 250 mL 静脉滴注。

(四)纠正心衰,预防感染

1. 纠正心衰

用毛花苷 C 0.4 mg 加入 50%葡萄糖液 20 mL 中静脉推注,必要时 1~2 h 后可重复应用,一般于 6 h 后再重复一次以达到饱和量。

2. 预防感染

应选用对肾脏毒性较小的广谱抗生素,剂量要大。

(五)防治肾衰竭及 DIC

1. 防治肾衰竭

出现少尿或无尿时,应在补足血容量的情况下应用利尿药。常用呋塞米 20~40 mg 静推或依他尼酸 25~50 mg 静脉推注,防治急性肾衰竭,并有利于消除肺水肿。

2. 防治 DIC

羊水栓塞发生 10 min 内,DIC 高凝阶段应用肝素效果最佳,用药时应监测凝血功能;在 DIC 纤溶亢进期可在肝素化基础上给予抗纤溶药物、凝血因子,防止大量出血。

(六)产科处理

原则上应在产妇呼吸循环功能得到明显改善,凝血功能障碍得以纠正后进行结束分娩。在第一产程发病应立即考虑剖宫产终止妊娠。在第二产程发病应在抢救产妇的同时,阴道助产结束分娩。对一些无法控制的产后出血,即使在休克状态下也应在抢救休克的同时行子宫全切术。

二维码12-1

第十三章

产褥期并发症

学习目标

> 1. 掌握产褥感染的定义、临床表现及治疗。
> 2. 熟悉产褥感染的病因、预防。
> 3. 熟悉晚期产后出血的定义、病因及病理、诊断。
> 4. 了解产褥期抑郁症的病因、临床表现及预防。

第一节 产褥感染

案例导入

> 　　某产妇，平产后 3 天出现发热及下腹部疼痛。体查：T 38.3℃、P 90 次/分、R 19 次/分、BP 135/85 mmHg，双乳稍胀，宫底脐下一指，子宫体软、压痛明显，恶露呈暗红色、量多，有臭味，余无异常发现。
> 　　请对该产妇的疾病作出诊断，并拟定治疗方案。

　　产褥感染是指分娩及产褥期生殖道受病原体侵袭，引起局部或全身的炎性变化。产褥感染是常见的产褥期并发症，发病率约为6%。产褥病率是指分娩24小时以后的10日内，每日用口表测量体温4次，间隔时间4小时，体温有2次达到或超过38℃。造成产褥病率的原因以产褥感染为主，但也包括生殖道以外的急性乳腺炎、上呼吸道感染、泌尿系统感染、血栓静脉炎等。产褥感染、产后出血、妊娠合并心脏病及严重的妊娠期高血压疾病仍是导致孕产妇死亡的四大原因。产褥感染居第四位。

　　考点提示 ▶ 产褥感染与产褥病率的定义及区别？

◇ 一、病因

1. 诱因

　　分娩会降低或破坏女性生殖道的防御功能和自净作用，增加病原体侵入生殖道的机会，任何削弱产妇防御能力的因素均可成为产褥感染的诱因。如产妇体质虚弱、营养不良、孕期贫血、妊娠晚期性生活、胎膜早破、羊膜腔感染、慢性疾病、产科手术操作、产程延长、产前产后出血过多、多次宫颈检查等，机体抵抗力下降，均可成为产褥感染的诱因。

2. 病原体种类

孕期及产褥期生殖道内有大量需氧菌、厌氧菌、真菌、衣原体及支原体等寄生，以厌氧菌为主，许多非致病菌在一定环境下可以致病。

(1) 需氧性链球菌：β-溶血性链球菌致病性最强，能产生致热外毒素与溶组织酶，引起严重感染，病变迅速扩散，严重者可致败血症，是外源性产褥感染的主要致病菌。其临床特点为发热早，寒战，体温超过 38℃，心率快，腹胀，子宫复旧不良，子宫旁或附件区触痛，甚至并发败血症。

(2) 厌氧性革兰阳性球菌：消化链球菌和消化球菌存在于正常阴道中，当产道损伤、胎盘残留、局部组织坏死缺氧时，细菌迅速繁殖，与大肠埃希菌混合感染，放出异常恶臭气味。

(3) 杆菌：以大肠埃希菌、变形杆菌最常见，是外源性感染的主要致病菌，其寄生在阴道、会阴、尿道口周围，在不同环境对抗生素敏感性有很大不同，需做药物敏感试验。

(4) 葡萄球菌：主要致病菌是金黄色葡萄球菌和表皮葡萄球菌。金黄色葡萄球菌多为外源性感染，容易引起伤口严重感染，对青霉素耐药。表皮葡萄球菌存在于阴道菌群中，引起的感染较轻。

(5) 类杆菌属：为一组厌氧的革兰阴性杆菌，可以加速血液凝固，能引起感染邻近部位的血栓性静脉炎。

(6) 厌氧芽孢梭菌：主要是产气荚膜梭菌，产生外毒素，毒素可溶解蛋白质而产气及溶血。产气荚膜梭菌引起的感染，轻者为子宫内膜炎、腹膜炎、败血症，重者可引起溶血、黄疸、血红蛋白尿、急性肾衰竭、循环衰竭、气性坏疽而死亡。

(7) 支原体和衣原体：人型支原体和沙眼衣原体均可在女性生殖道内寄生，可引起生殖道感染，其感染多无明显症状，临床表现轻微。

此外，沙眼衣原体、淋病奈瑟菌也可导致产褥感染。

3. 感染途径

(1) 外源性感染：由被污染的衣物、用具、各种手术器械、物品等途径侵入产道引起感染。

(2) 内源性感染：正常孕妇生殖道或其他部位寄生的病原体，多数并不致病，当抵抗力降低等感染诱因出现时可致病。近年研究表明，内源性感染尤为重要，因孕妇生殖道病原体不仅可以导致产褥感染，而且还能通过胎盘、胎膜、羊水间接感染胎儿，导致流产、早产、胎儿生长受限、胎膜早破、死胎等。

◇ 二、病理及临床表现

产褥感染患者一般产后 3~7 天出现感染征象，血栓性静脉炎则常在 7~14 天后出现症状。三大主要症状是：发热、疼痛和异常恶露。轻型感染一般表现为体温逐渐上升达 38℃ 左右；重型感染一般表现为体温逐渐上升达 39℃ 以上。

考点提示 ▶ 产褥感染的三大临床表现：发热、疼痛和异常恶露。

(1) 急性外阴、阴道、宫颈炎：由于分娩时会阴部损伤或手术产而引起感染，以葡萄球菌和大肠埃希菌感染为主。会阴切开处伤口感染表现为局部疼痛、红肿、硬结，或有脓性分泌物，可伴低热。阴道与宫颈感染表现为黏膜充血、红肿、溃疡、脓性分泌物增多。若向深部蔓延，可达子宫旁组织，引起盆腔结缔组织炎。

（2）急性子宫内膜炎、子宫肌炎：最常见的感染类型。病原体经胎盘剥离面侵入，扩散至子宫蜕膜层称子宫内膜炎，感染侵入子宫肌层称子宫肌炎。两者可伴发，以子宫内膜炎多见，表现为低热、下腹痛、恶露多且有臭味、子宫复旧差。子宫肌炎时往往全身感染症状重，出现高热、寒战、头痛、心率增快、白细胞增高等，下腹压痛明显、子宫复旧不良。

考点提示 ▶ 　急性子宫内膜炎和子宫肌炎的特点有哪些？

（3）急性盆腔结缔组织炎、急性输卵管炎：病原体沿宫旁淋巴和血行达宫旁组织，出现急性炎性反应形成炎性包块并波及输卵管，形成急性输卵管炎。临床表现寒战、高热、下腹疼痛、压痛，宫旁一侧或两侧结缔组织增厚、压痛和触及炎性包块，严重者整个盆腔可发展为"冰冻骨盆"。如为淋病奈瑟菌感染，可沿生殖道黏膜上行蔓延，达输卵管及盆腹腔形成脓肿后，则高热持久不退。

（4）急性盆腔腹膜炎及弥漫性腹膜炎：炎症蔓延扩散至子宫浆膜，形成盆腔腹膜炎，进一步扩散至腹腔则形成弥漫性腹膜炎，出现全身中毒症状，如高热、恶心、呕吐、腹胀，检查时下腹部压痛、反跳痛明显。由于产妇腹壁松弛，腹肌紧张多不明显。腹膜面炎性渗出可引起肠粘连，也可在直肠子宫陷凹形成局限性脓肿，如果脓肿波及肠管与膀胱可出现腹泻、里急后重与排尿困难。此阶段治疗不彻底可转变成慢性盆腔炎。

（5）血栓静脉炎：由胎盘剥离处的感染性栓子经血行播散引起，常见致病菌是类杆菌和厌氧性链球菌。

1）盆腔血栓性静脉炎：常累及子宫静脉、卵巢静脉、髂内静脉、髂总静脉及阴道静脉，病变多为单侧，一般于产后1~2周出现症状，继子宫内膜炎之后出现寒战、高热、反复发作，症状可持续数周，不易与盆腔结缔组织炎相鉴别。

2）下肢血栓性静脉炎：病变多发生在股静脉、大隐静脉处，当髂总静脉或股静脉栓塞时，下肢静脉回流受到影响，表现为弛张热，下肢持续性疼痛，局部静脉压痛或触及硬索状，使血液回流受阻，引起下肢水肿，皮肤发白，习称"股白肿"。小腿深静脉栓塞时可出现腓肠肌及足底部疼痛和压痛。阳性体征不明显者，可用彩色超声多普勒协助诊断。

（6）脓毒血症及败血症：感染血栓脱落进入血循环可引起脓毒血症，出现肺、脑、肾脓肿或肺栓塞而致死。若细菌大量进入血液循环并繁殖可引起败血症，表现为持续高热、寒战、血压下降、脉搏细数、呼吸急促等全身中毒症状，可危及生命。

◇ 三、诊断

1.详细询问病史及分娩经过
对产后发热者排除引起产褥病率的其他疾病。
2.全身及局部检查
仔细检查腹部、盆腔及会阴伤口，确定感染的部位和严重程度。
3.辅助检查
B型超声、彩色超声多普勒、CT、磁共振等检测手段，能够对感染形成的炎性包块、脓肿做出定位及定性诊断。检测血清 C-反应蛋白(速率散射浊度法)>8 mg/L,有助于早期诊断感染。

4. 确定病原体

病原体的鉴定对产褥感染诊断与治疗非常重要。方法有:病原体培养、分泌物涂片检查、病原体抗原和特异抗体检测。

四、预防

加强孕期卫生宣教,妊娠晚期避免性生活及盆浴。加强营养,增强体质。及时治疗阴道炎、宫颈炎等慢性妇科炎症。避免胎膜早破、滞产、产道损伤与产后出血。严格遵守无菌操作规程,正确掌握手术指征,保持外阴清洁,防止会阴伤口感染,必要时给予广谱抗生素预防感染。

> **考点提示** ▶ 产褥感染患者应采取半卧位。

五、治疗

1. 支持治疗

取半卧位,有利于恶露排出并使炎症局限于盆腔,加强营养、注意休息,增加机体抵抗力。必要时输液或少量多次输血,纠正水电解质平衡紊乱。

2. 应用抗生素

未能确定病原体时,应根据临床表现和临床经验,选用广谱高效抗生素。病情较重者,抗生素使用以广谱、联合、足量、静脉、彻底为原则。然后根据细菌培养和药敏试验结果,选用有效的抗生素,调整种类和数量,保持有效血药浓度。当中毒症状较重者,短期加用肾上腺皮质激素,提高机体应激能力。

3. 切开引流

会阴伤口或腹部切口感染,及时行切开引流术,当疑为盆腔脓肿时,可经腹或后穹窿切开引流。

4. 胎盘胎膜残留处理

抗感染的同时,清除宫腔内残留物。当患者急性感染伴有高热时,应首先控制高热,体温下降后再彻底刮宫,避免因刮宫引起高热扩散和子宫穿孔。

5. 血栓静脉炎的治疗

在应用抗生素的同时加用肝素钠,即 150U/(kg·d)加入 5%葡萄糖溶液 500 mL 静脉滴注,每 6 小时 1 次,体温下降后改为每日 2 次,连用 4~7 天。尿激酶 40 万 U 加入 0.9%氯化钠注射液或 5%葡萄糖溶液 500 mL 静脉滴注 10 日,用药期间监测凝血功能,也可口服双香豆素、阿司匹林或用活血化瘀中药治疗。

6. 手术治疗

子宫严重感染,经积极治疗无效,炎症继续扩散,出现不能控制的出血、败血症或脓毒血症时,应及时行子宫切除术,消除感染源,抢救患者生命。

7. 中药

治疗原则为清热解毒,活血化瘀为主。

第二节 晚期产后出血

晚期产后出血是指分娩 24 小时后，在产褥期内发生的子宫大量出血。多见于产后 1~2 周内，也可在产后 6~8 周发病者。阴道流血可为少量或中等量，持续或间断；也可表现为急骤大量流血，同时有血凝块排出。产妇多伴有寒战、低热、有时因失血过多出现贫血或失血性休克。晚期产后出血的发生与产科工作质量密切相关，近年来剖宫产率的升高也使其发生率有上升趋势。

一、病因及病理

1. 胎盘、胎膜残留

为阴道分娩最常见的原因，多发生于产后 10 日左右，黏附在宫腔内的残留胎盘组织发生变性、坏死、机化，形成胎盘息肉，当坏死组织脱落时，暴露基底部血管，引起大量出血。表现为血性恶露持续时间延长，以后反复出血或突然大量流血。检查发现子宫复旧不全，宫口松弛，有时可触及残留组织。宫腔刮出物行病理检查可明确诊断。

考点提示▶ 晚期产后出血最常见的原因是胎盘、胎膜残留。

2. 蜕膜残留

蜕膜多在产后 1 周内脱落，并随恶露排出。若蜕膜剥离不全长时间残留，也可影响子宫复旧，继发子宫内膜炎症，引起晚期产后出血。临床表现与胎盘残留不易鉴别，宫腔刮出物病理检查可见坏死蜕膜，混以纤维素、玻璃样变的蜕膜细胞和红细胞，但不见绒毛。

3. 子宫胎盘附着面感染或复旧不全

胎盘娩出后，其附着面血管即有血栓形成，继而血栓机化，出现玻璃样变，血管上皮增厚，管腔变窄、堵塞。胎盘附着部边缘有内膜向内生长，底蜕膜深层的残留腺体和内膜亦重新生长，使子宫内膜得以修复，此过程需 6~8 周。若胎盘附着面感染、复旧不全引起的出血，多发生在产后 2 周左右，表现为突然大量阴道流血，检查发现子宫大而软，宫口松弛，有血块堵塞阴道及宫口。

4. 剖宫产术后子宫伤口裂开

多见于子宫下段剖宫产横切口两侧端。近年广泛开展子宫下段横切口剖宫产，横切口裂开引起大出血的报道已不罕见，应引起重视。引起切口愈合不良造成出血的原因主要有：

(1)子宫下段横切口两端切断子宫动脉向下斜行分支，造成局部供血不足。术中止血不良，形成局部血肿或局部感染组织坏死，致使切口不愈合。

(2)横切口选择过低或过高：①过低，宫颈侧以结缔组织为主，血供较差，组织愈合能力差，且靠近阴道，增加感染机会。②过高，切口上缘宫体肌组织与切口下缘子宫下段肌组织厚薄相差大，缝合时不易对齐，愈合不良。

(3)缝合技术不当：组织对位不佳；手术操作粗暴；出血血管缝扎不紧；切口两侧角部未将回缩血管缝扎形成血肿；缝扎组织过多过密，切口血循环供应不良等，切口均可愈合不良。

（4）切口感染：由于子宫下段横切口与阴道靠近，术前有前置胎盘、胎膜早破、术中出血多等易发生切口感染。

以上因素均可在肠线溶解脱落，血窦重新开放，多发生在术后 2～3 周，出现大量阴道流血，甚至引起休克。

▶ 考点提示 ▶ ┆　剖官产术后切口出血的发病时间在术后 2～3 周。┆

5. 感染

常见于子宫内膜炎症。感染引起胎盘附着面复旧不良和子宫收缩欠佳，血窦关闭不全导致子宫出血。

6. 其他

产后子宫滋养细胞肿瘤、子宫黏膜下肌瘤等均可引起晚期产后出血。

◈ 二、诊断

1. 病史

若为阴道分娩，应注意产程进展和产后恶露变化情况，有无反复阴道流血或突然阴道流血病史。若为剖宫产，应了解剖宫产术指征、术式及术后恢复情况。

2. 症状与体征

（1）阴道流血：胎盘、胎膜残留及蜕膜残留所致的产后出血常表现为红色恶露时间延长，反复出血甚或突然大出血导致贫血或休克，多发生于产后 10 日左右。子宫胎盘附着面复旧不全多在产后 2 周左右突然大量阴道流血。剖宫产子宫切口裂开或愈合不良所致的阴道出血多发生在术后 2～3 周，常为子宫突然大量出血，可导致失血性休克。

（2）腹痛和发热：若继发感染可出现腹痛、发热，伴恶露增加、恶臭。

（3）全身症状：继发性贫血，严重者因失血性休克危及生命。

（4）体征：子宫大而软、复旧不良，宫口松弛，或可见宫颈口有组织物堵塞。伴有感染者子宫切口处压痛，或全子宫压痛。发生休克者有面色苍白、血压下降、脉搏细速等休克体征。

3. 辅助检查

血、尿常规，了解感染与贫血情况。宫腔分泌物培养或涂片检查。B 型超声检查了解子宫大小、宫腔内有无残留物、子宫切口愈合状况等。若有宫腔刮出物或切除子宫标本，应送病理检查。

◈ 三、预防

（1）产后应仔细检查胎盘、胎膜，严密观察宫缩及阴道出血量，有残留及时取出，若不能排除胎盘残留时，应探查宫腔。术后应用抗生素预防感染。

（2）严格剖宫产指征，对有剖宫产指征者，应正确选择手术切口、合理缝合，术后用抗生素预防感染。

◈ 四、治疗

（1）少量或中等量阴道流血，排查产道损伤或肿瘤，B 超显示宫腔内无明显组织残留，应给予广谱抗生素、子宫收缩剂及支持疗法。

（2）疑有胎盘、胎膜、蜕膜残留或胎盘附着部位复旧不全者，刮宫多能有效，操作应轻柔，静脉输液、备血并做好开腹手术的准备。刮出物应送病理检查，以明确诊断。术后继续给予抗生素及子宫收缩剂。

（3）疑有剖宫产术子宫切口裂开，仅少量阴道流血亦应住院，给予广谱抗生素及支持疗法，止血、改善全身状况；密切观察病情变化，若多量阴道流血，可作剖腹探查。若切口周围组织坏死范围小，炎症反应轻微，可作清创缝合及髂内动脉、子宫动脉结扎止血或行髂内动脉栓塞术。若组织坏死范围大，酌情作低位子宫次全切除术或子宫全切除术。术后继续抗感染、输血、纠正贫血等治疗。

（4）若系肿瘤引起的阴道流血，应做相应处理。

第三节　产褥期抑郁症

产褥期抑郁症是指产妇在分娩后出现抑郁症状，以哭泣、忧郁、烦闷为主的情绪障碍，是产褥期精神综合征中最常见的一种类型。多在产后2周出现症状，产后内分泌、环境变化及社会心理等多方面因素均可于本病的发生有关。症状可持续数月，少数持续1年以上。

考点提示 ▶ 产褥期抑郁症多在产后2周出现症状。

一、病因

1. 心理因素

产妇的性格具有内向、敏感(神经质)、情绪不稳定、固执等个性特点的人群容易发生产后抑郁症；同时对即将承担的母亲角色不适应，缺乏相关的妊娠、分娩知识导致情绪紊乱、抑郁、焦虑、恐惧，人际关系敏感等，形成产后抑郁症。

2. 社会因素

由于缺乏家庭支持，以及不良生活事件(如失业、家庭不和睦、家庭经济条件差、住房困难等)的刺激，是发生产后抑郁症的诱发因素。

3. 内分泌因素

分娩后胎盘分泌的绒毛膜促性腺激素(HCG)、胎盘生乳素(HPL)、黄体酮的急剧下降，被很多学者认为是产后抑郁症发生的主要机制之一。

二、临床表现

1. 情绪改变

表现为感情淡漠，易激惹、恐怖、焦虑、沮丧和对自身及婴儿健康过度担忧。

2. 缺乏信心

常失去生活自理及照料婴儿的能力，有时还会陷入错乱或嗜睡状态。

三、诊断

产褥期抑郁症至今尚无统一的诊断标准。美国精神病学会(1994)在《精神疾病的诊断与统计手册》一书中，制定了产褥期抑郁症的诊断标准。

产褥期抑郁症的诊断标准：

(1)在产后 2 周内出现下列 5 条或 5 条以上的症状，必须具备①②两条。①情绪抑郁；②对全部或多数活动明显缺乏兴趣或愉悦；③体重显著下降或增加；④失眠或睡眠过度；⑤精神运动性兴奋或阻滞；⑥疲劳或乏力；⑦遇事皆感毫无意义或自罪感；⑧思维力减退或注意力分散；⑨反复出现死亡想法。

(2)在产后 4 周内发病。

四、预防

产褥期抑郁症的发生受妊娠因素、心理因素及社会因素的影响，应给予产妇最大程度的关爱和帮助，使产妇增强自信心，提升自我价值意识。利用孕妇学校等多种渠道普及有关妊娠、分娩常识，减轻孕产妇对妊娠、分娩的恐惧、紧张心理。运用医学心理学、社会学知识对产妇在分娩过程中多加关心和爱护，对预防产褥期抑郁症很有价值。

五、治疗及预后

(一)治疗

1.心理治疗

通过心理咨询，以解除致病的心理因素(如婚姻关系紧张、想生男孩却生女孩、既往有精神障碍史等)。对产褥妇多加关心和无微不至照顾，尽量调整好家庭中的各种关系，指导其养成良好睡眠习惯。

2.药物治疗

严重者需住院治疗，尽量选择不进入乳汁的抗抑郁症药，主要包括：

(1)5-羟色胺再吸收抑制剂，如帕罗西汀以 20 mg/d 为开始剂量，逐渐增至 50 mg 口服；舍曲林以 50 mg/d 为开始剂量，逐渐增至 100 mg/d 口服；氟西汀以 20 mg/d 为开始剂量，逐渐增至 80 mg/d 口服。

(2)三环类抗抑郁药，如阿米替林以 50 mg/d 为开始剂量，逐渐增至 150~300 mg/d 口服等。

(二)预后

产褥期抑郁症预后良好，约 70% 患者于 1 年内治愈，仅极少数患者持续 1 年以上，但再次妊娠，约有 20% 复发率。其下一代的认知能力可能受到一定影响。

二维码13-1

第十四章

产科手术

第一节　妊娠晚期引产术

妊娠晚期引产是在自然临产前通过药物等手段使产程发动，达到分娩的目的，是产科处理高危妊娠常用的手段之一。

一、适应证

1. 延期妊娠

妊娠已达 41 周或过期妊娠的孕妇应予引产，以降低围生儿死亡率，及导致剖宫产率增高的胎粪吸入综合征的发生率。

2. 妊娠期高血压疾病

妊娠期高血压、轻度子痫前期患者妊娠满 37 周，重度子痫前期妊娠满 34 周或经保守治疗效果不明显或病情恶化，子痫控制后无产兆，并具备阴道分娩条件者。

3. 母体合并严重疾病需要提前终止妊娠

如糖尿病、慢性高血压、肾病等内科疾病患者并能够耐受阴道分娩者。

4. 胎膜早破

足月妊娠胎膜早破 2 h 以上未临产者。

5. 胎儿及其附属物因素

包括胎儿自身因素，如严重胎儿生长受限（FGR）、死胎及胎儿严重畸形；附属物因素如羊水过少、生化或生物物理监测指标提示胎盘功能不良，但胎儿尚能耐受宫缩者。

考点提示 ▶　　掌握妊娠晚期引产术的适应证。

→ 二、禁忌证

1. 绝对禁忌证

(1) 孕妇有严重合并症或并发症，不能耐受阴道分娩或不能阴道分娩者（如心功能衰竭、重型肝肾疾病、重度子痫前期并发器官功能损害者等）。

(2) 子宫手术史，主要是指古典式剖宫产术、未知子宫切口的剖宫产术、穿透子宫内膜的肌瘤剔除术、子宫破裂史等。

(3) 完全性及部分性前置胎盘和前置血管。

(4) 明显头盆不称，不能经阴道分娩者。

(5) 胎位异常，如横位、初产臀位估计经阴道分娩困难者。

(6) 子宫颈癌。

(7) 某些生殖道感染性疾病，如未经治疗的单纯疱疹病毒感染活动期等。

(8) 未经治疗的 HIV 感染者。

(9) 对引产药物过敏者。

(10) 生殖道畸形或有手术史，软产道异常，产道阻塞，估计经阴道分娩困难者。

(11) 严重胎盘功能不良，胎儿不能耐受阴道分娩。

(12) 脐带先露或脐带隐性脱垂。

2. 相对禁忌证

(1) 臀位（符合阴道分娩条件者）。

(2) 羊水过多。

(3) 双胎或多胎妊娠。

(4) 经产妇分娩次数≥5 次者。

→ 三、引产方法

引产方法分两类，药物引产：缩宫素、前列腺素；手术引产：人工剥离胎膜术，人工破膜术。

(一) 缩宫素

最常用且有效的引产药物，对妊娠期高血压疾病、胎膜早破、过期妊娠、胎儿宫内发育迟缓及各种原因致胎盘功能低下者引产效果好。

1. 方法

详见第十一章产力异常。

2. 注意事项

①严格掌握适应证。②缩宫素引产前，应作阴道检查，排除软产道、骨产道、胎先露的异常，同时行人工剥离胎膜术。③滴注缩宫素时，必须有医护人员专人守候，密切观察宫缩、胎心及孕妇脉搏、血压等，每15分钟记录一次，也可用胎心监护仪，对出现宫缩过强、过频、胎心变慢或不规则，或出现重度变异减速及晚期减速应立即停止静滴，以免发生子宫破裂或胎儿宫内窘迫。如果停药后宫缩仍不缓解，可以用25%硫酸镁 3~4 g 加入葡萄糖 10 mL 中缓

慢静注。④过敏现象：如烦躁、胸闷、气急、寒战、皮肤荨麻疹，甚至休克，应立即停药并积极抢救。⑤注意液体入量，一次引产输液量不超过 1000 mL，防止水中毒。对心脏病、重度妊高征患者，注意滴速，不宜过快。⑥当天引产 8 小时不成功，应停止引产，使孕妇很好休息，第二、三天继续进行或改用其他方法。

(二) 前列腺素

前列腺素对各期妊娠子宫均有效。常用方法为阴道用药，此方法安全方便，尤其适用于子宫颈未成熟者。

1. 方法

将含有 3 mg 前列腺素塞入阴道后穹窿，如无效，次日再放 1 枚。

2. 注意事项

孕妇患心脏病、急性肝肾疾病、青光眼、哮喘、癫痫、严重贫血者禁用。孕妇出现恶心、呕吐、腹泻、头痛、心动过速等副作用，可对症处理，如全身有出血点可滴注氢化可的松。如发生强直性宫缩时应及时停药，必要时给宫缩抑制剂，如口服硫酸舒喘灵或前列腺素抑制剂。

(三) 人工剥离胎膜术

用手指将接近子宫颈口处胎膜与宫壁分离，激发宫缩而结束分娩（人工剥离胎膜可使子宫敏感性增加，且可扩张宫颈，起到引产的作用）。可单独使用或同药物联合应用。常用于近预产期宫颈已成熟，胎膜未破的孕妇。

1. 适应证、禁忌证

同晚期妊娠引产，但禁忌证还包括宫颈不成熟、臀位、胎头浮动者。

2. 操作步骤

(1) 取膀胱截石位，常规消毒外阴，铺无菌巾。

(2) 术者戴无菌手套，示指伸入子宫颈管中，先扩张宫颈管，然后在子宫颈内口周围，宫壁与胎膜间，轻轻剥离 1~2 周，深度至少 2~3 cm。通常在剥离胎膜后 24 小时内开始宫缩。

3. 注意事项

操作动作要轻，手指用力方向要向宫壁，勿向胎膜，防止剥破胎膜；严格无菌操作，防止上行感染；若触及海绵样组织应停止操作。

(四) 人工破膜术

采用人工方法将胎膜刺破的手术称人工破膜术。它是目前常用的引产方法。破膜后羊水流出，空腔容积及子宫动力学改变而启动宫缩。

1. 适应证

产程进展缓慢；子宫收缩乏力；宫口开全，胎膜不能自破者；羊水过多；过期妊娠；妊高征；胎盘早剥或部分前置胎盘等。

2. 禁忌证

明显头盆不称、胎位不正（横位、臀位等），产道梗阻，宫颈不成熟，胎盘功能严重低下等。

3. 操作步骤

(1) 孕妇取膀胱截石位，常规消毒铺无菌巾，术者戴无菌手套。

（2）左手示、中指剥膜后，触及前羊水囊。右手持穿刺针，沿左手的示、中指指引刺破胎膜，使羊水缓慢流出，防止脐带脱垂。

4. 注意事项

①破膜前后均应听胎心音，同时注意羊水量、性状并记录破膜时间。②破膜时严格无菌操作，术后保持外阴清洁，将床尾抬高，尽量减少肛诊次数，以防感染。③破膜后观察 6 小时仍未发动宫缩，如无禁忌证应静滴缩宫素引产，尽快结束分娩。④破膜时间应选在宫缩间歇期，以防宫缩时破膜羊水流出过速或可能导致羊水栓塞。⑤破膜 12 小时仍未分娩者，应用抗生素预防感染。⑥胎头高浮或羊水过多者破膜原则为破膜前应排除脐带先露，且破膜应取高位置，小穿孔，使羊水缓慢流出，以防腹压骤减引起休克或胎盘早剥。

第二节 会阴切开缝合术

会阴切开缝合术是产科最常用手术，其目的是减小分娩时会阴阻力，防止会阴严重裂伤；或为阴道手术扩大视野。常用的术式有会阴侧斜切开术和会阴正中切开术两种。会阴正中切开术的优点是出血少，缝合好，瘢痕小；缺点是切口有可能下延，撕裂肛门括约肌，造成会阴Ⅲ度裂伤，故胎儿大、接产技术不熟练者不宜采用。会阴侧斜切开可充分扩大阴道，临床较为常用。除用于自然分娩外，还用于阴道手术助产者。

一、适应证

（1）初产妇阴道助产需行产钳术、胎头吸引术、臀位助产术。
（2）防止会阴严重裂伤，如会阴过紧、会阴坚韧、胎儿较大等。
（3）为缩短第二产程，尽快娩出胎儿，如重度子痫前期、妊娠合并心脏病、胎儿窘迫等。
（4）预防早产儿因会阴阻力引起颅内出血。

考点提示 ▶ 掌握会阴切开缝合术的适应证。

二、术前准备

1. 物品准备

无菌会阴切开包 1 个，内有剪刀 1 把、20 mL 注射器 1 个、长穿期针头 1 个、弯血管钳 4 把、巾钳 4 把、持针器 1 把、2 号圆针 1 枚、治疗巾 4 张、纱布 10 块、1 号丝线 1 团、0 号肠线 1 根或 2/0 可吸收缝线 1 根。

2. 药品准备

2%利多卡因 1 支，缩宫素注射液，止血药等。

三、麻醉

常用阴部神经阻滞麻醉及局部浸润麻醉。术者左手（左斜切开）示指伸入阴道触及坐骨棘，右手持带长针头的注射器，在肛门和坐骨结节之间注射一皮丘，然后在左手示指、中指引导下，经皮丘刺入坐骨棘内下方，注入利多卡因 10 mL，然后将针退至皮下，再向大小阴唇、切口局部及会阴体皮下作扇型浸润麻醉。正中切开时，可行局部浸润麻醉（图 14-1）。

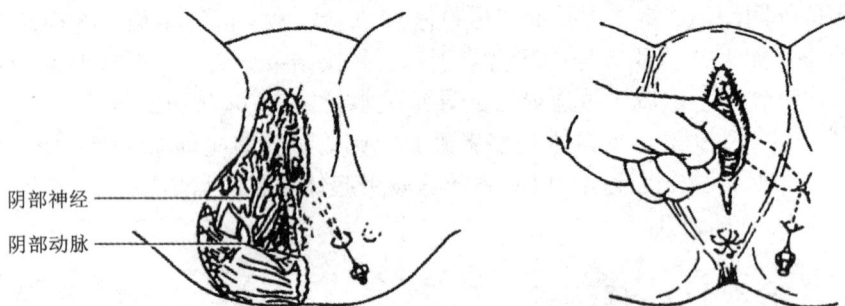

图 14-1　阴部麻醉

四、手术步骤

(一) 会阴侧斜切开术

1. 切开

左手示中指伸入阴道，置胎先露与阴道后侧壁之间，撑起阴道壁，以指示即将切开的部位并保护胎儿。右手持剪刀，剪刀两叶张开置于预定切口处，当宫缩时，自会阴后联合中线向左旁侧 45°方向剪开，长约 4~5 cm（图 14-2）。切口预定侧斜的角度应根据会阴扩张的程度而定，会阴高度膨隆时侧切角度应为 60°~

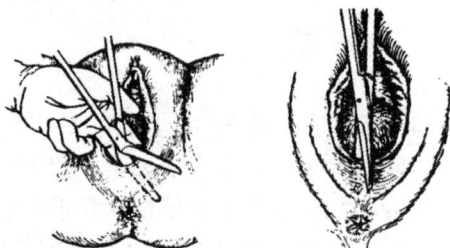

图 14-2　会阴侧切开

70°，切忌角度过小误伤直肠。注意皮肤切口长度要与切开的阴道黏膜长度一致，若切口出血较多，可用止血钳钳夹止血或丝线结扎止血。会阴切开后出血较多，不应过早切开。切开后用纱布压迫止血，必要时钳夹结扎止血。缝合最好在胎盘娩出后进行。

2. 缝合

先在阴道内放入一带尾纱布，以防止宫腔血液外流影响手术视野，检查软产道其他部位无裂伤后，然后逐层缝合（图 14-3）：

（1）用 0 或 1 号铬制肠线或其他可吸收的细线自切口顶端上 0.5~1.0 cm 处开始连续或间断缝合阴道黏膜，深度应包括部分黏膜下组织，直到处女膜内环处打结。

（2）仍用上述缝线间断或连续缝合肌层和皮下组织。

（3）用 1 号丝线间断缝合皮肤，注意缝线不应过紧，一般术后第 3~5 日拆线。若用可吸收的细线皮内缝合，不必拆线。缝合时应注意层次清楚，对合整齐，止血彻底，不留死腔，以恢复正常解剖关系。

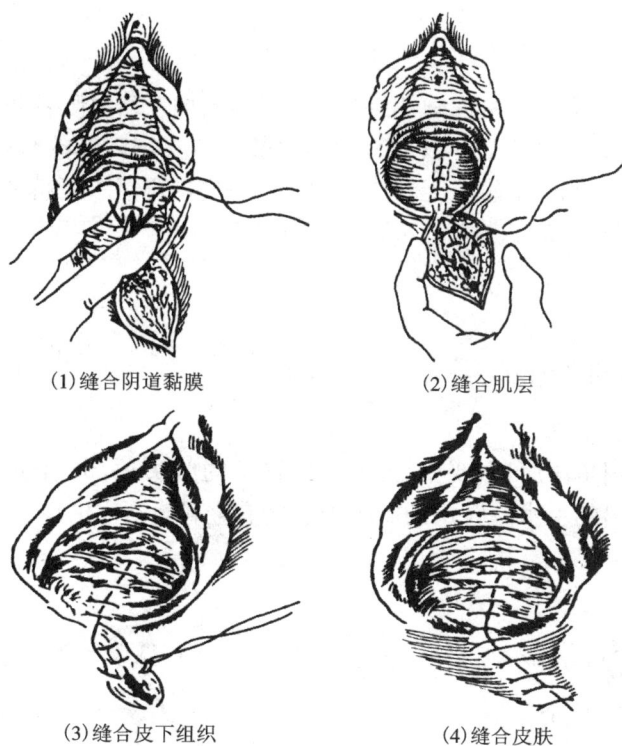

(1)缝合阴道黏膜　　　　　(2)缝合肌层

(3)缝合皮下组织　　　　　(4)缝合皮肤

图 14-3　会阴缝合

3. 常规检查

术毕取出带尾纱布，常规检查阴道切口顶端有无空隙，阴道内有无纱布遗留，并常规作肛门检查，如果发现有缝线穿过肠壁，必须拆除，重新缝合。

（二）会阴正中切开术

1. 切开

沿会阴后联合中间垂直向下切开，长 2~3 cm，注意不要损伤肛门括约肌。

2. 缝合

胎盘娩出后以 0 号铬制肠线间断缝合阴道黏膜及黏膜下组织，注意勿穿过直肠黏膜，必要时可将左手示指伸入肛门内做引导。以 1 号丝线间断缝合皮下脂肪和皮肤。

3. 常规检查

缝合完毕作肛门常规检查。

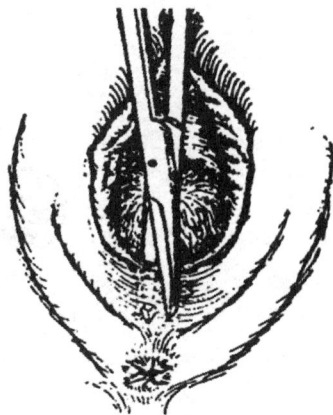

图 14-4　会阴正中切开

正中切开术，其切口距肛门括约肌很近，一旦切口延长易导致会阴Ⅲ度裂伤，故应严格掌握适应证。凡胎儿偏大、会阴体过短、接生技术不熟练或手术产者，如产钳术等，均不宜采用。

五、术后护理

(1)保持外阴清洁，嘱产妇多向健侧卧位，术后5天内，每次便后会阴擦洗，勤换护垫。
(2)外阴伤口水肿疼痛严重者，以95%酒精湿敷或50%硫酸镁热敷或局部理疗。
(3)术后每日检查伤口，了解有无感染征象，正常伤口术后5天拆线。

考点提示 ▶ 掌握会阴切开缝合术的术后护理。

第三节　胎头吸引术

胎头吸引术是利用负压原理，用胎头吸引器置于的胎头顶部，形成一定负压吸住胎头，通过牵引协助胎儿娩出的手术。常用的胎头吸引器有金属直形、牛角形空筒和金属扁圆形胎头吸引器(图14-5)。

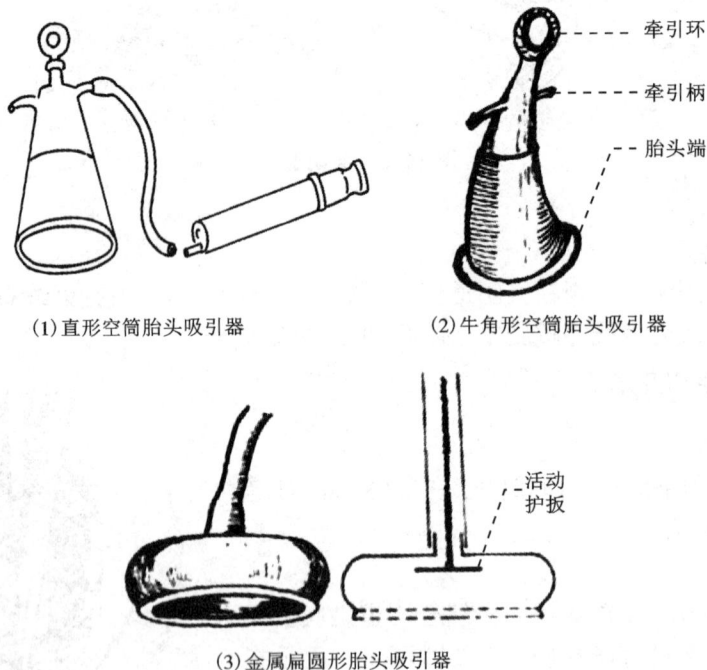

(1)直形空筒胎头吸引器　　(2)牛角形空筒胎头吸引器
(3)金属扁圆形胎头吸引器
图14-5　胎头吸引器

一、适应证

(1)宫缩乏力，第二产程延长；
(2)患有心脏病、肺结核、妊娠期高血压疾病或有前次剖宫产史等，不宜产时过分用力者；

(3)前置胎盘、胎盘早剥、脐带脱垂及胎儿宫内窒息等；

(4)持续性枕后位，分娩进展过于缓慢者；

(5)剖宫产胎头娩出有困难时，可用产钳协助。

二、术前准备

1.病人准备

取膀胱截石位，外阴消毒、铺消毒巾，导尿，作阴道检查，了解宫口是否开全、是否破膜，先露高低及胎方位。

2.物品准备

胎头吸引器1个，负压吸引器1个，50 mL注射器1个，血管钳2把，治疗巾2张，纱布4块，一次性吸引管1根，消毒液状石蜡，吸氧面罩1个，供氧设备，新生儿吸引器，抢救药品等。

三、手术步骤

1.会阴侧斜切开

初产妇或会阴较紧、胎头较大者应先作会阴后-侧切开术。

2.放置胎头吸引器

术者左手示、中指下压阴道后壁，右手持涂以润滑剂的吸引器头端，沿阴道后壁缓慢滑入，使吸引器边缘紧贴胎头顶骨后部(图14-6)。检查吸引器四周，确定吸引器与胎头之间无阴道壁或宫颈软组织被夹于其中。调整吸引器横柄与胎头矢状缝相一致，作为旋转胎头方向的标记。

3.抽吸空气形成负压

抽吸胎头吸引器内空气，使之成为负压，一般以每分钟使负压增加0.2 kg/m² 为度，最大负压以0.6 kg/m² 为度。若无负压表，则抽吸空气150~180 mL，此时用止血钳钳夹橡皮管，确认吸引器与胎头紧贴(图14-7、图14-8)。

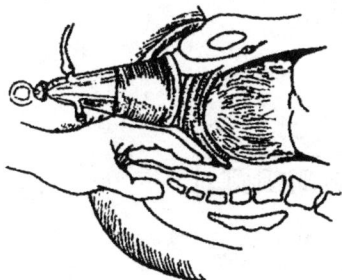

图14-6 放置胎头吸引器

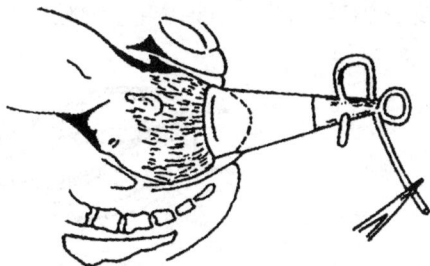

图14-7 抽吸空气形成负压

4.牵引

宫缩时,顺产轴方向,按分娩机转使胎头俯屈、仰伸娩出(图14-9)。如为枕后位或枕横位,可边旋转边牵引。同时注意指导产妇屏气用力,当胎头枕部达耻骨联合下缘时,保护好会阴。胎头娩出阴道口时,解除负压取下吸引器,协助胎肩及胎体娩出。

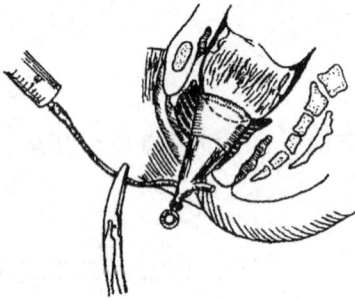

图14-8 抽吸空气形成负压

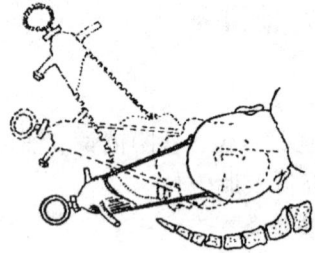

图14-9 胎头牵引

➡ 四、注意事项

(1)吸引器安放的位置要正确,避开胎头囟门。

(2)牵引时如果有漏气则需查找原因。若吸引器滑脱2次,牵引时间超过10分钟不能分娩者,应改用其他助产方式或剖宫产。

(3)牵引时用力要均匀,切忌左右摇晃胎头。

(4)术后检查软产道,及时缝合撕裂伤。

第四节 产钳术

产钳是用来牵出活胎儿的器械,较胎头吸引器难于掌握,若使用不当,可造成母婴创伤。目前,多在胎头吸引术未成功时,才考虑应用。常用产钳为短弯型,由左右两叶组成,每叶产钳又分为四个部分,即钳叶、钳胫、钳锁和钳柄(图14-10)。

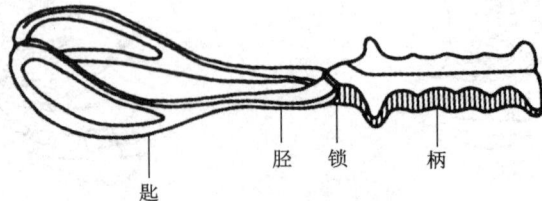

匙   胫 锁   柄

图14-10 产钳

◆ 一、适应证

(1)同胎头吸引术;

(2)胎头吸引术因阻力较大而失败者;

(3)臀先露后出胎头娩出困难者;

(4)剖宫产娩出胎头困难者。

◆ 二、产钳术分类

根据胎儿头在盆腔内位置的高低,分为高位、中位及低位产钳术。高位系指胎儿头未衔接时上产钳,危险性大,已不采用。胎头衔接后上产钳,称中位产钳术。目前也很少采用。胎儿头颅顶骨最低部位(不是先锋头的最低部分)降达会阴部时上钳,称低位产钳术。胎儿头显露于阴道口时上产钳,为出口产钳术。尤其是出口产钳术,困难多较小,较安全。

◆ 三、术前准备

1.病人准备

取膀胱截石位,外阴消毒、铺消毒巾,导尿,作阴道检查,了解宫口是否开全、是否破膜,先露高低及胎方位。

2.物品准备

会阴切开包 1 个,正常接产包 1 个,无菌产钳 1 副,吸氧面罩 1 个、坐凳、无菌手套 2 副、灯光、新生儿抢救设备等。

◆ 四、手术步骤

1.会阴后-侧切开

放置产钳前多行左侧会阴后-侧切开术。

2.放置产钳

以枕前位为例。右手四指伸入胎头与阴道左侧壁之间,左手持左叶产钳柄,凹面朝前,沿右手掌面与胎头之间慢慢滑入,置于胎头左侧,钳叶及钳柄与地面平行,由助手持钳柄固定。然后术者右手持产钳右叶产钳柄,在左手引导下将钳叶引导至胎头右侧,达左叶产钳对应位置。产钳放置好后,检查钳叶与胎头之间有无软组织及脐带夹入,胎头矢状缝在两钳叶正中。

3.产钳合拢

产钳右叶在上,左叶在下,两钳叶柄平行交叉,扣合钳锁,钳柄对合。宫缩间隙略微放松钳锁。

4.牵拉产钳

在宫缩时合拢钳柄,向外、向下缓慢牵拉。当先露部拨露时,逐渐将钳柄上提,前置使胎头仰伸娩出，注意保护会阴。一次宫缩不能娩出胎头时，可稍放松锁扣，待下次宫缩时再合拢锁扣牵拉（图14-11）。

5.取下产钳

胎头额部牵出后松懈产钳，先取下位于上方的右叶，再取下位于下方的左叶，取下时应顺胎头慢慢滑出。然后按分娩机转娩出胎体。

6.常规检查

术后常规检查宫颈、阴道壁及会阴切口，并予以缝合。

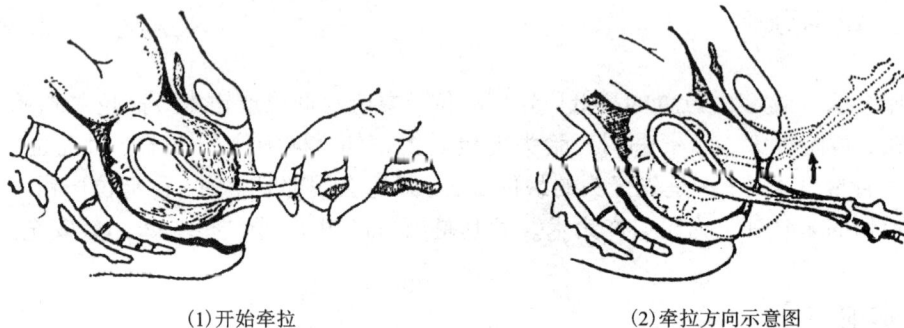

(1)开始牵拉　　　　　　　　　　　　　　(2)牵拉方向示意图

图14-11　牵拉产钳

五、注意事项

（1）为了防止牵引时因用力过度而造成创伤，术者应坐着牵引，双臂稍弯曲，双肘挨胸，慢慢用力。切不可伸直双臂、用足蹬踩产床猛力进行牵引，以防失去控制，重创母婴。臂力不足者，可站立牵引，但对用力及牵引方向应很好掌握。

（2）情况较急者，应尽速娩出胎儿，但决不可粗暴操作。一般情况下，应随阵缩作牵引，大都需要15~20分钟。出口产钳术多数可在数分钟内结束分娩。

（3）牵引时勿紧扣产钳两柄，可在两柄间夹入小块纱布，以减少对胎头的压迫。

（4）遇有困难，应详细检查，酌情重新考虑分娩方式，切忌强行牵引。必要时可改行剖宫产术。

（5）术后注意观察新生儿有无头颅血肿、头皮损伤、颅内出血等情况。

（6）术后立即检查软产道及会阴侧切有无裂伤，发现裂伤应及时修补。

（7）术后注意子宫收缩，会阴侧切口按会阴侧切术后护理，并注意排尿有无困难。

第五节　剖宫产术

剖宫产术是指经腹切开子宫取出胎儿及其附属物的手术，是解决难产、某些妊娠并发症和合并症的一种快速、有效且相对安全的常用手术。包括子宫体部剖宫产术、子宫下段剖宫产术、腹膜外剖宫产术和新式剖宫产术等。其中以子宫下段剖宫产术最常用。

一、适应证

（1）头盆不称较明显，可在临产时或在临近预产期时手术；相对的头盆不称，可先试产，如不成功再手术。

（2）脐带脱垂、胎儿宫内窘迫或胎盘功能减退明显，羊水过少不能于短时间内阴道分娩者。

（3）前置胎盘及胎盘早剥流血多而宫口未开者，应考虑手术。

（4）妊娠期高血压疾病子痫前期重度、子痫、妊娠合并心脏病、胎位异常、高龄初产等。

（5）宫缩乏力经缩宫素静滴引产无进展者，或家属坚决要求手术者。

（6）软产道异常，如子宫下段肌瘤、卵巢囊肿、阴道横隔等。

二、术前准备

1. 物品准备

剖宫产手术包1个，内有25 cm不锈钢盆1个，弯盘1个，卵圆钳6把，1、7号刀柄各1把，解剖镊2把，小无齿镊2把，大无齿镊1把，18 cm弯血管钳6把，10 cm、12 cm、14 cm直血管钳各4把，组织钳4把，持针器3把，吸引器头1个，阑尾拉钩2个，腹腔双头拉钩2个，刀片3个，双层剖腹单1块，手术衣6件，治疗巾10块，纱布垫4块，纱布20块，手套6副，1、4、7号丝线各1个，可吸收缝线若干包。

2. 产妇准备

（1）遵医嘱作腹部皮肤、普鲁卡因及青霉素皮试并记录结果、交叉配血试验、备血、置导尿管、术前苯巴比妥钠0.1 g肌内注射。

（2）腹部准备同一般开腹手术。

（3）术前禁用呼吸抑制剂，以防发生新生儿窒息。

（4）备好宫缩剂、作好新生儿用物和抢救设备，如新生儿包被、胸牌、手腕带、气管插管、氧气、急救药品等。

（5）准备病历，与手术室护士交接班。

（6）备好麻醉床及术后所需用物（血压计、输液架、尿袋等）。

> 考点提示 ▶ ┊ 掌握剖宫产术的术前准备。

三、手术方式及步骤

（一）麻醉

多采用硬膜外麻醉。

（二）手术方式

现以子宫下段剖宫产为例。

(三)手术步骤

此手术需先剪开子宫膀胱腹膜反折,下推膀胱暴露子宫下段后,才能切开宫壁取婴,故操作上较复杂。由于切口位于子宫的被动段(下段),前面还覆有膀胱,因而愈合多较好,再孕分娩时破裂的发生率较体部剖宫产术低,加上术时出血、对腹腔脏器的骚扰及感染的扩散机会均较少等,故决定剖宫取胎时,应尽可能采用此手术方式。

1. 腹壁切口

自脐下 4~5 cm 处起,切至耻骨联合上缘,长约 10~12 cm。也可以在耻骨联合上三横指处取一横切口,长约 12 cm 左右。

2. 切开子宫膀胱反折腹膜

进腹腔后,提起子宫膀胱腹膜,于腹膜反折下方 1~2 cm 处作一长约 12 cm 的弧形切口(图 14-12)。切开反折腹膜后,先向上游离至反折处,便于最后缝合,然后沿膀胱宫颈间疏松结缔组织平面,用手指将膀胱轻轻向下剥离约 4~5 cm(图 14-13),再向两侧游离至近子宫侧缘处,显露子宫下段。

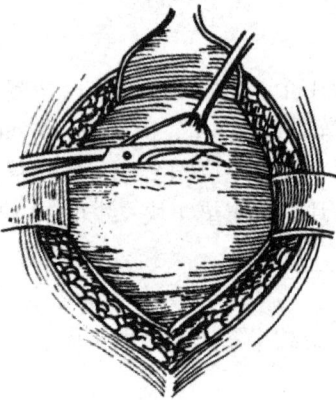

图 14-12　提起反折腹膜,沿虚线切开

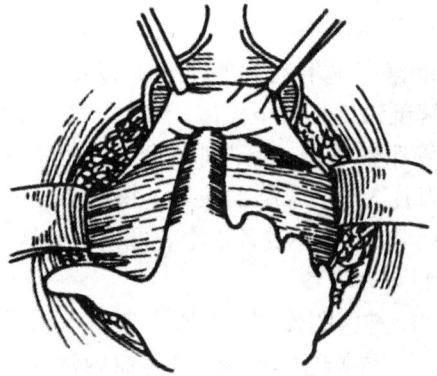

图 14-13　下推膀胱

3. 切开子宫下段

牵开膀胱,在距反折切开处下方 2~3 cm 处,先作一长约 3 cm 横切口(图 14-14)。临产时间越长,子宫下段肌壁越薄,有时仅厚 2~3 mm。用刀缓缓切开(注意勿损伤胎儿),至显露胎膜时破膜并吸尽羊水。用绷带剪向两边延伸,使成一长约 12 cm 弯度向上的弧形切口(图 14-15)。可伸入手指顺纤维方向轻轻分开至接近子宫下段侧缘处,如认为开口不够大,可在两端弧形向上剪开扩大之。切勿向两侧直线剪开,以免损伤大血管。

4. 胎儿娩出

破膜吸出羊水后,一手伸入子宫腔,绕过胎头最低点,托起胎头,另一手于子宫底部加压,协助娩出胎头(图 14-16)。胎头娩出后立即清除口、鼻腔黏液及羊水,胎体相继娩出。若为臀先露,则牵出胎足,按臀位牵引法协助娩出(图 14-17),胎儿娩出后再清除口、鼻腔黏液与羊水。断脐后,新生儿交助手处理。在子宫体或静脉注入 10U 缩宫素或麦角新碱 0.2 mg(妊娠期高血压疾病及妊娠合并心脏病者不用)。

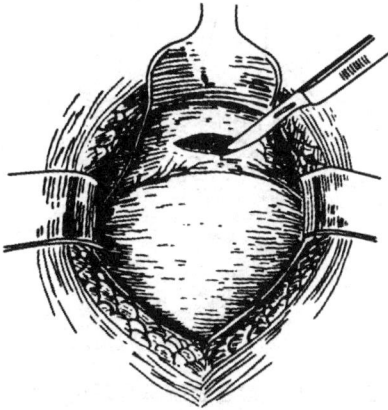

图 14-14　切开子宫

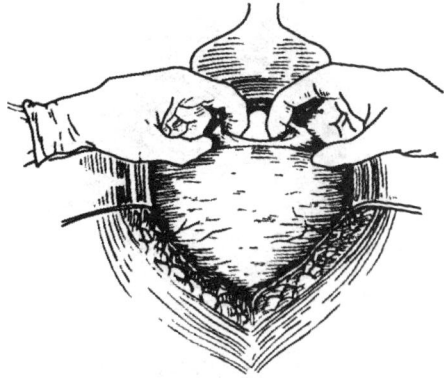

图 14-15　钝性扩大切口

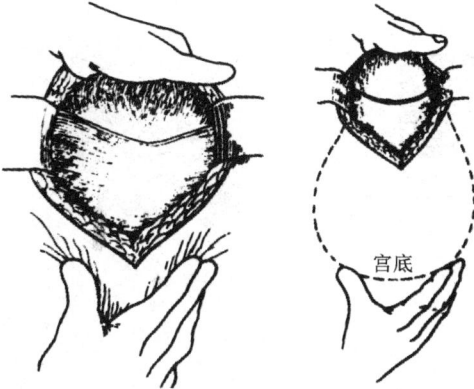

图 14-16　一手伸入宫腔带儿头,另一手在宫底按压帮助娩出

宫底

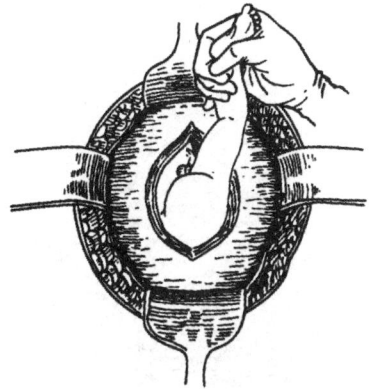

图 14-17　臀位牵引

5.胎盘娩出

胎儿娩出后,用卵圆钳或组织钳钳夹子宫切口边缘及左右角,稍等胎盘自然剥离,若出血多或不能自然剥离者,徒手剥离胎盘并娩出(图 14-18)。继而用卵圆钳夹持干纱布,擦拭子宫腔两遍,擦净宫腔内残留的胎盘、胎膜组织。

6.缝合

子宫切口用 1 号铬制肠线作 2 层缝合。里层作间断或连续缝合,不穿过内膜,外层作连续缝合(图 14-19),最后连续缝合子宫膀胱反折腹膜(图 14-20)。检查无出血,清除盆腔内积液、积血,清点纱布无误后,关闭腹腔。

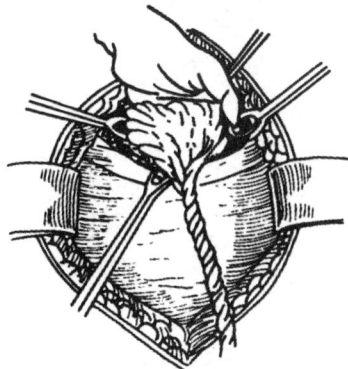

图 14-18　娩出胎盘

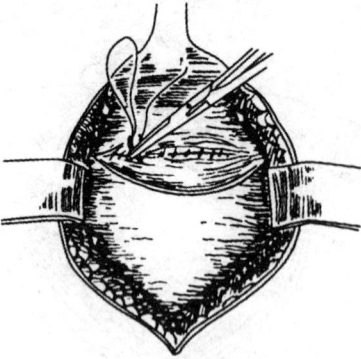

图 14-19　连续缝合切口外层

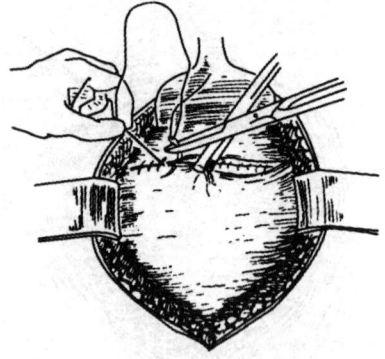

图 14-20　缝合膀胱子宫反折腹膜

二维码14-1

参考文献

[1] 谢幸，苟文丽.妇产科学[M].第 8 版，北京：人民卫生出版社，2013

[2] 魏碧蓉.助产学[M].北京：人民卫生出版社，2020

[3] 高辉，王雪莉.妇产科学[M].北京：科学技术文献出版社，2017

[4] 赵萍，陈晓敏.妇产科学[M].北京：科学技术文献出版社，2016

[5] 安力彬，陆虹.妇产科护理学[M].第 6 版.北京：北京大学医学出版社，2017

[6] 颜丽青，产科学[M].第 1 版.北京：高等教育出版社，2005

[7] 叶鸿瑁，虞人杰，王丹华，等.中国新生儿复苏指南[EB/OL].北京：中华围产医学杂志，2016

[8] 王琼莲，龙海碧.妇产科护理学[M].镇江：江苏大学出版社，2015

[9] 崔英善，陈芬.妇产科护理学[M].第 1 版.北京：科学技术文献出版社，2017

[10] 郑修霞，妇产科护理学[M].第 5 版.北京：人民卫生出版社，2013

[11] 薛花，程瑞峰.产科学及护理[M].第 2 版.北京：人民卫生出版社，2002

[12] 谢幸，孔北华，段涛.妇产科学[M].第 9 版，北京：人民卫生出版社，2018

图书在版编目(CIP)数据

产科学／王娴,简萍主编. —长沙:中南大学出版社,
2021.8

ISBN 978-7-5487-4447-4

Ⅰ.①产… Ⅱ.①王… ②简… Ⅲ.①产科学 Ⅳ.
①R714

中国版本图书馆 CIP 数据核字(2021)第 106462 号

产科学
CHANKEXUE

主编 王 娴 简 萍

□**责任编辑** 李 娴
□**责任印制** 唐 曦
□**出版发行** 中南大学出版社
　　　　　　社址:长沙市麓山南路　　　　　邮编:410083
　　　　　　发行科电话:0731-88876770　　传真:0731-88710482
□**印　　装** 长沙雅鑫印务有限公司

□**开　　本** 787 mm×1092 mm 1/16 □**印张** 16.5 □**字数** 414 千字
□**互联网+图书 二维码内容** 字数 71 千字
□**版　　次** 2021 年 8 月第 1 版 □2021 年 8 月第 1 次印刷
□**书　　号** ISBN 978-7-5487-4447-4
□**定　　价** 52.00 元